THÉORIE & PRATIQUE

DES COLLOÏDES

EN BIOLOGIE & EN MÉDECINE

par

W. KOPACZEWSKI

DOCTEUR EN MÉDECINE, DOCTEUR ÈS-SCIENCES

PROFESSEUR A L'INSTITUT DES HAUTES-ÉTUDES DE BELGIQUE

Avec 112 figures

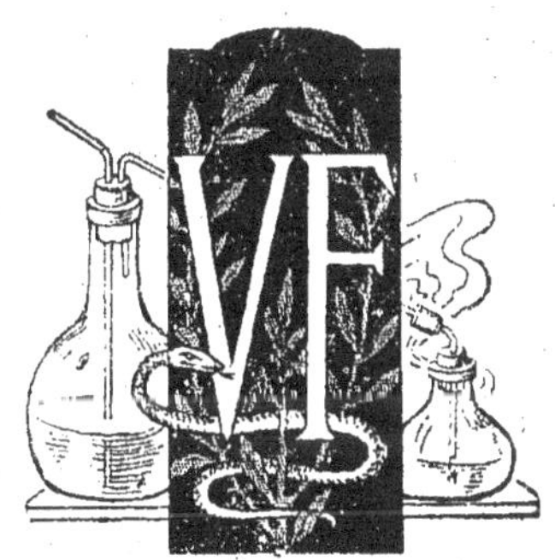

PARIS

VIGOT FRÈRES, ÉDITEURS

23, RUE DE L'ÉCOLE DE MÉDECINE

1923

THÉORIE ET PRATIQUE DES COLLOIDES

EN BIOLOGIE ET EN MÉDECINE

THÉORIE & PRATIQUE DES COLLOÏDES

EN BIOLOGIE & EN MÉDECINE

par

W. KOPACZEWSKI

DOCTEUR EN MÉDECINE, DOCTEUR ÈS-SCIENCES
PROFESSEUR A L'INSTITUT DES HAUTES-ÉTUDES DE BELGIQUE

Avec 112 figures

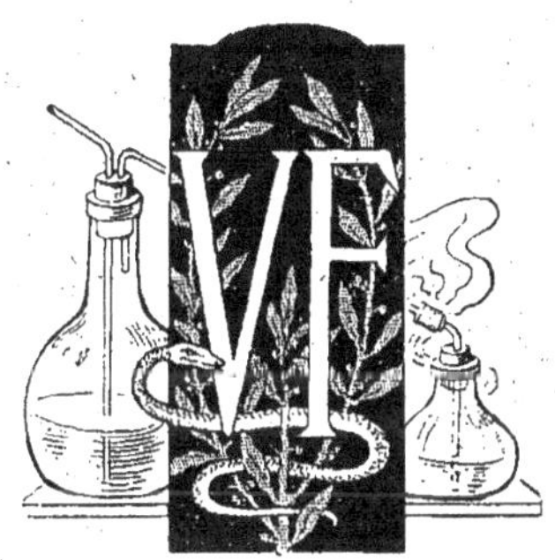

PARIS

VIGOT FRÈRES, ÉDITEURS

23, RUE DE L'ÉCOLE DE MÉDECINE

1923

A LA MÉMOIRE

de A. DASTRE

ET A SON ÉCOLE

INTRODUCTION

La science colloïdale est l'enfant de notre siècle ; et déjà elle a révolutionné nos méthodes de pensées et de travail. Aucune branche de la science humaine ne peut se passer actuellement de la connaissance des colloïdes. Ce mot cabalistique se rencontre à chaque page de publications, consacrées à la science ou à l'industrie ; ce terme est prononcé à chaque instant par les médecins, bactériologistes, biologistes, chimistes, physiciens

Pour beaucoup d'entre eux la science colloïdale est une « bouteille à l'encre », selon l'expression d'un des maîtres de la bactériologie française ; d'autres sont enclins à y voir une querelle de mots remplaçant les termes anciens et rien de plus. Ce scepticisme s'explique, en dehors de la tradition, de la routine, de l'attachement aux dieux d'antan, en partie par l'emballement des néophytes.

Chaque pensée nouvelle provoque un fanatisme à ses débuts, surtout lorsque ces débuts sont marqués par l'absence des méthodes exactes. Des faits analogues se sont produits lors de l'application de la science colloïdale à la biologie et à la médecine. On a voulu tout expliquer par l'état colloïdal : les actions fermentatives par les propriétés catalytiques des colloïdes, l'origine de toutes les maladies par les modifications colloïdales. Cette colloïdomanie a fait dire à un biologiste que « la floculation détermine la maladie et la mort ». Pourtant ceux qui se sont lancés dans des aventures colloïdales pareilles sont souvent très embarrassés lorsqu'on leur pose des questions serrées sur l'état colloïdal ; leurs publications trahissent l'ignorance profonde des méthodes de travail, concernant les colloïdes, des lois d'action colloïdales, des résultats déjà acquis dans ce domaine ; cette ignorance perce malgré les termes grecs forgés et les longues listes bibliographiques alignées à la fin de leurs mémoires. C'est pourquoi ils découvrent souvent des faits décrits bien avant eux.

A l'heure qu'il est cette généralisation sans mesure, cet établissement des programmes d'expériences pour les siècles à venir n'est pas de mise, n'est pas sérieuse ; elle est romanesque. La base d'une science nouvelle font les méthodes de travail. Ces méthodes nouvelles de travail ont été créés de toutes pièces. Chaque expérimentateur les a publiées au fur et à mesure ; elles sont éparpillées ; un bon nombre d'entre elles reste inconnu.

Le besoin se faisait sentir de les réunir, de les publier, de dresser le bilan et de les améliorer.

Un ouvrage sur la technique colloïdale était donc de toute nécessité et de toute utilité.

Jusqu'à l'année 1920 aucun ouvrage n'a été publié à ce sujet. Depuis nous avons deux petits livres de L. MICHAELIS et de WO. OSTWALD, qui se complètent jusqu'à un certain point, mais qui présentent des lacunes regrettables, des omissions fâcheuses.

Quelques monographies excellentes, telles que l'ouvrage anglais de CLARK sur la mesure de la concentration ionique et quelques chapitres consacrés à la technique colloïdale dans les traités de Physiologie de BAYLISS et de BOTTAZZI et dans le livre de BECHHOLD sur les colloïdes en biologie, et c'est tout ce que nous trouvons dans la bibliographie étrangère.

En France rien à ce sujet, rien non plus sur les résultats acquis dans les sciences biologiques et médicales par l'application des notions sur l'état colloïdal, en dehors toutefois d'une monographie sur les colloïdes en thérapeutique de LAUMONNIER. Nous faisons naturellement abstraction de certaines publications, heureusement peu nombreuses, composées unique- ment d'hypothèses sans aucune base expérimentale.

Le besoin pressant d'un ouvrage, exposant clairement et objectivement l'état actuel de nos connaissances sur les colloïdes a été tout récemment rempli par le livre de BARY, trop technique, et par la monographie de J. DUCLAUX, trop personnelle.

De sorte que le travail que nous présentons au public doit être consi- déré comme le premier écrit en langue française sur les colloïdes en biologie et en médecine et le premier dans la littérature scientifique sur la technique colloïdale complète.

C'est pour demander l'indulgence que nous soulignons ce point : certains chapitres sont moins complets que les autres, les plus complets sont peut-être trop personnels, il en manque encore quelques-uns et avant tout, celui de calorimétrie. Tel qu'il est, chaque chapitre contient tout d'abord l'énoncé des principes théoriques de la méthode expéri- mentale, la description des appareils parmi lesquels les plus avantageux et les plus exacts sont décrits en détails avec leur mode d'emploi ; puis quelques données numériques ont été citées, afin de servir de contrôle pour les exercices pratiques ; enfin les applications de la méthode sont énumérées pour faciliter l'orientation et encourager les recherches nou- velles.

Il nous a paru nécessaire de faire précéder l'ouvrage de quelques chapitres, en y exposant les résultats déjà acquis et l'importance des études colloïdales dans la solution des problèmes biologiques et médicaux. En Allemagne, le livre de H. BECHHOLD, ayant eu déjà trois éditions depuis son apparition depuis 1910, contient des oublis fâcheux concernant les travaux étrangers ; d'autre part, sa conception ne répond pas au sable mouvant de nos connaissances colloïdales, où chaque année voit la mort des théories de l'année précédente et la naissance des hypothèses nouvelles, fascinantes mais éphémères.

C'est pourquoi nous avons réduit ces chapitres au strict minimum, en y traçant seulement les lignes générales des hypothèses émises, mais en insistant avant tout sur les faits acquis et sur les directives qui s'en dégagent.

Dans cette partie on verra, par conséquent, des lacunes, mais elles sont commises volontairement. Par contre, un chapitre y est spécialement consacré aux phénomènes du choc par contact en médecine, cela à cause de l'importance qui a été attachée à ces phénomènes par de nombreux auteurs et aussi à la tendance de les généraliser, de les confondre ; ce chapitre porte nécessairement une empreinte personnelle.

Nous avons terminé notre ouvrage par une bibliographie. Sur ce point nous n'avons pas voulu éblouir par le nombre des travaux cités ; nous avons cité seulement ceux qui se détachent des autres par des descriptions techniques détaillées, par l'importance des résultats obtenus, ou bien par la bibliographie complète. D'une façon générale, nous avons cité parmi les travaux d'un auteur ceux où ses publications antérieures sont mentionnées.

Si le travail de longue haleine que nous présentons, contribue à la diffusion et à la clarification des notions colloïdales, s'il épargne aux expérimentateurs des recherches bibliographiques souvent longues et pénibles, s'il unifie les méthodes d'expérimentation, de notation et de nomenclature, s'il éveille en France la curiosité pour cette branche de la science qui y est si délaissée, notre but sera atteint et la récompense flatteuse.

Je ne saurai terminer cette introduction sans remercier mon éditeur pour les soins qu'il a donnés à la publication tellement difficile aujourd'hui d'un pareil ouvrage.

W. KOPACZEWSKI.

Paris, Avril 1922.

Principaux Travaux du même auteur

I. CHIMIE BIOLOGIQUE

1. Influence des acides sur l'activité de la maltase *(Thèse de sciences 1910)*.

2. Hydrolyse du maltose par les acides étendus *(Bull. Soc. chimique de France, Juin 1914)*.

3. Recherches sur la composition de la scille : le principe toxique *(C. R. Acad. des Sciences, 25 Mai 1914)*.

4. Dzisiejszy stan nauki o fermentacji. (Etat actuel de nos connaissances sur les fermentations, en polonais *Chemik Polski 1911-1912)*.

5. Sur la dialyse de la maltase *(C. R. Acad. des Sciences, Mars 1922 et Ann. Inst. Pasteur, Juillet 1913)*.

6. Uber den Einfluss der Sauren auf die dialysierte Maltase (Biochem. Zeitschr, Juli 1914).

7. Nawozy katalityczne (Engrais catalytiques, en polonais Varsovie 1913, Gebethner et Wolff, Editeurs).

II. CHIMIE PHYSIQUE

1. Die Affinitätsreihe und biologische Wirksamkeit der Sauren. Internat. Zeitschr. für Physikalisch-chem. Biolog. Juni 1914.

2. Propriétés physico-chimiques des eaux minérales et leurs propriétés biologiques. Congrès de Hydrologie. Monaco, Avril 1920.

3. Ultramicroscopie du choc par contact en collaboration avec M. Bem. *(Journal de Phsiol. Décembre 1921)*.

4. La /tension superficielle en biologie : I. Méthode ; II. Réaction de Bordet-Wasserman ; III. Le choc par contact ; IV. La narcose. En collaboration avec Mme J. Requin. *(Archives de physique biologique, 1921-1922 et Archivio per le scienze biologiche, Avril 1922)*.

III. COLLOÏDES

1. Ueber die Darstellung des kolloiden Kupfers en collaboration avec M. Gaube du Gers. *(Zeitschr. fur Chemie und Industrie der Kolloide, Octobre 1911)*.

2. Les Colloïdes en thérapeutique. *(Presse médicale, Mai-Juillet 1921)*.

4. Les Colloïdes et la vie. *(Rev. Gén. des Sciences, Juin 1922)*.

5. La chimie et l'état colloïdal. *(Rev. des Sciences, Oct. 1922)*.

6. Les Colloïdes en médecine. *(La Nature 1922)*.

7. Koloidy w biologji i w medycynie (Colloïdes en Biologie et en Médecine, en polonais. Leçons faites à l'Université de Varsovie, Octobre 1921.*(Varsovie, Gebethner et Wolff. Editeurs 1923)*.

8. Pharmacodynamie des Colloïdes. *(G. Doin, éditeur, 1923)*.

IV. TECHNIQUE EXPÉRIMENTALE

1. Sur un dialyseur analytique. C. R. Ac. des Sc. Juin 1913.

2. Sur un nouvel appareil pour mesurer la tension superficielle. C. R. Ac. des Sc., 7 Mars 1921.

V. PHYSIOLOGIE

1. Sur les propriétés toxiques du principe actif de la scille, en collaboration avec M. J. Danysz. *C. R. Soc. de Biologie ; Juin 1914.*

2. Ueber die physiologischen Wirkungen des Scillitins und Scillidiuretins. *(Biochem. Zeitschr. Juli 1914.*

VI. L'ANAPHYLAXIE ET LES CHOCS

1. Sur l'origine des anaphylatoxives. *C. R. Soc. de Biol. Mai 1914 et Zeitschr fur. Immunitâtsfor. Mai 1914.*

2. Recherches sur le sérum de la murène. *(C. R. Ac. des Sc. Juil.-Nov. 1917. Ann. Inst. Pasteur. Déc. 1918.*

3. Le Rôle des phénomènes physiques dans la production du choc anaphylactique. *(C. R. Soc. de Biol. Mai 1919).*

4. La suppression du choc anaphylactique. *(C. R. Soc. de Biol. Juillet 1919).*

5. La suppression du choc anaphylactique en collaboration avec A. Vahram. *(C. R. Ac. des Sc. Août 1919).*

6. La toxicité et les propriétés des gels colloïdaux. En collaboration avec Z. Gruzewska. *(C. R. Ac. des Sc. Janv. 1920).*

7. L'Anaphylaxie et les eaux minérales, en collaboration avec A. H. Roffo. *C. R. Soc. de Biol. Juin 1920).*

8. L'Anesthésie et l'anaphylaxie, en collaboration avec A. H. Roffo el Mme H. L. Roffo. *C. R. Ac. des Sciences.*

9. Le choc par contact *(C. R. Soc. de Biol. Juin 1920).*

10. L'Anaphylaxie. *(Annales de Médecine 1920).*

11. L'Anaphylaxie et la toxicité par contact. *(Thèse de Médecine. Paris, 1920).* Masson et Cie.

12. Antianaphylaxie. *(Annales de Médecine 1920).*

13. Le rôle de la tension superficielle dans les phénomènes du choc. *(C. R. Ac. des Sc. Février 1921).*

14. Tension superficielle et antianaphylaxie. *(C. R. Ac. des Sc. Avril et Octobre 1921).*

15. Anaphylaxie alimentaire et sa thérapeutique. *(C. R. As. des Sc. 1921, 30 Mai).*

VIII. PATHOLOGIE

1. Choroby zakazne i walka z niemi. (Les maladies infectieuses et les moyens de les combattre, en polonais. 2me édition. Varsovie 1922, Gebethner et Wolff, éditeurs).

2. Thérapeutique des accidents de choc, par les arzénobenzènes. *(Gaz. des Hôp. 11 Juin 1921).*

3. Les Phénomènes de choc par contact en pathologie. *(Revue de Médecine, Mars-Avril 1922).*

VIII. HISTOIRE DES SCIENCES MÉDICALES

1. Les Précurseurs scientifiques polonais. *(La Pologne 1918).*

2. La Pologne et la science française. Avec Préface de Ch. Richet *(Paris, Alcan, Editeur, 1918).*

PREMIERE PARTIE

LES COLLOIDES ET LA VIE

CHAPITRE PREMIER

PROPRIÉTÉS GÉNÉRALES DES COLLOIDES

A. — STATIQUE COLLOIDALE

Envisageons l'état colloïdal comme l'intermédiaire entre les suspensions, ou les *dispersions mécaniques*, et les solutions, ou les *dispersions moléculaires* ; l'état colloïdal serait donc une *dispersion micellaire*.

1. **Grandeur des micelles.** — La grandeur des micelles sera comprise entre 0,1 μ, qui correspond à la longueur d'onde lumineuse et, par conséquent, à la visibilité extrême au microscope et les fractions de μ μ qui correspondent à la grandeur des particules des solutions vraies et dont la grandeur, oscillant entre 40 μ μ et 0,5 μ μ représente le champ de visibilité à l'ultra-microscope. Notons en passant qu'il est inexact de conclure au sujet de la grandeur réelle de la micelle colloïdale d'après son image ultramicroscopique : cette grandeur, telle la grandeur apparente des étoiles, n'a aucun rapport avec leurs dimensions propres. Il est facile de s'en convaincre, en comparant les images ultramicroscopiques d'un colloïde biologique-sérum (fig. 1) et d'une suspension-kaolin (fig. 2).

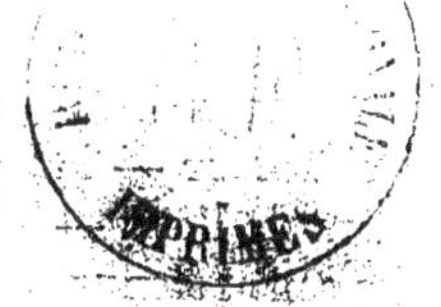

Zsigmondy a mesuré la taille des micelles d'or colloïdal et voici ses données comparées avec celles des solutions vraies. Si les globules rouges du sang ont un diamètre de 7.600 μ μ et les bacilles anthrax une longueur de 700 μ μ, l'or colloïdal rouge arrive à peine à 17 μ μ, la molécule de chloroforme à 8 μ μ, tandis que l'ion d'hydrogène ne représente que 0,087 μ μ.

2. **Ultra-filtration et dialyse.** — Il est incompréhensible alors que, pour retenir les micelles, des procédés spéciaux sont nécessaires : telle la dialyse ou l'ultra-filtration ; car les filtres ordinaires ne sont capables de retenir que les micelles au-dessus de 5 μ, les filtres durcis celles de 2 μ, les filtres en porcelaine de 0,2 μ.

GRAHAM a fait connaître la dialyse qui consiste dans l'utilisation des membranes végétales, animales ou artificielles, ayant des pores au-dessous des valeurs indiquées, de sorte que, si on sépare les colloïdes par cette membrane d'un milieu extérieur — habituellement de l'eau — les colloïdes sont retenus, les électrolytes passent à travers.

MALFITANO a utilisé dans le même but l'ultra-filtration, dont la différence avec la dialyse réside dans la suppression du milieu liquide extérieur ; ainsi le colloïde, soumis à une variation de la pression, abandonne son liquide intermicellaire qui filtre à travers la membrane utilisée.

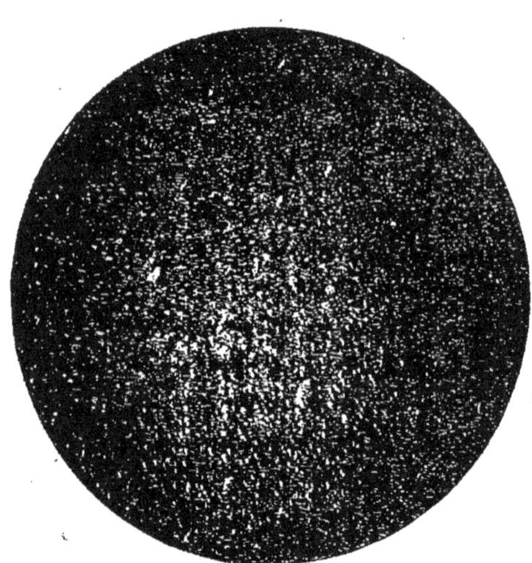

Fig. 1.

3. **Diffusion.** — Un des caractères des plus nets de l'état colloïdal est l'absence plus ou moins totale de la diffusion ; par ce moyen simple et rapide on peut nettement distinguer un colloïde d'un électrolyte.

Toutes les propriétés suivantes des colloïdes découlent d'un seul fait : que les micelles sont insolubles dans le liquide disperseur et forment ensemble un système hétérogène.

4. **Phénomène de Tyndall.** — Les micelles et le liquide intermicellaire n'ont pas le même indice de réfraction ; de plus, la grandeur des micelles est inférieure à l'onde lumineuse ; nous comprenons alors, pourquoi les colloïdes diffusent la lumière et la polarisent ; nous nous expliquons de la sorte l'ensemble de faits, connus sous le nom de phénomène de Tyndall. Ils consistent dans l'apparition d'un trouble, marquant le passage du rayon lumineux à travers une solution colloïdale

(fig. 3). L'analogie entre ce phénomène et la visibilité des poussières éclairées par un rayon de lumière est frappante.

5. Structure colloïdale. — Le même phénomène se trouve à la base de la structure colloïdale, visible à l'ultramicroscope. Un colloïde observé au moyen de l'éclairage à fond noir nous apparaît sous l'aspect des micelles lumineuses animées d'un mouvement vif et baignées par un liquide optiquement vide.

6. Mouvement brownien. — Parmi les caractères de l'état colloïdal beaucoup plus important est *le mouvement brownien.* Déjà, en 1827, le botaniste anglais a ob-servé ce mouvement tan-tôt en zigzag, tantôt sau-teur ou dansant, transla-toire ou progressif. Il a été étudié en France par Guy, Perrin et V. Hen-ri ; il est l'apanage de toutes les suspensions fi-nes et de tous les sols col-loïdaux ; il n'est influen-cé ni par les réactions chimiques, ayant lieu en-tre la phase dispersée et le milieu disperseur, ni par la lumière. Par con-tre, le mouvement brow-nien qui commence avec les micelles de grandeur de 3-5 μ μ s'accélère pour

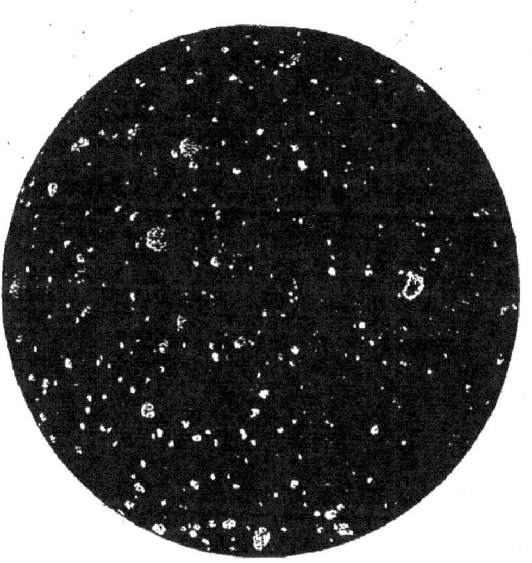

Fig. 2.

des micelles petites, diminue par la dilution, par l'augmentation de la viscosité du milieu ; augmente avec la température.

PERRIN a signalé que les électrolytes n'ont aucune influence sur l'intensité du mouvement brownien et a tiré la conclusion que ce mou-vement n'est pas influencé par l'énergie électrique.

A l'encontre de cette opinion V. HENRI signale le ralentissement très fort du mouvement brownien dû à l'addition des alcalis ou des acides, et tout récemment LECOQ mentionne l'accélération notable due à la pré-sence des électrolytes. Cette contradiction ne peut être aplanie autrement qu'en attribuant aux facteurs électriques un rôle prépondérant dans la production et l'intensité du mouvement brownien. Quoi qu'il en soit ce mouvement joue un rôle important dans la stabilité des colloïdes ; se réduit-il à la charge électrique des micelles ou constitue-t-il un facteur indépendant, cela est aujourd'hui encore obscur.

La relation qu'on peut supposer entre le mouvement brownien et la charge électrique des micelles colloïdales nous amène à étudier cette dernière.

7. **Charge électrique**. — Lorsqu'on fait traverser un colloïde par un courant de faible intensité, les micelles se transportent soit vers l'anode, soit vers la cathode ; c'est ainsi qu'on distingue des colloïdes électropositifs et des colloïdes électronégatifs. Ce phénomène de transport électrique, ou de électrophorèse, fait penser à l'existence d'une charge électrique des micelles.

Faisons passer un courant électrique de faible intensité à travers une suspension de kaolin dans l'eau, séparée au milieu par une substance poreuse ; nous assisterons alors à un déplacement des particules du kaolin vers le pôle positif et de l'eau vers le pôle négatif. Tout se passe, comme si le contact de ces deux substances avait fait apparaître une charge électrique : c'est l'électrisation par contact. Dans l'état d'équilibre électrique chaque particule solide semble

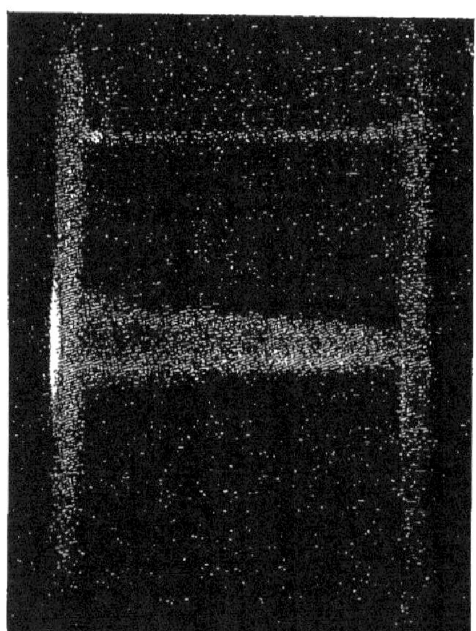

Fig. 3 (d'après Wo. OSTWALD).

donc entourée d'une double couche électrique dont les charges sont d'intensités égales et dont les distances sont d'ordre molléculaire. Les choses doivent se passer autrement avec des colloïdes qui ne sont pas introduits tout formés dans les liquides, mais qui s'y forment ; cette formation s'accompagne nécessairement des phénomènes complexes qui influent sur la composition des colloïdes. Parmi ces phénomènes le rôle capital est joué par l'adsorption, phénomène de surface par excellence. De sorte que la micelle colloïdale, grâce aux phénomènes d'adsorption, possède une composition variée due aux ions surajoutés, fixés, absorbés. Les recherches de V. HENRI, MALFITANO et J. DUCLAUX ont retrouvé ces ions par une analyse minutieuse.

MALFITANO donne, par exemple, la composition suivante de l'hydioxyde de fer colloïdal — $Fe^2n_4(Fe^2 O^6 H^6) Cl^6$, $H (nFe^2 O^6 H^6) Cl$; DUCLAUX croit que le sulfure de Cd est formé par $Cd^{1'00} H_*^{0'116} S^{1029} (SO^4)^{0'29}$; pour REBIERRE l'argent colloïdal retient, fixé à la surface, des quantités variables d'oxyde d'argent. Ainsi il apparaît d'une façon manifeste que les micelles n'ont pas une composition chimique définie, et, que grâce à l'adsorption ou à d'autres phénomènes, retiennent toujours, quoique en petite quantité, des substances qui composent le liquide disperseur, au moment de leur formation.

Il est donc infiniment probable que la charge électrique des colloïdes provient de deux sources : de l'électrisation par contact et des ions adsorbés ; cela cadre mieux avec les faits constatés, que la conception laborieusement, mais empiriquement édifiée par J. DUCLAUX. De cette façon peuvent s'expliquer les méthodes qui tendent à mesurer l'intensité de la charge électrique des colloïdes par la quantité d'électrolytes ajoutés pour obtenir le point isoélectrique, et de cette façon également peut être comprise l'existence des colloïdes amphotères qui n'ont point de charge électrique.

Nous examinerons ces faits plus en détail en parlant des phénomènes de transport électrique

8. Réactions chimiques et les spectres d'absorption. — Parmi les caractères de l'état colloïdal, signalons enfin deux, qu'on oublie souvent et qui pourtant marquent la séparation très nette entre les colloïdes et les électrolytes : c'est l'absence des réactions chimiques caractéristiques pour l'élément dispersé ainsi que la différence bien nette du spectre d'absorption.

9. Suspensoïdes et émulsoïdes. — Les propriétés mentionnées ci-dessus sont caractéristiques pour tous les colloïdes, mais parmi eux il est facile d'en distinguer deux classes qui, la grandeur de dispersion mise à part, présentent des différences capitales, importántes à connaître. Mentionnons-en, pour le moment, une : la viscosité. La viscosité de nombreux colloïdes est égale à celle du milieu dans lequel ils sont dispersés : ce sont des suspensoïdes ; par contre une classe de colloïdes, surtout organiques, est caractérisée par sa très grande viscosité ; la gomme arabique en est un représentant classique. Ces colloïdes ont donné leur nom à cet état particulier de la matière : ce sont des émulsoïdes.

10. Sols et gels. — Sous l'influence de certains facteurs les colloïdes émulsoïdes passent à l'état solide ou demi-solide ; ce sont alors des *gels*, par opposition aux *sols* qui représentent l'état liquide.

Il sera toutefois inexact de croire qu'une barrière existe entre les sols et les gels colloïdaux : on connaît la transformation d'un empois d'amidon liquide en substance presque solide ; de même, la silice colloïdale subira le passage du sol en gel ; le styrol liquide se transforme en gel — métastyrol solide ; la gélatine, liquide à une température élevée, se gélifiera par l'abaissement de cette température ; le complexe chlorure de calcium et caséine, se solidifiera au contraire par élévation de température. Il est peut-être vrai que, d'une façon générale, les sols peuvent coaguler dans certaines conditions déterminées, c'est-à-dire prendre la forme des gels. L'état des gels colloïdaux se caractérise en dehors de leur grande viscosité par une structure déterminée, dite en tissu de mailles dans lesquelles le milieu disperseur est emprisonné.

11. **Gonflement et synerèse.** — L'état de gel est le siège de deux phénomènes réciproques excessivement importants à connaître : ce sont le gonflement et la synerèse.

Le phénomène de gonflement consiste dans l'absorption de l'eau par les gels plus ou moins déshydratés ; la force de cette absorption aqueuse est si considérable que les Egyptiens l'ont utilisée pour faire éclater les rocs, en y plaçant des traverses de bois qu'on humectait ensuite ; on sait également que les haricots bourgeonnants sont capables de soulever des petites charges. Le gonflement a lieu très rapidement et sous l'influence de causes minimes. Nous verrons quelle est son importance en biologie.

Le phénomène réciproque est la synerèse, observée déjà par Graham et se traduisant par la contraction des gels et l'abandon par eux du liquide. Nous connaissons bien ce phénomène : il amène la formation du sérum par la rétraction du caillot sanguin, la production du petit lait du caillot lacté, la sérosité de la gélose gélifiée, etc... Dans certains cas la quantité du liquide ainsi chassé peut atteindre la $\frac{1}{2}$ du volume primitif du gel colloïdal.

Le rôle de ces deux phénomènes dans les différents processus biologiques commence seulement à être étudié et il apparaît déjà d'une importance capitale, comme nous le verrons par la suite.

12. **Caractères atypiques de l'état colloïdal.** — Dans l'exposé des propriétés caractéristiques de l'état colloïdal, nous avons fait des omissions ; on n'y trouve rien, en effet, au sujet des poids moléculaires, de la pression osmotique, de la viscosité, de la tension superficielle de ces corps. Ces omissions sont volontaires, car les recherches les plus minutieuses ont démontré qu'il n'est pas possible de déterminer les poids moléculaires des substances à l'état colloïdal par la mesure d'abaissement du point de congélation ou d'élévation du point d'ébullition, ou bien par la mesure de la pression osmotique. Toutes ces me-

sures ont mis en évidence l'égalité de ces constantes avec celles du milieu disperseur. On observe la même chose en ce qui concerne la viscosité et la tension superficielle des suspensoïdes.

Il nous reste à fixer un point — à savoir la diffusion de l'état colloïdal dans la nature.

13. L'état colloïdal dans la nature. — Les recherches de V. WEIMARN ont prouvé que l'état colloïdal n'est point l'apanage exclusif de quelques éléments ou substances chimiques, mais constitue effectivement la propriété générale de tous les corps ; cet auteur a pu en effet, transformer en état colloïdal près de deux cents substances par l'emploi de la même méthode.

14. Colloïdes et cristalloïdes. — Les travaux de ce savant ont également démontré que certains colloïdes peuvent cristalliser. Par conséquent, l'opposition courante entre les colloïdes et les cristalloïdes n'est pas rigoureusement vraie ; il vaut donc mieux parler de l'état colloïdal ; d'autant plus qu'il existe soit entre les colloïdes et les suspensions, soit entre les colloïdes et les solutions vraies des classes transitoires des *hémicolloïdes*.

B. — DYNAMIQUE COLLOIDALE

Ayant ainsi fixé les propriétés essentielles de l'état colloïdal, examinons les réactions qui peuvent avoir lieu soit entre les colloïdes, soit entre les colloïdes et les électrolytes.

En ajoutant un colloïde à un autre de signe électrique opposé, on devrait changer soit l'intensité, soit même le signe de cette charge; c'est ce qui a lieu, en effet. Prenons de l'hydroxyde de fer bien dialysé, ayant la charge électrique positive ; ajoutons-y, pour la stabiliser, un colloïde négatif, tel amidon, gomme, gélatine, etc., et il deviendra électronégatif, si la quantité du stabilisateur est suffisante ; en même temps sa couleur s'éclaircira, trahissant ainsi les modifications qui s'opèrent au sein du liquide. Bien plus, par l'addition des colloïdes stabilisants, on augmente également l'intensité de la charge négative des colloïdes électronégatifs auxquels ils sont ajoutés. Tous cela est parfaitement d'accord avec les lois d'action des colloïdes les uns sur les autres et des électrolytes sur les colloïdes. Ces actions se résument en quatre mots : stabilisation, floculation, coagulation et adsorption.

1. Adsorption et absorption. — Pour bien comprendre les phénomènes d'adsorption, propriété exclusive de l'état colloïdal et des suspensions fines, et pour les nettement distinguer des phénomènes d'absorption, phénomènes reversibles, il faut avoir à l'esprit la surface énorme des micelles colloïdales.

Pour un colloïde dont les micelles ont le diamètre, $D = 1\ \mu$ la surface sera $S = 31,4\ m^2$ avec le nombre de micelles $N = 10^{15}$ dans 0,524 cm^3.

Si ce diamètre D est $1\ \mu\mu$, la surface S sera $= 31,4$ ares avec le nombre de micelles $N = 10^{21}$.

Nous savons que les micelles de 10 à 50 $\mu\mu$ sont très courantes dans les colloïdes.

Pour comparer disons qu'une suspension dont le diamètre micellaire $d = 1$ mm aura la surface $S = 31,4\ cm^3$ avec $N = 10^{\,3}$.

On peut se demander pourquoi un sol colloïdal d'or qui a une densité environ vingt fois plus grande que l'eau ne se précipite pas spontanément. C'est justement la surface énorme des micelles qui s'oppose à cette floculation. Zsigmondy a calculé que l'or colloïdal, titrant 0,05 gr. par litre, contient environ un milliard de micelles qui occupent une surface de 600 cmq. Donc, pour que la floculation ait lieu, il faut que cette surface diminue ; le principal facteur qui tend à effectuer cette diminution est la tension superficielle. Cette tension superficielle est à son tour contrebalancée par la rétropulsion électrostatique des micelles d'une part, et par la viscosité du milieu d'autre part. Ainsi nous apparaissent clairement les principaux facteurs d'équilibre colloïdal et le rôle capital joué dans cet équilibre par le développement formidable de la surface des micelles. Cette surface est en outre le siège de phénomènes tout particuliers entrevus déjà par Dutrochet et plus particulièrement mis en lumière par Bunsen. Ce savant a montré que lorsqu'on plonge dans l'eau une lame de verre, on peut l'essuyer ensuite aussi soigneusement que possible, il reste néanmoins une mince couche d'eau d'une épaisseur de $5\ \mu$ (5/100,000 de millimètre) grâce aux phénomènes d'adsorption. Il est bien compréhensible que la quantité d'eau ainsi adsorbée sera d'autant plus grande, que la surface sera plus développée ; c'est le cas du verre pilé, par exemple. La force de cette adsorption est réelle et mesurable; elle est d'ordre de centaines et de milliers d'atmosphères !

Langergreen a calculé que la force d'adsorption d'eau par la silice, le noir animal, la poudre de verre est d'environ dix mille atmosphères.

2. **Teinture.** — Grâce à cette adsorption les micelles colloïdales retiennent toujours les substances du milieu disperseur, et lorsque la quantité de celles-ci est trop grande les phénomènes électriques peuvent avoir lieu et la floculation se produit. L'adsorption a lieu non seulement en présence des électrolytes dans le milieu, mais aussi entre les colloïdes, soit à l'état de sol, soit à l'état de gel, soit à l'état de floculé ou d'aggloméré. Ce mode d'adsorption a été tout particulière-

ment étudié à propos des matières colorantes et il est bien connu sous le nom de *teinture*. Les travaux de BILTZ ont démontré que la teinture suit les mêmes lois que l'adsorption des cristalloïdes par les colloïdes. Et à propos de ces phénomènes de teinture un fait très intéressant et capable de donner l'explication de plusieurs phénomènes biologiques a été mis en évidence : il s'agit de *mordançage*. On a constaté que certains électrolytes peuvent faciliter l'adsorption des colloïdes par les colloïdes, ils jouent alors le rôle des mordants ; d'autres, au contraire, empêchent ces phénomènes — ce sont des décolorants.

3. Spécificité d'adsorption. — Parmi les faits d'adsorption il nous faut en souligner deux, d'une très grande importance en biologie. Tout d'abord l'adsorption est manifeste surtout avec des dilutions grandes. La soie est capable de se colorer dans une solution du vert malachite tellement étendue, que la présence de cette matière colorante ne se trahit pas à l'œil nu ; le colorant est néanmoins attiré et fixé par les fibres de la soie. Un autre fait indiscutable est l'existence d'une certaine spécificité, d'une électivité qui préside à ces phénomènes ; les remarquables recherches de DEVAUX ont surabondamment prouvé son existence. Hâtons-nous de dire que cette électivité n'est pas de l'affinité chimique. On peut, en effet, colorer avec le vert malachite une gelée de silice desséchée, dure et transparente comme du verre, tandis que le cristal de quartz ne se colore pas, et cependant, chimiquement les deux matières sont identiques. D'autre part, les travaux de DEVAUX établissent qu'on peut déplacer les métaux alcalins adsorbés par les métaux alcalino-terreux, et ceux-ci, à leur tour, par les métaux lourds. Dans ces expériences une chose frappe tout de suite, c'est l'importance de la valence et de la charge électrique dans ces déplacements. Aujourd'hui on est donc enclin à considérer les phénomènes d'adsorption comme des phénomènes électriques liés aux actions de surface.

Les phénomènes de sensibilisation, de choc, ainsi que nous l'avons soutenu depuis 1913, trouvent là une explication scientifique et cessent d'être du domaine de la métaphysique ; les intoxications par l'oxyde de carbone, le mercure de plomb et d'autres probablement, comme le souligne avec justesse J. DUCLAUX, deviennent compréhensibles.

Toutes ces données nous font comprendre quelle différence fondamentale existe entre les phénomènes d'adsorption décrits ci-dessus et les phénomènes d'absorption par les poudres, phénomènes reversibles et probablement purement mécaniques.

4. Floculation et coagulation des sols. — Ayant ainsi fixé les lois d'adsorption colloïdale, étudions maintenant *la floculation* ; cette floculation se distingue nettement de la précipitation chimique, comme nous le verrons par la suite.

Le développement énorme de la surface des micelles colloïdales et la rétropulsion électrostatique empêchent la floculation de se produire. En appliquant la loi de STOKES, REBIERRE a calculé qu'un hydrosol d'argent mettra 13,5 mille heures pour précipiter.

En réalité, la précipitation spontanée est de beaucoup plus rapide et peut s'expliquer par l'action floculante des ions, qu'abandonne le verre des vases et, suivant la qualité de ce verre, peut s'observer en quelques heures ou en quelques mois. Il existe d'autre part une différence entre les colloïdes stables, à l'état de gel et les colloïdes instables ou plutôt peu stables à l'état de sol. S'il faut des quantités relativement faibles d'électrolytes pour floculer les sols suspensoïdes, des quantités relativement énormes sont nécessaires pour amener la coagulation des sols émulsoïdes : et dans ces derniers cas l'action des électrolytes est une véritable action de déshydratation. Ainsi se trouvent expliquées les « précipitations » des albumines, globulines, etc., par les électrolytes en saturation ou demi-saturation. Tout autre est l'action des électrolytes sur des suspensoïdes ; ils agissent, comme l'a démontré PERRIN, par leur valence et par leur charge électrique. Ainsi les plus précipitants sont les métaux trivalents ; à valence égale, ceux dont le degré de dissociation est plus grand ; les anions agissent sur les colloïdes positifs, les cathions sur les colloïdes négatifs. Bien entendu la composition chimique du milieu joue dans cette action floculante un rôle modificateur dans un sens ou dans l'autre. En dehors de ces règles, assez exactes en général, deux facteurs entrent en ligne de compte : la vitesse et le sens d'addition de la substance floculante ; cela résulte des recherches de FREUNDLICH.

Le rôle capital de la charge électrique se retrouve dans l'action mutuelle des colloïdes : la floculation s'observe uniquement lorsqu'on met en présence deux colloïdes de signes opposés ; elle a lieu par décharge, lorsque rien ne s'oppose plus à l'action de la tension superficielle pour diminuer la surface micellaire totale et, *eo ipso*, à la floculation. Dans l'action de deux colloïdes de même signe, la charge électrique se trouve intensifiée et la stabilité colloïdale augmentée. Il est évident que par le jeu de facteurs tels que la viscosité et la tension superficielle on peut contrebalancer l'action floculante de la charge électrique, soit des électrolytes, soit des colloïdes. L'augmentation de la viscosité des hydrosols trouve son application en pratique, lorsqu'on « stabilise » les colloïdes, en ajoutant des gommes, des albumines, de la gélatine ; en biologie, CALMETTE a introduit la conservation des solutions de venins en milieu glycériné. La diminution de la tension superficielle pourra également « stabiliser » les hydrosols.

Quel est le produit de la floculation colloïdale ? Il se forme un précipité qu'on pourrait nommer *le floculé*, pour épurer la terminologie. Ce floculé peut rester indispersible ; mais dans certains cas, il se disperse, se « dissout », dans l'excès du corps floculant. Ainsi dans la formation des complexes colloïdaux, lors d'une action des électrolytes sur les colloïdes ou les colloïdes les uns sur les autres, il faut envisager la formation de complexes dispersibles et indispersibles, faits particulièrement bien étudiés par LARGUIER DES BANCELS. Cela également fait comprendre certains processus biologiques.

Dans quelques cas, notamment avec les émulsoïdes, la floculation prend un aspect particulier : les micelles au lieu de former des amas irréguliers, prennent une structure déterminée, — organisée pour ainsi dire, dite en tissu de mailles — c'est le phénomène de *coagulation*, étudié dans sa structure ultra-microscopique par V. HENRI, BACHMANN et autres.

Le produit de la coagulation — le coagulé, peut dans certains cas se redisperser — c'est le phénomène de la *peptonisation* dont nous trouvons l'analogie dans la digestion des substances albuminoïdes par les ferments.

Ainsi pour fixer la terminologie colloïdale nous désignerons sous les termes *de précipitation* — le passage à l'état solide des électrolytes ; de *sédimentation* — le passage à l'état compact de suspensions ; de *floculation* celui des sols suspensoïdes ; de *coagulation* celui des sols émulsoïdes. Les phénomènes opposés seront respectivement la *dissolution* pour les électrolytes ; la *dispersion* pour les suspensions et les sols suspensoïdes et la *peptonisation* pour les sols émulsoïdes.

5. Mécanisme de la coagulation et de la floculation. — Dans l'étude de la stabilité colloïdale il faut avoir présent à l'esprit l'importance du mouvement brownien dont la faible amplitude constitue un facteur essentiel. Effectivement, SMOLUCHOWSKI, à qui nous devons la théorie saisissante du mouvement brownien, a proposé une théorie de la cinéthique de la coagulation à laquelle ZSIGMONDY a donné ensuite une confirmation expérimentale éclatante. Comme point de départ SMOLUCHOWSKI admet la modification des sphères d'attraction entre les micelles, à la suite d'introduction des électrolytes ou des colloïdes ; cette sphère d'attraction micellaire est en étroite relation avec la double couche électrique de chaque micelle ; lorsque par le mouvement brownien une micelle pénètre dans cette sphère d'attraction, elle perd son mouvement et se réunit à la micelle en question.

La nature et l'intensité de cette sphère d'attraction micellaire dépend de la concentration des électrolytes et du changement de la charge électrique qu'ils provoquent.

ZSIGMONDY a démontré que le rayon de la sphère d'attraction pour l'or colloïdal est égal à 2-3 rayons micellaires.

Cet exposé rapide et schématique des caractères essentiels de l'état colloïdal est incomplet — il y a là des lacunes volontaires. Nous avons voulu, pour le moment, exposer uniquement les faits bien établis et nécessaires, pour se faire une idée exacte sur nos connaissances actuelles des colloïdes, en bannissant toutes les questions en suspens ; du reste dans les chapitres, consacrés à la technique colloïdale nous reviendrons sur ces faits plus en détail. Les traits typiques de l'état colloïdal ainsi tracés, nous allons voir quelle importance ils peuvent avoir en biologie.

CHAPITRE II

LES COLLOIDES EN BIOLOGIE

1. **Fonction membraneuse.** — L'intérêt capital de la biologie se concentre dans la vie de la cellule ; la vie cellulaire est dominée à son tour par la membrane. Sur l'existence, la nature, le rôle exact, les fonctions et le mécanisme intime de la membrane, les recherches des siècles précédents n'ont apporté que des notions vagues et grossières. Les progrès récents de la science colloïdale ont permis de voir sous un angle différent la question de la vie cellulaire et d'envisager la possibilité des solutions des problèmes biologiques fondamentaux.

Comment apparaît cette vie cellulaire à la lumière des notions sur les colloïdes ? Si nous ouvrons un traité classique de biologie, voici comment, encore hier, la question y était résumée :

En dehors d'une membrane d'enveloppe, composée d'une couche plus ou moins épaisse de cellulose, qu'on rencontre surtout dans les cellules végétales, il existe une membrane périphérique de protoplasme condensé. La première membrane est une membrane perméable pour l'eau et pour les électrolytes, la seconde hémiperméable c'est-à-dire en laissant traverser seulement par l'eau. En appliquant les lois de chimie physique à la vie cellulaire il apparaît clairement que les phénomènes de diffusion, d'imbibition, de filtration et d'osmose doivent y jouer un rôle capital. On peut expliquer le mouvement des liquides, et de l'eau en particulier, dans les tissus par l'existence d'une membrane hémiperméable ; la pression osmotique, c'est-à-dire la force exercée à l'intérieur de la cellule contre la paroi par les molécules des corps devrait provoquer un courant opposé de l'eau.

2. **Insuffisance de la pression osmotique dans la fonction membraneuse :**

Si des membranes hémiperméables ont pu être obtenues artificiellement par TRAUBE, on n'en a pas trouvé dans la nature car, en dehors de l'estomac d'*Aplysie*, des membranes du poumon aqueux ou du tube digestif des *Holothuries* et des *Oursins*, d'ailleurs d'une hémiperméabilité bien délicate et éphémère, on n'a pas pu en citer d'autres. H. DE VRIÈS considère qu'il n'est pas besoin pour expliquer le mouvement des liquides dans les plantes que la membrane soit absolument hémiperméable ; il suffit qu'elle le soit pendant un temps relativement long ; et il a observé que toutes les membranes se laissent traverser par la glycérine, par l'urée, d'autres le font pour le nitrate de soude, diphénylamine (Van Rysselbergh). Le phénomène de plasmolyse, constaté par lui, n'est pas, lui non plus, durable, car souvent le plasma remplit peu après toute la cellule. Il se peut que suivant l'hypothèse de CHANOZ l'hémiperméabilité ne soit qu'un épisode de la vie de la membrane et constitue une forme d'adaptation de la cellule aux conditions du milieu nutritif.

A cette ancienne conception les expérimentateurs ont apporté des faits qui démontrent pleinement l'insuffisance de la pression osmotique seule pour expliquer les phénomènes des échanges intercellulaires. Ainsi HAMBURGER dans ses travaux classiques, constate que sur 60 °/° d'eau contenue dans les globules rouges, 40 à 50. °/° seulement sont représentés par les solutions salines ; le reste doit donc avoir une autre fonction. Il y a souvent des cas où la concentration des sels dans l'intérieur de la cellule est beaucoup plus forte qu'à l'extérieur et malgré cela la pression osmotique n'accuse pas de différence ; ou bien on a constaté des abaissements de la pression osmotique dans des cas où la modification de la concentration des sels exigeait son élévation. HEDIN a démontré que les différents sels en concentration isotonique ne possèdent nullement la même action sur les globules rouges ; ainsi les solutions isotoniques de Na Cl ou de KN O^3 ne sont nullement isosmotiques, partant équimoléculaires. L'isosmocité ne signifie pas du tout l'isotonicité. C'est pourquoi on peut donner raison à l'opinion de HOEBER, lorsqu'il dit que l'hémiperméabilité hypothétique de la membrane nous force à supposer que la cellule est imperméable pour tout ce dont elle a besoin et pour tout ce qu'elle est obligée d'évacuer.

MARTIN FISCHER considère une membrane hémiperméable comme une ineptie logique. On doit se demander comment les produits, autres que l'eau et absolument nécessaires à la vitalité de la cellule, peuvent traverser la membrane. Si, par contre, la membrane laisse passer ces produits osmoactifs ils ne peuvent plus constituer les facteurs réglant le mouvement de l'eau.

Des coups rudes sont apportés à la conception purement osmotique d'une membrane hémiperméable.

3. Gonflement dans la fonction membraneuse.

A la place de la pression osmotique, MARTIN FISCHER souligne l'importance capitale du gonflement et de la rétraction des colloïdes. Voici cette conception, dont l'auteur a su tout de suite tirer toutes les conclusions qu'elle comporte pour l'explication de certains états pathologiques tels l'œdème, les néphrites, etc.

Contrairement à la pression osmotique les phénomènes de gonflement sont capables de produire du travail, comme nous l'avons déjà signalé. De plus, les modifications du pouvoir gonflant de la membrane peuvent amener des modifications dans la filtration, la diffusion et l'osmose. L'influence des sels, des acides, et des bases sur le gonflement des colloïdes et des membranes a été très bien étudié par de nombreux auteurs et récemment J. LOEB a subordonné ces phénomènes colloïdaux aux lois stechiométriques classiques.

Comme nous l'avons vu, ces modifications de gonflement peuvent avoir lieu avec une rapidité fantastique. Ajoutons finalement qu'à ces phénomènes sont liés les phénomènes de synérèse.

Expérimentalement, les modifications du degré de gonflement dans les cellules vivantes sous l'influence des substances chimiques ont été observées et dûment constatées par I. BANG, RUSSO, RADSMA, FLURI, MEURER, J. LOEB.

BECHHOLD a établi que certaines substances s'ouvrent automatiquement le passage à travers la membrane (urée), tandis que d'autres la rendent imperméable (sulfates, glycérines, glucose, alcools etc.).

Les agents physiques sont capables d'influencer le pouvoir gonflant de la membrane, telles la température, la lumière, (LEPESCHKIN).

Voici donc la première invasion de la chimie colloïdale, sujette à donner des résultats imprévus dans les études des phénomènes transmembraneux.

4. **La nature de la membrane**. — Si nous nous demandons quelle est la nature de cette membrane protoplasmique la réponse sera aujourd'hui très malaisée ; car la théorie d'OVERTON, régnant jusqu'à ces temps derniers, n'est plus suffisante. OVERTON considérait la membrane protoplasmique comme une membrane lipoïde ; de sorte que seules les substances solubles dans les lipoïdes peuvent la traverser. En réalité, il est démontré que ce n'est nullement le cas. On a donc cherché à modifier cette théorie. J. TRAUBE et CZAPEK, considèrent la membrane comme une émulsion des substances grasses ; cette théorie a trouvé une base expérimentale dans les recherches de CLOWES qui par l'action des sels de Ca Cl^2 et autres ions polyvalents a pu renverser une émulsion d'huile dans l'eau en émulsion d'eau dans l'huile, c'est-à-dire de rendre cette membrane perméable, soit pour les solutions aqueuses, soit pour les solutions huileuses. D'autres expérimentateurs considèrent la membrane comme une substance protéique ou même anorganique, non-lipoïde.

Quoi qu'il en soit cette discussion permet d'entrevoir l'importance des facteurs nouveaux dans les phénomènes transmembraneux. TRAUBE soutient avec beaucoup d'énergie que le seul facteur dominant les échanges à travers la membrane, est la tension superficielle ; elle seule trouble l'équilibre de la structure membraneuse. En réalité, RHUMBLER et d'autres attribuent à cette force un rôle capital. RUHLAND prend en considération uniquement le degré de perméabilité de la membrane comme ultrafiltre. La seule chose sûre est que parmi toutes ces théories, la théorie d'OVERTON n'est plus soutenable ; la membrane étant un colloïde, tous les facteurs qui modifient sa structure, en tant que colloïde, doivent par conséquent être pris en considération ; les extrêmes ne sont pas de mise.

5. **Equilibre de Donnan**. — Une contribution importante à la compréhension des phénomènes transmembraneux est apportée par les travaux de F. G. DONNAN. Considérons une membrane perméable qui est séparée par les deux solutions d'électrolytes ; un de ces électrolytes possède un ion qui ne diffuse pas. A *priori*, on doit s'attendre qu'à la fin de la diffusion les électrolytes soient partagés uniformément des deux côtés de la membrane ; or, il n'en est rien. DONNAN a soumis ce phénomène à une analyse serrée. Supposons que l'électrolyte avec un ion non-diffusible soit séparé par la membrane de l'eau courante, nous observerons alors une hydrolyse dans le cas où l'électrolyte est un sel, ou bien la formation d'un sel, sous l'influence très minime des ions H $+$ ou OH.$-$

Autrement dit, par la seule présence d'une membrane on peut décomposer les sels des acides et des bases fortes, lorsqu'un des ions des électrolytes est indiffusible. Cela nous rappelle la formation d'un acide dans l'estomac, et des alcalis dans le pancréas et les intestins. Mais, lorsque notre électrolyte avec l'ion indiffusible se trouve séparé d'un autre électrolyte les choses se passent différemment. Envisageons le cas d'un ion commun des deux côtés de la membrane : cet ion commun ne peut pas traverser la membrane, étant retenu par son ion indiffusible ; par conséquent le troisième ion et avec lui son congénère peuvent seuls transfuser.

La quantité de cet électrolyte transfusé dépend de la concentration primitive des deux côtés de la membrane. DONNAN a établi la formule suivante qui représente cet état d'équilibre.

$$\frac{C^2 - X}{X} = \frac{C^1 + C^2}{C^2} \quad \left\{ \text{ou} \right.$$

C^1 et C^2 sont les concentrations ioniques moléculaires.

C^1 représente l'électrolyte avec l'ion indiffusible, et X la concentration en ion transfuse.

Ainsi, lorsque $C^1 = 1$ et C^2 est une solution physiologique de Na Cl (donc $C^2 = 0,145$) l'équilibre sera atteint avec 11 °/° du Na Cl dans la cellule, c'est-à-dire il s'effectuera un passage du côté de l'ion indiffusible soit en dehors (concentration primitive inférieure), soit en dedans (concentration primitive supérieure).

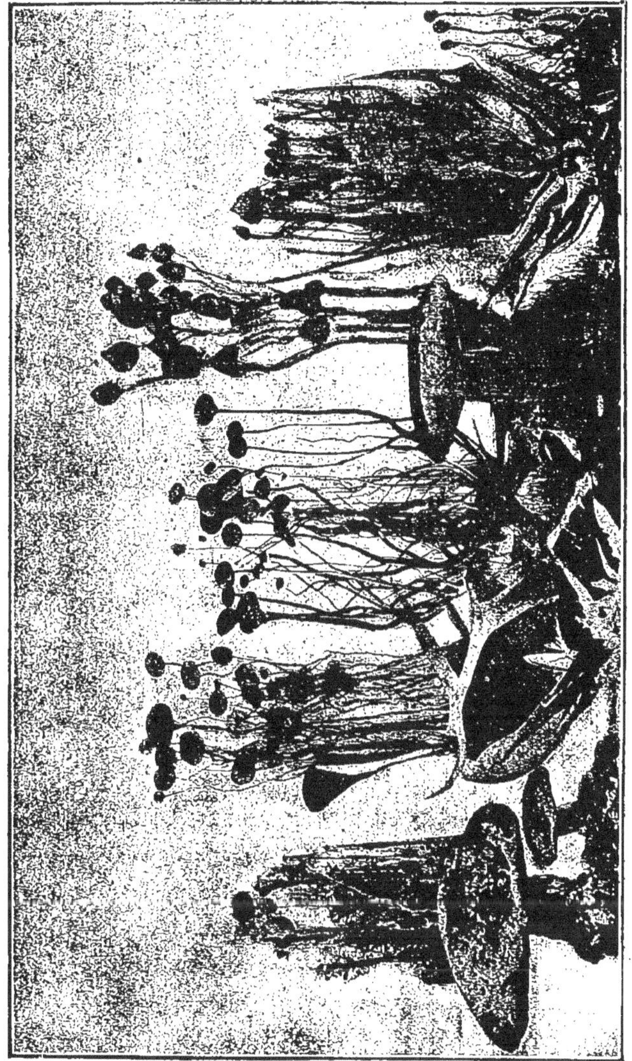

Fig. 4 (d'après S. Leduc).

Dans le cas où l'électrolyte des deux côtés de la membrane ne possède aucun ion commun, l'ion non-diffusible attire les anions de l'autre côté de la membrane, si c'est un cathion, et inversement. Cela nous explique la répartition des ions, observée dans les globules rouges, tout à fait incompréhensible auparavant.

La théorie de Donnan a également permis d'expliquer la différence de potentiel, souvent très appréciable qui existe dans l'organisme vivant (muscles, nerfs, organes électriques, etc.) ; il s'agit alors de différences dans le transport des ions à travers la membrane. H. R. Procter et J. Loeb ont appliqué cette théorie à l'explication purement osmotique des phénomènes de gonflement de la gélatine.

Le fonctionnement de la cellule apparaît ainsi sous un jour différent. L'emprise de la colloïdologie dans d'autres questions biologiques est également manifeste et féconde.

6. Formes et structure des êtres vivants. — Toute une série des processus colloïdaux nous permet de les invoquer pour l'explication des formes et de la structure des êtres vivants.

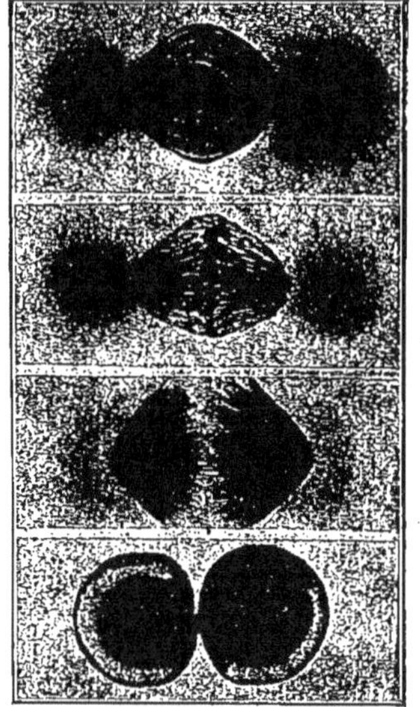

Fig. 5 (d'après S. Leduc).

Les travaux si peu connus de Stephan Leduc peuvent nous servir de point de départ. Cet auteur est arrivé à reproduire uniquement par l'intervention des forces de diffusion et d'osmose, non seulement différentes formes d'organismes vivants, telles que des animaux aquatiques, des champignons, des plantes, etc. (fig. 4), mais bien plus, la structure cellulaire des tissus, les formes de karyokinèse (fig. 5), des asters (fig. 6), de chimiotaxie (fig. 7), etc. ; il est excessivement facile de répéter les expériences de Leduc.

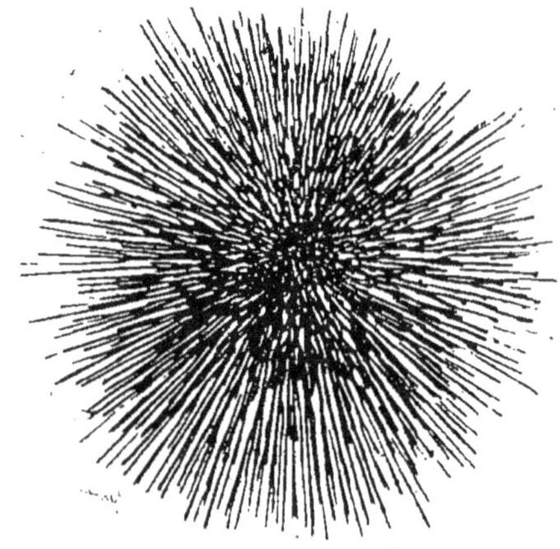

Fig. 6 (d'après S. Leduc).

Leduc a souvent obtenu des formes qui possédaient des dimensions atteignant jusqu'à 200-300 fois celles des grains semés. Evidemment nous ne voulons pas dire par tout cela que les phénomènes mis en jeu expliquent la croissance, la nutrition des êtres vivants, mais uniquement que ces phénomènes doivent y jouer un rôle considérable puisqu'ils sont de nature à reproduire leurs formes.

Les expériences de Runge, d'Uhlenhut, de Wislicenus, de Jost, d'Ambronn, etc., ont démontré qu'en dehors de la force osmotique les réactions chimiques de catalyse sont capables de reproduire les formes de la nature. Bien plus, la structure des organismes vivants ou de leurs produits vitaux trouve son analogie dans le processus physico-chimique. Les travaux de Leduc, publiés en 1901, et de Liesegang sont les premiers au sujet de la production des membranes de précipitation et des anneaux concentriques (fig. 8). Des membranes analogues ont été obtenues par

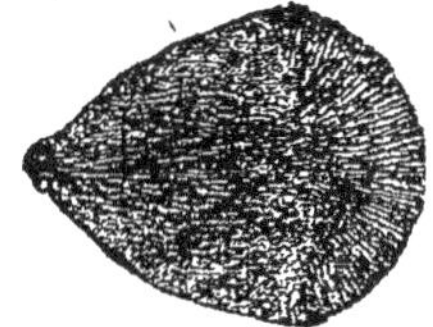

Fig. 7
(d'après S. Leduc).

Bechhold, avec les sérums et autres produits colloïdaux organiques. Liesegang a étudié le cas où plusieurs précipités se forment en même temps dans la masse gélatineuse ; il a observé des membranes ayant d'autres aspects que la forme sphérique. La production de ces membranes de précipitation a une limite provoquée par l'égalité de la tension osmotique de deux côtés. Toutefois un phénomène insoupçonné a été mis en évidence par Leduc et Liesegang ; ces auteurs ont décrit non l'épaississement continu de l'anneau membraneux jusqu'à l'égalisation de la pression osmotique, mais la formation des anneaux concentriques séparés par la masse gélatineuse. Les travaux de Wo. Ostwald, Hatschek, Kohler, Pierce, ont confirmé et élargi ces expériences. Bechhold a obtenu des anneaux concentriques avec les colloïdes biologiques (sérum

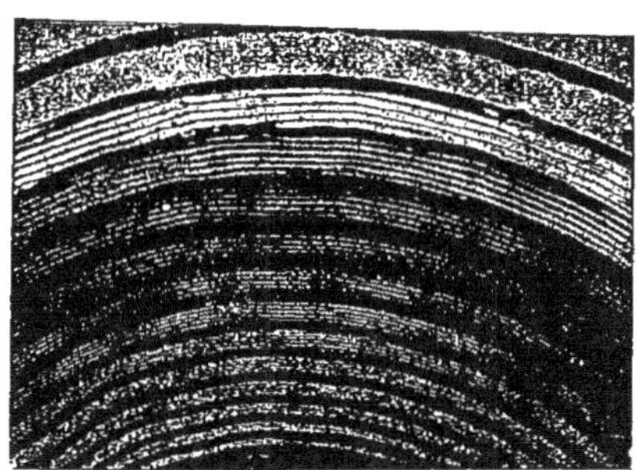

Fig. 8 (d'après S. Leduc).

à 2,5 °/°, dans la gélatine à 5 °/° et acide métaphosporique à 2 °/° ; ou bien avec la solution des « globulines » dans la gélatine salée et l'eau distillée). Il suffit de regarder ces structures en anneaux pour voir immédiatement toute leur analogie avec la structure des grains d'amidon, avec les perles, coquilles et autres produits calcaires (spongies, foraminifères, poissons), avec les canaux osseux de Havers, la structure des muscles striés, les ailes des papillons, anneaux annuaires des arbres, la structure des concrements solides qu'on observe dans

l'organisme. etc. KUESTER a attiré l'attention sur la structure analogue
de beaucoup de plantes, telles que le Succulentia, Pinus Thunbergii,
etc., MUNK a décrit la production des anneaux pendant la croissance
de certains champignons ; RABL suppose que la formation des anneaux

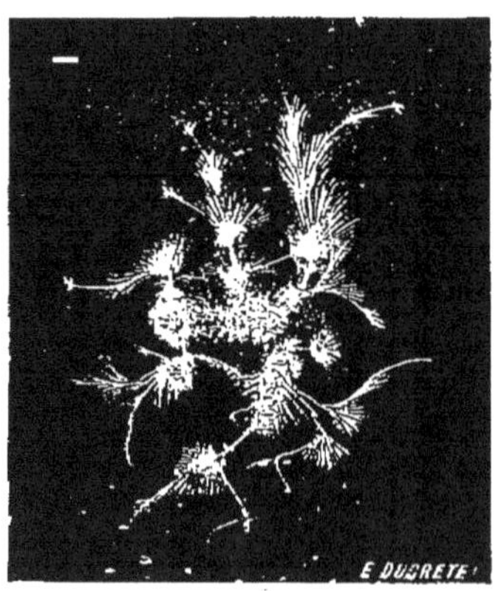

Fig. 9.

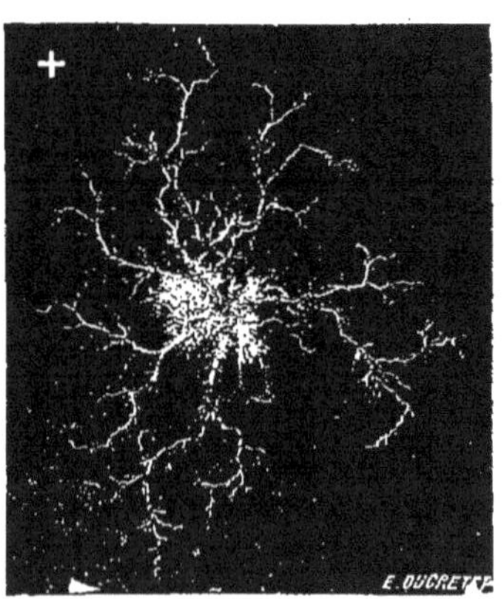

Fig. 10.

pendant la coloration des nerfs par la méthode de GOLGI est de
la même nature. Le mécanisme de cette formation des anneaux
de LIESEGANG est totalement inconnu ; en tout cas, il ne peut s'agir ici
de la production des membranes de précipitation ; car la simple cristallisation ou réfrigération dans les gelées peut les reproduire.

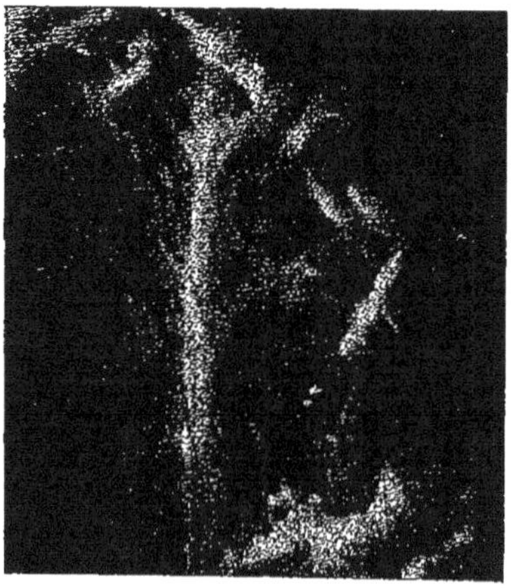

Evidemment, tant que le mécanisme des anneaux de LEDUC et LIESEGANG ne sera pas éclairci, il ne s'agira que de simples analogies, analogies frappantes. Notons aussi que des différents phénomènes physiques s'accompagnent de la production de figures rappelant à s'y méprendre certaines structures biologiques ; tels sont la polarisation, les décharges électriques (fig. 9 et 10) la cristallisation de l'eau (givre) ou des savons (fig. 11) la cristallisation des sels (fig. 12) ou la diffusion (fig. 13) dans les milieux

Fig. 11 (d'après BACHMANN).

colloïdaux. De tout cela résulte un fait brutal, la nécessité d'invoquer la présence soit des colloïdes, soit des processus purement physiques pour réaliser les expériences de Morphogénèse : ce qui n'exclut nullement les autres facteurs d'entrer en ligne de comptes.

7. **La croissance.** — L'étude des phénomènes de croissance a été abordée ces temps derniers du point de vue colloïdal. Déjà les expériences de LEDUC ont permis de voir une analogie entre la croissance des figures artificielles et la croissance des organismes vivants. D'après certains auteurs (J. LOEB, HERBST, DAVENPORT, BACHMANN, RUNSTROEM, GERHARTZ, TANGL, etc.), les phénomènes de la croissance sont en relation étroite avec le gonflement et le dégonflement des tissus, et par suite, avec l'absorption plus ou moins grande d'eau. Effectivement, les analyses ont démontré que la quantité d'eau et le degré de croissance vont de pair, surtout dans les premières périodes de la vie. Les recherches de BOROWIKOFF et M. FISCHER tendent à expliquer la croissance chez les végétaux par l'ionisation des protéïnes plasmatiques, grâce aux ions H+ et le passage consécutif du plasma de l'état de gel à l'état de sol.

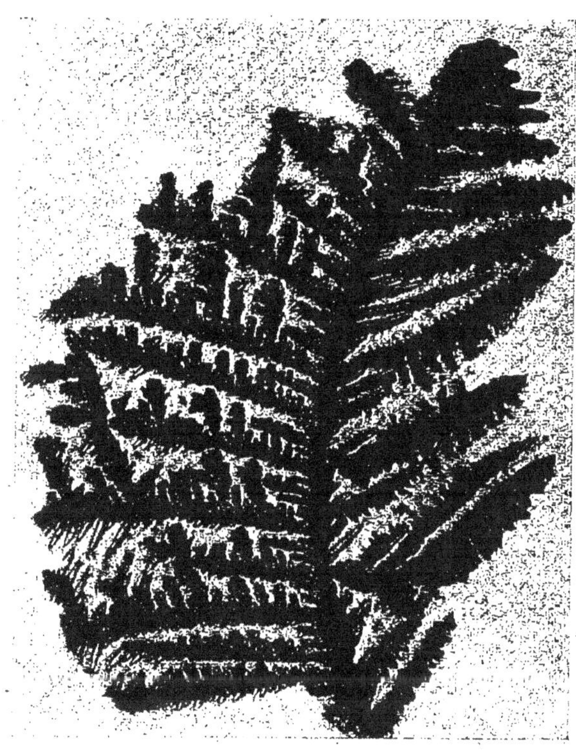

Fig. 12 (d'après S. LEDUC).

8. **Mouvement.** — Le mouvement des organismes a suscité des tentatives d'explication colloïdale. Evidemment, ces tentatives ne sont, actuellement, que les premiers essais d'explication du mouvement par les faits et non par les mots tels que l'excitation, tropismes, etc.., c'est le point de départ d'une conception physique expérimentale de la vie. Les

travaux de Porodko semblent attribuer aux phénomènes de la coagulation une importance dans les tropismes des plantes ; les recherches de M. Neisser, V. Friedemann et Bechhold attirent l'attention sur le rôle de la charge électrique des colloïdes biologiques dans la production du mouvement ; les expériences de G. Berthold et de L. Rhumbler démontrent le rôle des modifications de la tension superficielle dans le mouvement des amibes. Le dernier auteur a pu admirablement bien reproduire les mouvements de ce protozoaire avec une goutte de chloroforme ; en remplissant une boîte de Pétri avec de la laque superficiellement desséchée et en humectant ensuite avec de l'eau, on peut avec une goutte de chloroforme additionnée de baume de Canada, observer des mouvements qui rappellent à s'y méprendre ceux de l'amibe. Ce phénomène s'explique parfaitement bien par les modifications de la tension superficielle ; en effet, après un rapide moment, le chloroforme solubilise la laque, sa tension diminue, alors la goutte tend à se répandre sur la surface, en débutant par l'extrémité la plus éloignée de l'endroit solubilisé, et ainsi de suite.

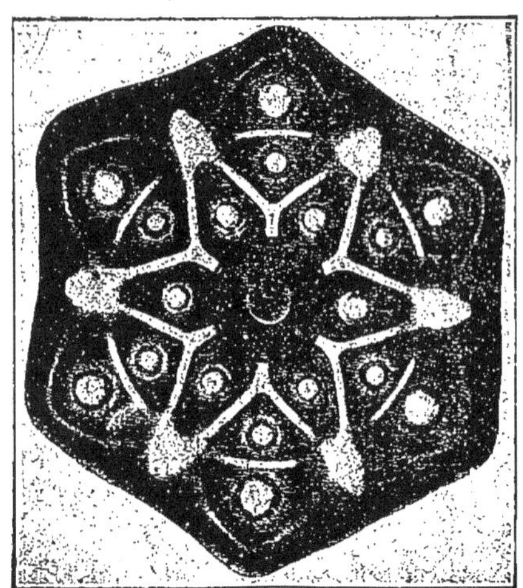

Fig. 13 (d'après S. Leduc).

M. Fischer a attiré l'attention sur les mouvements d'une feuille de gélatine sur laquelle on souffle, en évoquant ainsi le rôle du gonflement dans la production du mouvement.

Quinke a signalé la production des mouvements amiboïdes pendant la formation des émulsions ; lorsque l'huile vient au contact de la solution de soude, il se forme une membrane savonneuse qui se dissout et lorsque cette dissolution arrive au contact de l'huile, elle s'étend brusquement sur toute la surface commune à l'huile et à l'eau ; elle entraîne alors avec elle les particules solides du savon non dissous et de l'huile adhérentes ; il se produit des filaments d'huile qui se transforment en gouttes et progressent vers l'intérieur de la solution. Beaucoup d'autres mouvements s'expliquent par les lois physiques connues ; tel le mouvement des gouttes de collodion sur l'eau, des gouttes d'eau sur la plaque métallique, chauffée à blanc, etc...

Mais dans tous ces cas, il faut aussi répondre à la question : quels sont les facteurs qui provoquent des variations de la tension superficielle, du gonflement, etc..., dans l'organisme ? Nous savons que les forces électriques sont ici au premier plan et le phénomène de Lippmann le témoigne suffisamment ; d'autres facteurs interviennent sans doute et parmi eux l'affinité chimique, etc. Quoi qu'il en soit, les questions de tropisme, de chimiotaxie se trouvent ramenées à l'étude des colloïdes. Les travaux sur la phagocytose de METCHNIKOFF, J. BORDET, C. A. PEKELHARING, Th. LEBER, RANVIER, H. J. HAMBURGER et HEKMA ont apporté un matériel considérable de faits, explicables en grande partie par les modifications de la tension superficielle, de la charge électrique, du gonflement, etc. Cette manière de voir rend inutile les hypothèses courantes sur l'existence de substances fantastiques et insaisissables que l'on fait responsable de chaque phénomène observé.

9. **Fécondation**. — Pour terminer cet exposé rapide de l'intérêt des études colloïdales dans leurs applications à la biologie, mentionnons encore une analogie entre les réactions colloïdales et le phénomène de la fécondation. On sait que le premier signe visible de la fécondation de l'œuf est la formation des asters. Les recherches multiples ont prouvé que cette formation des asters n'est qu'une coagulation des colloïdes du plasma, un passage de l'état de sol à l'état de gel. Cette conclusion semble être confirmée par l'observation ultramicroscopique directe. De plus, une autre analogie existe entre la coagulation et la fécondation ; toutes les deux sont faciles à reproduire par une multitude d'agents physiques, chimiques et mécaniques, comme cela résulte des travaux de J. LOEB sur la fécondation artificielle.

Finalement il est aisé d'obtenir artificiellement la formation des asters par la coagulation produite dans les mélanges colloïdaux, ainsi que cela a été fait, il y a déjà longtemps, par BUETSCHLI. Naturellement, cette coagulation ne doit pas être considérée à l'exclusion d'autres facteurs, par exemple des facteurs chimiques d'oxydation ou de réduction, etc.

L'étude de tous ces phénomènes biologiques, à peine ébauchée, est de nature à passionner le monde savant, et à transformer, sous peu, nos idées et nos méthodes de travail.

CHAPITRE III

LES COLLOIDES EN PHYSIOLOGIE

1. **Les ferments**. — Parmi les actions physiologiques une place prépondérante est occupée par les ferments ; or, précisément, à un certain moment donné, les colloïdes ont été considérés comme un modèle des actions fermentatives, grâce à leurs propriétés catalytiques. BREDIG a constaté le premier que les métaux colloïdaux, préparés par la méthode électrique et surtout le platine, décomposent l'eau oxygénée, facilitent l'oxydation de la teinture de gaïac de l'indigo, du naphol, du pyrogallol, etc., tout comme les métaux finement pulvérisés, tels : l'aluminium, le cuivre, le plomb, le fer, l'argent, l'or et la mousse de platine. C'est pourquoi BREDIG a considéré le platine colloïdal comme un modèle de ferments. Cette analogie avec les ferments va assez loin et on a démontré que les mêmes substances peuvent paralyser l'action oxydative des métaux colloïdaux ou la décomposition de l'eau oxygénée, tout comme elles paralysent les actions fermentatives. Citons parmi ces substances l'hydrogène sulfuré, le cyanure de potassium, l'oxyde de carbone, le chloroforme et le sulfure de carbone. Si nous ajoutons à ces analogies le fait que l'eau oxygénée peut être décomposée par le platine colloïdal, à des doses infinitésimales, en dilutions 1 pour 70.000, qu'il catalyse des doses de plusieurs millions de fois plus grandes — nous serons frappés par rapprochement entre ces deux catégories. Cependant ces analogies ne sont ni absolues, ni générales. Les recherches récentes de FOA et AGGAZZOTTI ont démontré que tous les colloïdes sont loin de posséder une action catalytique si accentuée et à la vérité seuls le platine et l'argent colloïdaux possèdent la propriété d'accélérer d'une façon efficace, en milieu neutre ou acide, la décomposition de l'eau oxygénée. Voici un tableau tiré du travail de ces auteurs :

Platine	29,0
Argent	20,0
Or	2,8
Manganèse	1,5
Sulfure d'arsénic	0,3

Rebierre a constaté en plus que le pouvoir catalytique est déployé, non seulement par les métaux dispersés, grâce à leur énorme surface, mais aussi par le liquide intermicellaire, dont la composition varie suivant la préparation des colloïdes.

Ce fait, une fois confirmé, est de nature à fortement ébranler l'analogie entre les ferments et les colloïdes. Les recherches de Foa et Aggazzotti ont établi également que le pouvoir oxydant des colloïdes est, lui aussi, loin d'être général ; ainsi l'hydrate de fer, le manganèse, le bismuth, le calomel, n'ont aucune influence sur les processus oxydatifs précités, et le sulfure d'arsenic possède une action paralysante nette.

Si, d'autre part, nous comparons le pouvoir catalytique des colloïdes, leurs doses toxiques et leurs propriétés thérapeutiques, nous ne constaterons aucun parallélisme entre eux.

2. **Antisepsie.** — Les propriétés antiseptiques constatées déjà en 1899 par Schlossmann et Baldoni, ont été le point de départ de leurs applications thérapeutiques et ont donné l'éveil à l'étude des colloïdes. On a cru, à un certain moment, de pouvoir identifier la désinfection et l'antiseptie avec les réactions colloïdales.

Les recherches ultérieures de Brunner, Cohn, Beyer, V. Henri, etc., sont pleines de contradictions à ce sujet ; la révision de la question des propriétés antiseptiques des colloïdes a été entreprise par C. Foa et Aggazzotti, et voici les conclusions qu'on en peut actuellement tirer. Parmi les métaux colloïdaux, le platine, l'or, le bismuth, le mercure, l'hydroxyde de fer n'ont aucune influence sur le développement de microbes ; seul l'argent colloïdal à petits grains et le sulfure d'arsenic arrêtent ce développement. Cependant, n'oublions pas que le sulfure d'arsenic contient toujours d'As^2O^3 et c'est probablement là que réside son pouvoir bactéricide ; il en est de même pour l'argent colloïdal qui contient de l'Ag O et de l'argent.

On peut faire deux observations en faveur des propriétés antiseptiques des colloïdes. Premièrement, seuls les colloïdes à petits grains sont capables de les manifester, donc l'état physique des colloïdes paraît y jouer un rôle. Mais les recherches de Rebierre ont prouvé que l'argent colloïdal électrique est une « suspension des micelles argentiques dans un milieu contenant de l'argent dissous » et de l'oxyde d'argent ; en plus, les mesures de conductivité électrique et l'analyse quantitative ont démontré que dans les deux préparations colloïdales d'argent à gros grains et à petits grains, les quantités d'argent et d'oxyde dissous ne sont nullement égales ; bien au contraire, c'est dans l'argent à petites micelles que ces quantités sont relativement plus appréciables.

La seconde observation, qui semble plaider en faveur d'une action antiseptique des colloïdes, est la suivante : V. HENRI, après avoir filtré une préparation colloïdale d'argent à petits grains, a ajouté le liquide intermicellaire à un milieu de culture : aucune action antiseptique ne s'est manifestée. V. HENRI en a conclu que la propriété antiseptique est l'apanage de l'état colloïdal.

En réalité, l'expérience de V. HENRI ne démontre rien : rien ne prouve, en effet, qu'en présence de bouillon de culture, l'argent colloïdal ne soit pas détruit, en tant qu'argent colloïdal, et que sa floculation ne soit pas suivie d'une dispersion partielle ou totale du complexe argentique. Il fallait faire l'expérience de la façon suivante : ajouter l'argent colloïdal à un milieu de culture stérile, le soumettre à une ultra-filtration et seulement à ce moment faire l'ensemencement. On sait, d'autre part, que l'activité microbienne engendre très rapidement des produits différents, des acides, des bases, etc..., qui détruisent très tôt l'équilibre colloïdal et, *ipso facto*, l'argent doit passer à l'état d'électrolyte. Ainsi des traces infinitésimales sont capables de manifester leur action antiseptique, chose bien connue depuis les travaux mémorables de ROLLIN.

En résumé, l'action antiseptique des métaux à l'état colloïdal, envisagée dans le sens courant du terme, est plus que problématique. Après avoir longuement analysé les travaux publiés à ce sujet, NETTER, déjà en 1903, arriva à la conclusion que « l'action empêchante de l'argent colloïdal n'est pas suffisante pour expliquer tous ces effets ».

Pourtant, FRIEDENTHAL soutient que certaines préparations colloïdales de mercure appartiennent aux désinfectants les plus énergiques. Ces recherches doivent être soumises à une critique approfondie.

Aujourd'hui il faut chercher plutôt l'explication de l'action antiseptique de différentes substances plutôt dans leurs propriétés de modifier les conditions physiques de la vitalité microbienne. Les recherches très intéressantes de H. BECHHOLD soulignent l'importance du phénomène d'adsorption et de la tension superficielle ; celles de TRAUBE surtout de ce dernier facteur ; le travail de GIRARD attire l'attention sur l'osmose électrique et la charge électrique.

Aujourd'hui la thèse des colloïdes, en tant que antiseptiques, est fortement ébranlée, et nous avons vu, en examinant dans le paragraphe précédant l'état actuel de la question, qu'aucun parallélisme n'existe entre le pouvoir catalytique des colloïdes, pouvoir relatif, appartenant presque exclusivement aux colloïdes de platine et d'argent, d'une part, et leurs propriétés antiseptiques d'autre part.

On s'est donc orienté vers des recherches sur le pouvoir antilytique, antifloculant ou antitoxique des colloïdes. Les résultats de C. FOA et AGGAZZOTTI se résument ainsi : l'argent colloïdal en petits grains, injecté à des doses de 30 ccm. une heure après l'infection par streptocoques ou staphylocoques, peut retarder de 1 à 5 jours leurs conséquences fatales pour l'animal ; il est aussi capable de sauver l'animal infecté avec le bacille typhique, même si l'injection première du colloïde n'a été pratiquée que 12 à 24 heures après l'infection. Pour préciser l'action de l'argent colloïdal sur les microbes, ces auteurs ont répété et élargi les recherches des différents auteurs précédents, au sujet de l'action des colloïdes sur les toxines et, ils sont arrivés à la conclusion, contraire à cèlle admise auparavant, que les colloïdes n'ont aucune action sur les toxines du tétanos, de la diphtérie et de la dysenterie.

Des doses absolument égales sont nécessaires pour tuer l'animal, si les toxines ont été précédemment traitées par l'argent colloïdal ou non. Ces résultats sont donc de nature à faire supposer que l'action du colloïde s'exerce sur les bacilles eux-mêmes et non sur leurs produits solubles ; de cette façon on peut expliquer l'action anti-infectieuse de l'argent colloïdal dans les cas des infections *in vivo*, et il n'est nul besoin de recourir aux hypothèses fermentatives, comme le font FOA et AGGAZZOTTI.

La connaissance des colloïdes a permis de contribuer largement à l'éclaircissement des différents problèmes physiologiques des plus importants, tels que la narcose, les phénomènes d'excitation nerveuses et musculaires et la sécrétion.

3. **Narcose.** — La théorie de la narcose émise par H. MEYER et OVERTON, qui subordonnaient les propriétés authentiques des substances à leur solubilisation dans les lipoïdes de la membrane cellulaire, est aujourd'hui surannée, grâce à nos connaissances colloïdales. Tout d'abord les expériences de MOOR et ROAF ont démontré que les petites quantités des anesthésiques non seulement ne se solubilisent pas mais floculent les lipoïdes. Puis celles de MELTZNER ont établi que les sels de magnésium, totalement insolubles dans les lipoïdes, peuvent produire la narcose ; pendant la narcose magnésienne la quantité de magnésium reste invariable dans le cerveau, selon G. MANSFELD. Les recherches de BATTELLI et STERN ont souligné le parallélisme entre le pouvoir narcotisant, la floculation des albumines et l'oxydation des tissus. D'autre part, on a constaté l'absence du courant d'action dans les nerfs pendant la narcose et cette suppression a été par analogie avec les recherches sur la contraction musculaire, mise en corrélation avec le gonflement des tissus nerveux. Les belles expériences de HOEBER ont démontré que le cylindraxe nerveux accuse, sous l'influence des substances narcotiques, des modifications dans son gonflement ; il a apporté à l'appui de sa thèse des analogies entre les modifications du gonflement et de la perméabilité aux électrolytes du cylindraxe nerveux et celles des hématies. Les expériences de HOEBER concordent avec les observations de OSTERHOUT, S. ARRHENIUS, TRAUBE, etc. Mais la ques-

tion suivante se dresse : par quoi ces modifications dans le gonflement sont-elles provoquées ? J. Traube et Czapek ont émis l'hypothèse que la narcose est provoquée par l'abaissement de la tension superficielle. Les conclusions de ces auteurs ont été attaquées par Viale qui, à l'aide de nombreuses expériences, n'a pas constaté d'abaissement de la tension superficielle du sérum pendant la narcose. Toutefois, il résulte des expériences de Viale que le moment où le prélèvement du sang chez l'animal narcotisé a été opéré était tardif et que la technique opératoire était défectueuse ; on sait, en effet, avec quelle grande rapidité les narcotiques s'éliminent de l'organisme (Nicloux) et combien de précautions il faut prendre pour éviter leur volatilisation. D'autre part, les expériences très élégantes de d'Arsonval, effectuées en 1884-6, ont établi une corrélation entre la tension superficielle et la production des courants de repos ou d'action dans les muscles et les nerfs ; ce savant a pu construire un muscle artificiel pour la démonstration de cette corrélation.

Nous avons repris les expériences de Traube et de Viale et nous avons constaté tout d'abord que tous les anesthésiques, narcotiques, hypnotiques connus possèdent le pouvoir d'abaisser la tension superficielle de l'eau et du sérum et que le sérum obtenu dans des conditions particulières possède, sous l'influence de la narcose, une tension plus basse. D'autre part, on sait que les substances, diminuant la tension superficielle, exercent également une action sur le degré de gonflement. Une seule exception a été observée par nous avec la morphine, dont les propriétés analgésiques et même, dans certaines conditions, anesthésiques, sont connues, mais qui n'abaissent point la tension superficielle. Il est à souligner que son pouvoir modificateur du gonflement est également nul en ce qui concerne le tissu nerveux, ainsi que cela s'ensuit des expériences de Lapicque et Legendre.

De tous ces travaux il résulte, avec la plus grande netteté, que l'application des notions colloïdales est de nature à résoudre le problème séculaire de la narcose.

4. **Fonction nerveuse.** — Le premier pas a été fait par Bethe, au sujet de la théorie d'excitation musculaire ; d'après cette théorie, les modifications de la concentration ionique ($H+$) peuvent agir comme excitantes. Ainsi toutes les causes qui produisent le mouvement des électrolytes, à travers les membranes cellulaires, à savoir : les excitations chimiques, mécaniques, physiques, osmotiques, électriques, etc., et, *mutatis mutandis*, toutes les causes qui sont de nature à modifier la structure perméable de la membrane, doivent produire des troubles dans la répartition des ions ($H+$) des deux côtés de la membrane. Wo. Pauli explique par les différences dans la vitesse de transport des ions l'existence des grandes tensions électriques dans les muscles et

dans les organes électriques des poissons. Evidemment, tout cela peut être appliqué à l'étude d'excitations nerveuses et il est fort probable que ces deux problèmes de physiologie, envisagés à ce point de vue, ne tarderont pas à être éclaircis.

5. Secrétion. — Le mécanisme de la secrétion et de l'excrétion a fait également l'objet d'une explication colloïdale. E. PRIBRAM suppose que les colloïdes nutritifs des glandes subissent tout d'abord une coagulation ; le gonflement et la synérèse se produisent par la suite. Wo. OSTWALD identifie la secrétion à la synérèse des colloïdes ; en effet, dans la secrétion et dans la synérèse, on ne trouve pas exclusivement des électolytes, mais aussi des colloïdes ; ces derniers sont qualitativement identiques, quoique en des proportions différentes.

6. Vitamines. — Pour établir la valeur nutritive des substances, on se contentait jusqu'à ces temps derniers du calcul du nombre de calories, en laissant de côté les propriétés colloïdales de ces substances. Et voilà que les travaux récents et, avant les autres, ceux du savant polonais CASIMIR FUNK, nous forcent à admettre qu'en dehors des calories il faut envisager l'existence d'un autre facteur. Il nous semble que dans la question des vitamines, abordée jusqu'à présent par les chimistes avec des conceptions chimiques, la science colloïdale peut apporter des éclaircissements décisifs. Les travaux très intéressants de MOURIQUAND, résumés dans sa communication au Congrès médical de Varsovie en 1921, semblent prouver qu'il est suffisant de dessécher les aliments pour qu'ils deviennent scorbutigènes. Comment alors invoquer la présence d'une substance spéciale dans ces conditions ? Ne serait-il pas plus logique de parler plutôt d'un certain état physique particulier de la matière que de la production ou de la disparition d'une substance, malgré tout insaisissable ?

7. Nutrition. — Lorque nous nous demandons pourquoi le lait de vache est indigeste pour le nourrisson, nous nous perdons en conjectures ; la chimie colloïdale nous apporte une explication nette et palpable. En coagulant le lait par les acides, on voit la formation des gros flocons durs et compacts de la caséïne ; mais lorsqu'on tente cette coagulation en présence de la gélatine, ou bien elle ne se fait pas, ou bien les flocons ont l'aspect de petits filaments légers et spongieux. Nous savons, d'autre part, qu'à une teneur de 1.25 °/° d'albumine dans le lait de femme, correspond seulement 0.53 °/° dans le lait de vache ; or, les albumines jouent également le rôle des colloïdes stabilisants, tout comme la gélatine, la gomme, etc... Nous comprenons pourquoi, dans l'estomac du nourrisson, la caséïne coagulée sous une forme différente est sans aucun doute plus facile à digérer que la caséïne du lait de vache.

Tout de suite, une indication thérapeutique nous vient à l'esprit : au lieu de diluer le lait de vache avec de l'eau, il sera préférable de lui adjoindre de la gélatine, de l'albumine d'œuf ou toute autre substance protectrice appropriée.

8. Choc par contact et anaphylaxie. — Sans s'attarder sur le nombre déjà considérable des phénomènes vitaux, trouvant leur explication plausible dans les réactions colloïdales, examinons plus en détail le rôle des colloïdes dans la production des états de choc ; cet examen nous conduira à l'explication physique de l'important problème d'anaphylaxie.

Un grand nombre d'auteurs s'est occupé de la question. Mais Foa et Aggazzotti l'ont bien traitée dans son aspect général. L'animal d'expérience était le chien ; le lieu d'injection la veine saphène. Ces auteurs ont constaté que l'injection de métaux colloïdaux est suivie de la mort des animaux si la dose est suffisante. Les symptômes qui accompagnent cette mort sont ceux d'asphyxie foudroyante par œdème aigu du poumon ; à l'autopsie, le cœur est gorgé de sang liquide, non coagulé et des hémorragies des organes sont constatées.

Cette symptomatologie se répète, dans les conditions comparatives d'expérimentation, avec l'argent, le sulfure d'arsenic, à petits grains, et avec d'autres colloïdes. C'est donc un phénomène de choc banal.

Si on examine les doses nécessaires pour amener la mort, on est frappé par l'absence de parallélisme entre elles et les doses mortelles des mêmes métaux, introduits sous forme de sels.

Voici ce tableau, dressé d'après les résultats de Foa et Aggazzotti, indiquant les doses du métal pur par kg d'animal, mortelles en injection intraveineuse.

Hg .... 0,005 gr.
Pt 0,1   gr.
Au 0,05   gr.
Ag .... 0,002 gr.
As^2 S^3 (calculé en As^2 O^3)................ 0.00035

Tout d'abord, soulignons une contradiction entre ces résultats et ceux de V. Henri et Gompel, qui ont injecté 200 ccm. d'argent colloïdal à petits grains, sans aucun résultat fâcheux.

Comment alors agissent ces colloïdes ? Il apparaît clairement que la nature chimique du métal dispersé ne joue aucun rôle. Examinons, en effet, les propriétés toxiques des sels des métaux étudiés. Ronver indique comme doses toxiques pour le chien 0,003 gr. d'As^2 O^3 par kilogr. d'animal, en injections intraveineuses ; n'oublions pas qu'il faut 0,07 gr. de cette substance administrée par le tube digestif pour produire la mort; que, d'autre part, on peut introduire dans l'estomac des quantités considérables de sulfure d'arsenic à cause de son insolubilité; RICHET cite les expériences de HILLEFELD faites sur un lapin supportant 10 gr. de cette substance. Et si on compare la symptomatologie d'empoisonnement par l'arsenic, avec la mort par injection de sulfure d'arsenic colloïdal, il est indiscutable qu'il s'agit là d'une action toute différente. D'autres exemples peuvent être cités en faveur de cette conclusion : ainsi on peut introduire sous forme d'arsénobenzènes des quantités plus fortes d'arsenic que sous forme de sels anorganiques : les propriétés colloïdales des arsénobenzènes sont la cause de ces modifications dans l'action toxique.

La conclusion s'impose que les colloïdes ont une action propre ; la mort, provoquée par les injections intraveineuses de n'importe quel colloïde, est toujours identique dans sa symptomatologie. On a cherché l'explication de cette symptomatologie et de la mort après injection intraveineuse de colloïdes. On a signalé ainsi la chute de la pression artérielle, l'abaissement de la température, la diminution du pouvoir respiratoire des tissus, action favorisante sur les processus oxydatifs. Mais toutes ces manifestations sont plutôt la conséquence et non la cause des phénomènes de choc.

Il débute dans le cas aigu, chez le cobaye, par de l'inquiétude, des démangeaisons, des émissions d'urine et de matières fécales ; peu après suivent quelques sursauts et des convulsions d'une violence inouïe ; l'animal saute en l'air et meurt par l'arrêt de la respiration ; la durée totale de ces symptômes est de 2 à 3 minutes ou bien l'issue est fatale, ou bien l'animal, après convulsions, recommence immédiatement à courir ; puis se calme, tremble, la température s'abaisse, et peu après il revient à son état normal.

Ce choc est rapide, souvent foudroyant. A la rapidité du choc, succède souvent la disparition aussi rapide des symptômes les plus violents. A l'autopsie, les lésions signalées par FOA et AGGAZZOTTI se retrouvent toujours : emphysème pulmonaire avec taches hémorragiques ; le cœur regorge de sang ; la coagulation est notablement retardée, souvent de quatorze heures ; la formule du sang modifiée ; il y a de la leucopénie d'après LE FÈVRE DE ARRIC. Cette symptomatologie et ces lésions post-mortelles sont celles du choc anaphylactique et de tous les chocs, observés à la suite d'introduction dans le système circulatoire d'une substance étrangère qui provoque la rupture d'équilibre colloïdal, suivie d'une floculation des colloïdes du sérum ; ces floculations produisent des embolies pulmonaires et la symptomatologie en porte une empreinte ; l'asphyxie foudroyante en résulte. Nous avons récemment réuni tous ces phénomènes de choc sous le nom de choc par contact.

Des chocs mortels se produisent également, lorsqu'on introduit des suspensions fines dans le système circulatoire. THIELE et EMBLETON ont donné des résultats de leurs expériences avec le carmin, le kaolin, etc... ;

malheureusement leurs données ne sont pas précises quant à la grandeur des particules introduites, étant donné que des recherches de différents auteurs, il résulte que le degré de dispersion des métaux a une influence capitale sur leur pouvoir toxique. Ainsi Foa et Aggazzotti ont établi qu'il faut 0,002 gr. d'argent colloïdal à petits grains pour provoquer la mort, tandis que des quantités beaucoup plus faibles d'argent colloïdal à gros grains suffisent pour la produire ; la même constatation a été faite pour l'arsenic colloïdal électrique : 9 milligr. par kilogr. d'animal de As^2S^3 déterminent la mort, tandis que l'arsenic à gros grains déjà à 1,5 milligr. produit le même effet. De cette façon, peuvent s'expliquer les réactions violentes qui suivent les injections des « collobiases » qui sont en réalité des suspensions assez grossières. Et plus la suspension est grossière, plus la quantité nécessaire pour produire l'embolie sera faible. Il nous apparaît clairement qu'une différence capitale existe entre les embolies directes provoquées par les suspensions grossières et les embolies secondaires causées par les floculés, et ayant lieu, *in situ*, dans le sang, à la suite d'introductions de colloïdes à micelles fines ou amicroniques, incapables de produire directement ces embolies. Du reste la symptomatologie de ces chocs par injections de suspensions n'est pas tout à fait identique, et les lésions anatomo-pathologiques ainsi que les propriétés du sang ne correspondent nullement à celles du choc anaphylactique ou le choc par injections colloïdales : le poumon est pâle, rétracté, le sang coagulé, les caillots remplissent les vaisseaux et le cœur est arrêté.

Quel est donc le mécanisme de l'action sur l'organisme des colloïdes, introduits dans le torrent circulatoire ? Nolf, frappé par l'analogie des symptômes, a rapproché le choc par les colloïdes au choc peptonique, observé à la suite d'introduction d'une grande quantité de peptone dans le sang, et il a même soutenu que les colloïdes n'agissent que par les stabilisants qu'on ajoute aux préparations colloïdales. Que les grandes quantités de peptone introduites dans les veines, en raison de l'abaissement de la tension superficielle qu'elles peuvent y provoquer, soient capables de déterminer des phénomènes de choc, rien n'est plus plausible, mais les quantités de stabilisants qui accompagnent les métaux colloïdaux ne sont point de nature à expliquer, à elles seules et toujours, les phénomènes violents, qu'on observe à la suite des injections de colloïdes. D'autant plus que certaines substances employées — les gommes, l'amidon, par exemple — sont inoffensives en injections premières et sans action notable sur la tension superficielle ; elles augmentent la viscosité — donc, en fin de compte, elles stabilisent et ne floculent pas. Il est donc logique d'admettre que les colloïdes ont leur action propre. Quelle est cette action ? En d'autres termes, quelle peut être l'action des colloïdes introduits dans le sang sur les colloïdes et sur les éléments figurés du sang ?

Il suffit pour s'en rendre compte de parcourir ce que nous avons dit au sujet des actions des colloïdes les uns sur les autres et des électrolytes sur les colloïdes.

Il est évident que dans ces conditions, nous avons affaire à une réaction colloïdale : à une rupture immédiate de l'équilibre colloïdal. Cette rupture peut se traduire, suivant les phénomènes en jeu, soit par une floculation des micelles, soit par une dispersion — lyse — ou un rassemblement — agglutination — des éléments cellulaires. Ainsi lorsqu'on introduit dans la circulation des produits comme peptone, certains extraits d'organes, lécithines, ac. acétique, ricine, abrine, β-imidoazolylaethylamine, savons, sels biliaires, etc., il s'ensuit une diminution très marquée de la tension superficielle, qui provoque une lyse des éléments cellulaires, une dispersion des micelles colloïdales ; la mort se produit donc par la dissolution des globules rouges, leur incapacité respiratoire et l'asphyxie rapide qui en résulte. On observe cet état chez le cobaye à la suite des injections premières des savons (BILLARD) ; des sels biliaires (THIELE et EMBLETON) ou de la peptone (NOLF, DOERR et PICK) et de la saponine (DOERR et MOLDOVAN).

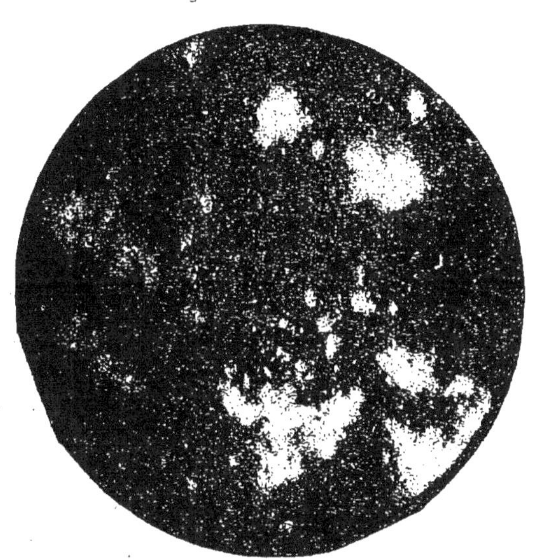

Fig. 14.

Par contre, lorsqu'on y introduit des substances telles que la cholesthérine ou certains sels, on augmente la tension superficielle et on facilite l'agglutination des éléments figurés et l'agglomération des micelles — la floculation colloïdale. Cette floculation micellaire a lieu dans le choc anaphylactique et le contact du produit, déchaînant par l'injection intraveineuse le choc, avec le sérum d'animal sensibilisé produit la floculation micellaire instantanée, facile à constater à l'ultramicroscope (fig. 14). Cette floculation est bien différente des modifications d'équilibre colloïdal provoquées dans le sérum par exemple par l'augmentation de la température (fig.15). Mais dans la floculation, c'est avant tout la charge électrique qui constitue le facteur dominant, la tension superficielle où la viscosité à elles seules ne sont que des causes adjuvantes.

Icovesco constatait que les « globulines », c'est-à-dire la partie la plus labile des colloïdes du sérum, sont électronégatives ; les mesures effectuées par nous, dans des conditions telles que l'électrolyse ne pouvait pour ainsi dire pas gêner le transport électrique, ont démontré qu'en dehors des « globulines » électronégatives, des « globulines » positives, en faible quantité il est vrai, sont présentes dans le sérum. De cette

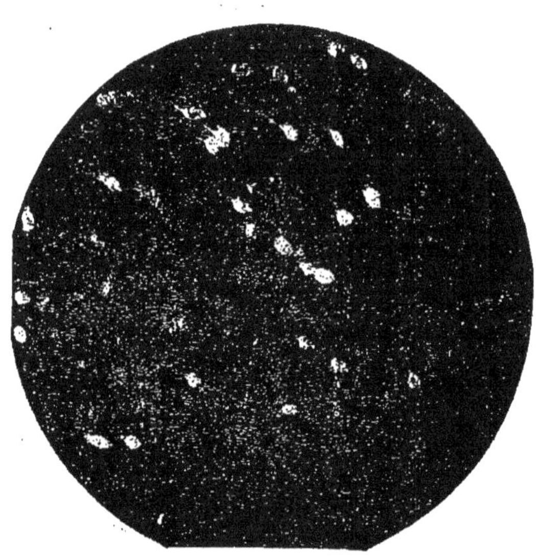

Fig. 15.

façon, on s'explique bien pourquoi il faut des quantités si faibles d'un colloïde positif pour provoquer une rupture d'équilibre (l'exemple de fer colloïdal en est témoin), et relativement, de très fortes quantités d'un colloïde négatif (recherches de Foa et Aggazzotti), pour obtenir le même résultat.

Mais les colloïdes introduits dans le sang peuvent exercer également une action sur les éléments figurés. Cette action peut être directe ou indirecte ; elle est de nature à nous expliquer les phénomènes vitaux les plus importants, savoir : l'agglutination, la lyse et la sensibilisation. L'action directe du colloïde, composé, ne l'oublions pas, des micelles et du liquide intermicellaire, introduits dans l'organisme, se développe suivant les propriétés des micelles, dont la charge électrique constitue le point capital, et suivant les propriétés physico-chimiques du liquide intermicellaire, et notamment la viscosité et la tension superficielle. Ce sont donc ces trois facteurs qu'on doit prendre en considération lorsqu'on envisage l'action des colloïdes sur les éléments figurés du sang.

La non-isotonicité toute seule ne doit plus être ce fantôme qui effrayait tant les biologistes d'il y a quelque temps : d'autres facteurs, ceux de la stabilité colloïdale, étudiés précédemment, interviennent et à titre prépondérant. Donc, en général, les colloïdes employés étant des hydrosols, il n'y a pas lieu de s'inquiéter en introduisant dans la circulation de faibles quantités d'eau distillée, même sans isotonicité : les modifications du milieu humoral seront minimes. Il en est autrement si on doit introduire des colloïdes en quantité considérable ; alors il ne faut s'écarter ni de l'isotonicité, ni des propriétés physico-chimiques du sérum humain, savoir : de sa viscosité, de sa tension superficielle et aussi de sa conductivité. Nous avons établi ces constantes, dont voici les moyennes :

Densité à 15°C	Viscosité	Tension superficielle en dynes par cm.	Conductivité électrique
1.0270	2,0	68,0	110×10^{-6}

Les thérapeutes et les expérimentateurs, qui étudient l'action curative des colloïdes et qui veulent se mettre à l'abri des critiques et des erreurs, provenant d'actions secondaires, et surtout obtenir des résultats comparatifs, ne doivent pas oublier ces constantes. En plus, de cette façon seulement, ils peuvent éviter les phénomènes de choc par contact qu'on a observés, en se contentant de l'isotonicité des liquides injectés dans le sang.

En effet, WIDAL avec ses collaborateurs, l'ont démontré avec de solutions isotoniques de chlorure de sodium et de bicarbonate de soude. Nous avons observé des phénomènes de choc, consécutifs à l'introduction d'un sérum dont la composition chimique était celle du sang, dont la viscosité était celle du sérum, et dont la différence au point de vue physique était caractérisée par une diminution de la tension superficielle de 8 dynes par centimètre carré. Ces expériences démontrent qu'un écart même très faible est capable de provoquer des accidents redoutables.

Nous avons cherché à examiner les causes de ce choc colloïdal, sa nature et à préciser le sens des troubles provoqués par l'introduction des différentes substances dans l'organisme. Les mesures des propriétés physiques de ces substances nous ont donné à ce sujet une indication utile. Voici nos chiffres :

Nos	SUBSTANCES	DENSITÉ	TENSION SUPERFICIELLE	VISCOSITÉ
1	Eau distillée	1,0000	73,00	1,000
2	Bicarbonate de soude à 17,5 p. 1000. .	1,0064	73,21	0,857
3	Chlorure de sodium à 8 p. 1000. . .	1,0015	73,10	0,888
4	Argent Colloïdal stabilisé.	1,0018	73,80	1,234
5	Hydroxyde de fer non-stabilisé. . . .	1,0000	73,25	1,000
6	Oléate de soude à p. 100	1,0009	28,30	—
7	Peptone Chapotot à 5 p. 100. . . .	1,0144	56,34	1,028
8	Arséno-benzène à 1 p. 100.	1,0113	73,82	0,752

Nᵒˢ	SUBSTANCES	DENSITÉ	TENSION SUPERFICIELLE	VISCOSITÉ
9	Neoarséno-benzène à 1 p. 100.	1,0094	73,68	0,871
10	Atoxyl à 1 p. 100	1,0095	73,09	0,714
11	Sérum de la murène à 27°C.	1,0192	45,18	—
12	— de l'anguille à 20°C.	1,0270	57,30	—
13	— de cheval à 20°C.	1,0288	66,43	1,825
14	— de l'homme à 20°C.	1,0276	67,81	2,076

A l'examen de ce tableau, trois groupes de substances capables de produire le choc peuvent être envisagés : le premier groupe est celui des substances, qui par augmentation de la tension superficielle ou par la diminution de la viscosité, peuvent faciliter la floculation micellaire ; le second groupe est celui des substances qui agissent par leurs charges électriques (hydroxyde de fer colloïdal). Quant aux substances du troisième groupe, leur action se traduit par une diminution très grande de la tension superficielle ; elles doivent agir surtout sur les éléments figurés et produire une hémolyse intense. Toutefois, dans ce dernier cas, le fait de la floculation micellaire, que nous avons constaté dans le choc par injection du sérum de la murène, nous force d'admettre que les facteurs tels que la charge électrique ou d'autres, encore inconnus, interviennent ici et à titre prépondérant. Néanmoins, grâce à cette étude méthodique des propriétés physico-chimiques de ces substances, il nous est permis de faire un très grand pas en avant dans la connaissance du mécanisme de la production de phénomènes du choc.

En résumé, la réaction entre le colloïde étranger, introduit dans le sang, et le milieu humoral, lors de l'injection première, ne peut pas être une réaction chimique, car on peut provoquer le choc avec des substances chimiquement les plus différentes, mais physiquement analogues.

Examinons à présent les relations qui unissent le choc colloïdal et le choc anaphylactique. Les choses ne se passent pas ainsi dans le choc anaphylactique, où une période d'incubation, de labilisation est nécessaire.

Les colloïdes étrangers, introduits dans l'organisme sont désintégrés, scindés en leurs composants, perdent leur nature colloïdale et s'éliminent, ou bien forment des complexes avec d'autres colloïdes ou avec les électrolytes du sérum. Ces complexes peuvent être dispersibles ou indispersibles ; les complexes dispersibles restent et s'éliminent ; les complexes indispersibles doivent produire des symptômes morbides, immédiats ou non, et, suivant leur localisation, plus ou moins graves, généraux ou locaux ; enfin, l'organisme, s'il est vainqueur, doit les désintégrer et de nouveau les éliminer. Mais, d'une façon ou de l'autre, ce sont toujours des réactions rapides. Si elles se manifestent après un certain temps c'est que d'autres phénomènes entrent en jeu et notamment les phénomènes cellulaires. Ici alors le facteur, temps, trouve sa place et explique d'une façon satisfaisante la durée de l'incubation. On voit toute l'importance que cette étude des réactions colloïdales acquiert pour la connaissance du problème de l'anaphylaxie. Il sera donc beaucoup plus facile de comprendre les phénomènes anaphylactiques si on admettait qu'ils se passent non exclusivement dans les humeurs, mais aussi, dans leur première phase, dans les cellules du sang. Alors des facteurs nouveaux viendraient y intervenir : diffusion et osmose, gonflement, etc.

Plusieurs hypothèses peuvent venir à l'esprit :

Supposons que les éléments figurés du sang subissent, à la suite de cette injection préparante, la présence d'une charge électrique nouvelle ; alors l'intensité et même le sens de l'osmose électrique pourrait être changé, suivant toutes les lois bien étudiées par HELMHOLTZ, PERRIN, etc., et la composition des cellules sera modifiée. Bien plus, la modification des forces capillaires influencera la diffusion, en augmentant ou en diminuant le diamètre des pores de la membrane ; cela résulte des travaux de BATELLI et STEFANINI et RUSSO. Ce dernier a bien décrit l'épaississement de la membrane dans certaines solutions minérales et son amincissement dans les autres avec le passage de grains protoplasmatiques. Ou bien, à la suite de l'introduction d'un colloïde étranger, la modification, apportée dans le milieu humoral influencera de telle façon la membrane cellulaire, que celle-ci deviendra soit perméable pour le contenu cellulaire, normalement imperméable, soit, au contraire tout à fait imperméable. Le contenu va alors, ou bien diffuser dans le milieu humoral, ou bien ne pourra plus établir l'équilibre osmotique des deux côtés de la membrane. Un exemple de ces modifications de diffusion transmembraneuse vient d'être apporté par le travail de RADSMA ; cet auteur a remarqué que les globules rouges suspendues dans un liquide isotonique de glucose à 4,15 pour 100, s'agglutinent et il faut, pour les mettre en suspension, ajouter des traces infimes de Na Cl (0,08 cm³ à 9 p. 100 pour 10 cm³ de la solution de glucose).

De toutes manières, la composition du liquide intercellulaire va subir des modifications. Quel sera le sens de ces modifications ?

En dehors d'une faible possibilité d'adaptation à des circonstances nouvelles, conformément aux lois naturelles d'évolution, nous savons que la cellule vivante lutte contre tous les changements apportés dans son milieu. Prenons un exemple saisissant de cette réaction, qui nous est offerte par la maladie bleue, quand l'organisme, luttant contre l'asphyxie, augmente sans cesse le nombre de ses globules rouges. Mais il ne manque pas dans la pathologie de réactions paradoxales : rappelons cette réaction d'hypersensibilité locale à la morphine chez des morphinomanes avérés ; ou bien l'action paradoxale exercée par de petites hémorragies, anémiant l'organisme davantage qu'une grande hémorragie unique et quantitativement équivalente ; de sorte, qu'une injection nouvelle, lorsque tout le cycle de modifications mentionnées est accompli, se trouve en présence, soit de colloïdes à charge électro-opposées, soit en face de changements des propriétés physiques du milieu humoral, grâce à l'intervention d'autres facteurs capillaires, tels que la tension superficielle, la viscosité, la pression osmotique. Bref, le complexe colloïdal du sang se trouve, en fin de compte, labilisé et l'infime quantité d'un colloïde approprié, trouvant le milieu modifié, y provoque une rupture d'équilibre — la floculation.

L'anaphylaxie serait donc un phénomène cellulaire et appelons-la le *choc cellulaire*.

Il serait produit par des colloïdes à l'état de sol, ayant un degré de dispersion donné et d'un signe électrique déterminé.

Au contraire, tous les chocs par injections premières, même des substances qui sont capables de produire le choc anaphylactique, à des doses infiniment plus petites, seraient des réactions inter-humorales, régies par les lois de la stabilité des colloïdes ou des cellules — elles constitueraient le *choc humoral*.

Il serait produit par toutes les substances qui, en raison de la quantité injectée, provoquent un changement dans la stabilité colloïdale dans le sens soit d'une floculation micellaire, soit d'une lyse de cellules. Une place à part sera occupée par les chocs consécutifs à l'introduction dans la circulation de suspensions fines, organisées ou non organisées ; ils formeront le *choc thromboplastique*. Il serait produit par les « collobiases », microbes tués ou vivants qui amèneront une coagulation vasculaire du sang.

Et tous ces chocs seront groupés sous les désignations de *choc par contact* — ou de *choc colloïdal* — indiquant, nettement leur caractère et leur mécanisme physique.

Cela constitue une explication physique et, croyons-nous, expérimentale du phénomène de la « lyse », de l' « agglutination » et de la « sensibilisation », ou, plus justement, de la « labilisation » en particulier. Cette labilisation peut s'effectuer sous l'influence de causes en apparence minimes, car, ne l'oublions pas, le sang est un complexe colloïdal excessivement labile et les variations les plus légères anormales, telles la température ou la présence de substances peuvent le rompre. Les exemples de ces perturbations d'équilibre sont fournis par la pathologie. Le travail de WIDAL sur la rupture d'équilibre colloïdal, comme cause de l'hémoglobinurie paroxystique *a frigore*, est le premier qui ouvre la brèche dans les conceptions anciennes des phénomènes morbides. LANDOUZY, BILLARD, SEGALE et beaucoup d'autres attribuent à la même cause les maladies diathésiques, dyscrasiques, l'asthme, le choléra, la grippe, l'éclampsie, etc... Le coup de soleil n'offre-t-il pas des analogies avec l'hémoglobinurie paroxystique *a frigore* au point de vue de l'importance des variations de la température car n'oublions pas que l'équilibre colloïdal du sang est établi à 37° C et non à des températures plus basses ou plus élevées. La gangrène sèche dans le diabète, l'ictère hémolytique, l'urémie ne peuvent-ils pas s'expliquer, tout au moins en partie, par la présence de substances que la chimie découvre et qui troublent l'équilibre des colloïdes du sang ou des éléments figurés ; elles provoquent la mort des tissus par la défectuosité de la perméabilité des membranes cellulaires (gangrène sèche), soit par leur dissolution (sels et pigments biliaires dans l'ictère hémolytique). Mais toutes ces questions pathologiques méritent d'être étudiées à part.

CHAPITRE IV

LES COLLOIDES EN PATHOLOGIE

Etant donné l'importance qu'on a voulu donner aux phénomènes de choc par contact dans la pathologie, nous examinerons, tout d'abord, cette question, en appliquant à son étude les résultats acquis par la science colloïdale.

1. Etats pathologiques produits par le choc par contact. — Un nombre considérable d'états morbides a été rattaché aux phénomènes de choc par contact. Parmi ces états les uns sont consécutifs à l'injection première, pratiquée dans un but thérapeutique, des sérums curatifs, des colloïdes organiques ou anorganiques, tels que les extraits d'organes, les solutions isotoniques de sels, les arsénobenzènes, bref, de toute substance, qui en raison de ses propriétés physiques produit une labilisation de l'équilibre micellaire ou une lyse de cellules du sang. C'est le choc humoral. Une autre catégorie des syndromes morbides ne s'observe que chez les sujets dont l'état d'équilibre micellaire ou cellulaire a été préalablement labilisé par une injection première des colloïdes — c'est le choc cellulaire.

De nombreux auteurs ont cru pouvoir assimiler à ces chocs des maladie différentes et, peu à peu, toute la pathologie humaine semblerait être le reflet de l'état anaphylactique.

Le premier travail à ce sujet a été fait par A. Robin, en 1904. Ce clinicien est arrivé à la conclusion que la broncho-pneumonie est analogue dans ses manifestations chimiques et sérologiques aux phénomènes déclanchés par les injections des colloïdes ; puis, en 1905, Pirquet et Schick ouvrent la marche en assimilant à l'anaphylaxie la maladie du sérum, la varicelle, la rougeole, la variole, la scarlatine, la diphtérie et la coqueluche. A la même époque, Bail considère la réaction à la tuberculine comme l'expression d'un état d'hypersensibilité, tout comme Finger et Landsteiner en 1906, Beurmann et Gougerot en 1907 admettent la même hypothèse pour la réaction à la luetine et à la leproïne. De même Rosenau et Anderson et Wolff-Zeisner supposent que les accidents d'éclampsie sont d'ordre anaphylactique. En

1908, Hutinel souligne une analogie entre l'anaphylaxie et l'intolérance du lait chez les nourrissons ; et, peu à peu, toutes les idiosyncrasies alimentaires produites par les œufs, la viande, les crustacés, les fraises, les champignons, que Lesné et Dreyfuss, puis Pagniez et Vallery-Radot ont bien groupé et décrit, sont rangés dans la même catégorie. Besche en 1909 remarque les analogies symptomatologiques entre le choc anaphylactique et les accès de dyspnée paroxystique *sine materia*, observation qui a reçu tout récemment une base expérimentale par les travaux de Lhermitte. Vers cette époque, Billard, Landouzy et Linossier en France et avec eux Wolff-Eisner, en Allemagne, attribuent les accidents d'asthme aux phénomènes du choc, ainsi que toutes les maladies diathésiques. Il en est de même pour l'urticaire, particulièrement bien étudiée par Bruck, Bloch et Martini et pour les sporotrichoses. Chauffard, puis Graetz y ont assimilé les accidents consécutifs à la jonction ou à la rupture du kyste hydatique ; Beurmann et Gougerot, les mycoses, Segale, en Italie, le choléra, et Friedberger, en Allemagne, toutes les maladies infectieuses, parmi lesquelles la fièvre typhoïde a été déjà en 1909 traitée par Wolff-Eisner, comme un phénomène anaphylactique. En 1913, Widal donne une étude approfondie de l'hémoglobinurie paroxystique *à frigore*, et considère cette maladie comme maladie-type due au choc anaphylactique. Le même auteur élargit cette conception sur l'urticaire ; Proszynski, en 1916, arrive à la conclusion que l'ictère hémolytique n'est qu'une expression d'état anaphylactique. La même opinion est émise par Abrami en ce qui concerne le paludisme ; par Whipple et Cooke au sujet de l'occlusion intestinale ; par Ségale pour la grippe. Quénu, la même année, publie une série de travaux sur la nature du choc traumatique en le considérant comme un véritable choc anaphylactique ; l'opinion de cet auteur est ensuite partagée et élargie par Delbet. De la suite de ses travaux, Danysz avance que toutes les maladies chroniques sont l'expression de l'anaphylaxie. Et tout récemment Souques et Moreau, Pagniez et Lieutaud signalent la nature anaphylactique de la maladie de Renaud, des crises du mal comitial et de la migraine.

Ajoutons à cette longue liste des états morbides, attachés à l'anaphylaxie, les accidents dits « d'idiosyncrasies médicamenteuses» produits par l'aspirine, l'antipirine, l'oxyquinotéïne, la quinine, la cubèbe, le copahu, l'ipéca (« asthme des pharmaciens »), l'iode, l'iodoforme, l'arsenic, les iodures, les bromures, l'oxycyanure de mercure, la ricine, la p-phénylendiamine (« asthme des peintres »). De nombreux auteurs les ont nettement différenciés des accidents d'intoxications, observés également avec ces médicaments, mais qui se caractérisent par l'apparition de symptômes distincts et presque spécifiques, tels que les stomatites (mercure), le pemphigus, l'acné (iode et iodures), les éruptions caractéristiques (antipyrine, les kératoses, etc.).

Bref, on voit par là, que toute la pathologie humaine ne sera dorénavant que la manifestation des phénomènes de choc. Il est vrai que dans l'assimilation de ces états pathologiques aux phénomènes du choc par contact, les auteurs se sont contentés tantôt uniquement de la symptomatologie, tantôt de la constatation d'une des modifications de la formule cellulaire du sang, en simplifiant encore le tableau d'ensemble des troubles qu'on observe dans ces cas. Il est évident que dans ces conditions l'identité est facile mais incorrecte.

Et si on parcourt les résultats fournis par la clinique et par l'expérimentation dans les nombreux états pathologiques qu'on a voulu expliquer par les phénomènes du choc par contact, il nous apparaît clairement que seulement un petit nombre d'entre eux est passible de cette explication ; que dans la majorité des cas les auteurs se sont contentés d'analogies symptomatologiques, en négligeant d'appliquer le critérium expérimental du choc par contact, constitué par les modifications d'équilibre colloïdal qui les accompagnent. Néanmoins, l'analyse de ces modifications ainsi que la connaissance des propriétés physiques des substances colloïdales nous ont conduit à différencier provisoirement, pour un peu de clarté, ces chocs et à les grouper en chocs humoraux, cellulaires et thrombo plastiques. Cette différenciation n'est nullement rigoureuse : ce n'est qu'un schéma provisoire que l'étude des modifications physiques des humeurs, dans les différents états morbides et des propriétés physiques de colloïdes, qui les provoquent, modifiera dans un sens ou dans l'autre.

Etudions maintenant d'autres états pathologiques où l'application de la chimie colloïdale a également donné des résultats intéressants.

Une véritable brèche dans les anciennes conceptions étiologiques a été faite par les remarquables travaux de M. Fischer sur la pathogénie des oedèmes, puis sur les causes intimes des néphrites.

2. Etats pathologiques par modification du gonflement des tissus. — L'explication des oedèmes, aujourd'hui encore en faveur dans les milieux médicaux, peu au courant du mouvement scientifique, est basée sur la gène apportée par les modifications des vaisseaux à la circulation veineuse, déterminant une différence entre la pression artérielle et la pression veineuse ; il en résulte à la longue, une diminution de la résistance vasculaire et une augmentation de leur perméabilité. Il est possible que ces facteurs jouent leur rôle dans la production des oedèmes ; mais les travaux récents de Martin Fischer, que nous avons relatés dans le chapitre précédent apportent sur ce point des considérations importantes à connaître ; il s'agit du gonflement des tuniques vasculaires et des tissus en général, que les modifications chimiques ou physiques peuvent influencer profondément. Voici une expérience de cet auteur : faisons une ligature autour d'une des extrémités inférieures de la grenouille et plongeons-la dans l'eau ; nous verrons que l'extrémité ligaturée gonfle dans des proportions très accentuées ; conservons l'animal dans l'air sec et cette extrémité se desséchera, mais gonflera de nouveau lorsque, après l'avoir sectionnée, nous la plongerons dans l'eau. Il s'agit donc non seulement des modifications de la pression vasculaire ou de la perméabilité tissulaire, mais surtout et avant tout des modifications du pouvoir gonflant de ces tissus.

Pour M. FISCHER tout résulte des variations de la quantité d'acide présent dans les tissus ; cette augmentation produite, entre autres, par la diminution des processus oxydatifs de l'organisme, provoque un plus grand gonflement des tissus. Ces processus oxydatifs sont diminués dans les anémies, dans les maladies du système circulatoire, dans la cachexie, etc., et aussi après l'introduction de certains poisons, tels que la morphine, la strychine, la cocaïne, l'arsenic et autres. Les constatations physiologiques sont d'accord avec la clinique et nous connaissons bien les oedèmes dans les empoisonnements par l'arsenic, ainsi que la diminution de la secrétion urinaire après les injections de la morphine, de l'éther et du chloroforme. M. FISCHER a vérifié ces données sur un oedème expérimental — le glaucome des yeux du bœuf — et a pu produire ou supprimer, à volonté, cette maladie ; au laboratoire il a obtenu des oedèmes locaux par l'instillation des gouttelettes d'acide formique dans les plaques de gélatine, rappelant les piqûres des insectes.

Sans nous attarder sur cette théorie qui a soulevé une discussion très vive, nous devons souligner tout d'abord, que la formation des acides dans l'organisme oedématié ne peut pas être décélée par nos réactifs chimiques habituels — par exemple au moyen des indicateurs ; les ions acides dans l'organisme sont, en effet, tout de suite absorbés ; bien plus, il est hors de doute que non seulement les ions $H+$ mais encore la partie non dissociée des acides jouent un rôle important dans le gonflement des colloïdes ; c'est le cas de bien d'autres processus biologiques, ainsi que nous avons constaté dans nos travaux. Un argument, souvent utilisé contre les conceptions originales nouvelles, est celui de la non-équivalence des expériences *in-vitro* avec les réactions *in-vivo* ; juste en soi-même, cet argument concerne en réalité toute l'expérimentation biologique et beaucoup des données classiques devraient alors être supprimées ; nous examinons en effet sur un cœur en dehors de l'organisme les propriétés physiologiques d'une substance ; sur le nerf isolé nous établissons les lois de la fonction nerveuse et nous appliquons les résultats ainsi obtenus à un organisme vivant. Cela ne veut pas dire que la théorie de M. FISCHER doit être aujourd'hui reconnue exacte ; certains faits signalés par Hoeber, Kurt Ziegler, etc., s'opposent à la généralisation et à l'exclusivité du rôle du gonflement dans la production des oedèmes. Cette théorie reste néanmoins une des plus intéressantes applications des lois colloïdales à la médecine ; et déjà les résultats thérapeutiques insoupçonnés obtenus par des moyens très simples, ont été recueillis. Nous les signalerons dans le chapitre suivant.

3. **Etats pathologiques par troubles du pouvoir filtrant**. — L'application des données sur les colloïdes a conduit à une orientation nouvelle de la pathologie de la sécrétion urinaire. Pour Bechhold, la fonction rénale consiste en trois opérations ; ultrafiltration dans les glomérules, secrétion dans les tubes contournés et concentration dans les canalicules secrétoires.

L'augmentation de l'acidité conduit à l'albuminurie, d'après Martin Fischer, car l'acide forme des complexes avec les matières protéiques ayant probablement un moindre degré de dispersion. Cette augmentation d'acidité se rapporte à son tour à des causes que nous avons énumérées plus haut, à propos de la production des oedèmes. Les applications thérapeutiques qui en découlent et qui sont diamétralement opposées à la thérapeutique courante achlorurée et antiaqueuse, ont donné une preuve de plus à l'appui des conceptions de Fischer. En France, non seulement cette thérapeutique n'a pas été appliquée, mais les travaux de M. Fischer y sont totalement inconnus. En poursuivant ses recherches avec A. Sykes, l'auteur américain a démontré que les substances hygroscopiques, telles que la glycérine, l'alcool, l'acétone et les sucres injectées dans le sang produisent une diurèse manifeste ; on sait d'autre part que ces substances provoquent la rétraction des colloïdes en état de gels.

Voilà encore une coïncidence entre le diabète et ces manifestations, voici l'explication de la sensation de la soif, de la polyurie, etc.

4. **Troubles de la perméabilité**. — Le problème de l'inflammation a reçu par le travail de W. Ostwald une impulsion nouvelle. Cet auteur attribue aux modifications de la perméabilité des membranes tissulaires un rôle important. Il apporte à l'appui de cette hypothèse des résultats expérimentaux concernant l'ordre de l'apparition des substances albuminoïdes dans la serosité et qui correspond bien à leur degré de dispersion micellaire et à leur viscosité.

5. **Modifications du degré de la dispersion des biocolloïdes**. — Les travaux de Bechhold tendent à prouver que la goutte provient de la formation d'un urate monosodique à l'état de dispersion colloïdale telle, que le rein est incapable de l'éliminer ; les travaux de H. Schade, Wo. Pauli le font de même pour la formation des calculs biliaires, des cal-

culs uriques, etc. La thérapeutique de ces états doit s'inspirer du fait que toutes ces substances sont plus dispersées en présence des solutions des corps protéïques que de l'eau.

Une théorie colloïdale du processus d'ossification, proposée par Wo. Pauli et Samiec, basée sur le degré de dispersion des sels calcaires en présence des albumines et appuyée sur les expériences de Pfaundler, Munk, Liésegang, etc., permet d'expliquer selon Bechhold le rachitisme, l'ostéomalacie, etc...

Pour finir, mentionnons que l'étiologie du goître exophtalmique a été l'objet d'une hypothèse colloïdale tentée par Bircher.

6. Etats morbides par trouble d'équilibre colloïdal des humeurs. — Dans un autre ordre d'idées, nous avons entrepris des recherches sur le rôle des colloïdes dans les manifestations pathologiques. Partant de la constatation que la syphilis s'accompagne de l'augmentation de la tension superficielle du sérum, par rapport au sérum normal, et de l'inversion de la charge électrique des « globulines », nous nous sommes demandés si certaines manifestations morbides ne sont pas produites par des modifications de l'équilibre colloïdal des humeurs.

Dans les maladies infectieuses, les microbes, tout en étant la cause primaire, envahissante, agiraient par les modifications de cet équilibre physicochimique des humeurs, grâce à leurs produits de sécrétion ; dans d'autres cas, sans qu'un parasite quelconque soit nécessaire, ces troubles d'équilibre peuvent être provoqués par des substances, provenant soit de l'extérieur, soit de la sécrétion des différentes glandes dans des conditions anormales.

Autrement dit, nous nous sommes proposé d'aborder l'étude des causes d'action des microbes, sans se contenter des mots et des termes comme toxines, anitoxines, lysines, etc.

Et, en effet, en dehors de la syphilis, nous avons constaté avec Roffo que le cancer expérimental de la souris et du rat blanc s'accompagne d'une diminution très marquée de la tension superficielle du sérum, allant jusqu'à 5-6 dynes ; mais, par contre, il n'y a aucun changement de la charge électrique des « globulines ». Plus tard, avec P. Fornara, nous avons vérifié le cas dans le cancer humain, toujours avec les mêmes résultats.

En poursuivant nos études, nous avons vu que dans plusieurs cas de la tuberculose ouverte avec cavernes, la tension superficielle du sérum est nettement augmentée.

Dans ces recherches, nous nous sommes contenté d'étudier, pour le moment, les modifications de la tension superficielle, sans aborder ni la viscosité, ni la concentration ionique, ni l'indice réfractométrique, ni l'examen ultramicroscopique, ni la pression osmotique, etc..., et il est évident que seul l'ensemble de ces caractères peut donner des indications nettes au sujet des modifications d'équilibre colloïdal des humeurs.

Toutefois, il est compréhensible que ces résultats préliminaires ne sont que de simples tentatives, tentatives d'autant plus intéressantes qu'elles permettent d'expliquer un certain nombre de faits connus, concernant les états pathologiques en question.

Ainsi, rien que pour le cancer, la diminution de la tension superficielle est en accord avec l'augmentation parfois notable des lécithines dans l'organisme atteint ; pour la tuberculose on s'explique les résultats thérapeutiques favorables obtenus par des injections d'oléate de soude, des sels biliaires, des lécithines, toutes ces substances diminuant la tension superficielle. Cette dernière constatation est de nature à faire supposer que l'augmentation de la tension superficielle dans la tuberculose est produite par la cause envàhissante que l'organisme ne peut pas combattre et qu'il faut enrayer. Il se peut que dans d'autres cas ce soit au contraire une modification provoquée par la réaction de défense· de l'organisme et qu'il faut alors soutenir.

Tout cela est trop récent pour avoir un poids scientifique important ; néanmoins, tous ces faits demandent à être repris, vérifiés et élargis... car il s'agit des fléaux menaçant l'humanité.

7. Etats pathologiques par modifications de la viscosité sanguine. — L'importance de la viscosité du sang dans la circulation saute aux yeux de tout physicien. Et pourtant, peu de chercheurs se sont occupés de cette question, en y apportant des précisions physiques élémentaires. Le fait que la viscosité du sang peut être modifiée sous l'influence de quantités très faibles de substances introduites dans le système circulatoire est prouvé par les deux expériences suivantes :

SCHEITLIN a constaté que l'injection de la gélatine à raison de $0,15 °/°$ de la quantité totale du sang augmente la viscosité de $15 °/°$; l'arécoline, en injection sous-cutanée de $0,1$ cm³ augmente la viscosité de $36 °/°$. BECHHOLD a attiré l'attention sur la possibilité d'expliquer l'augmentation de la viscosité sanguine par le gonflement des hématies sous l'influence des ions $H+$; cette réflexion, soumise au contrôle expérimental, peut complètement modifier notre thérapeutique des troubles respiratoires, jusqu'aujourd'hui aveugle ou symptomatique.

L'analyse des propriétés des colloïdes nous conduit ainsi à l'explication des phénomènes morbides les plus importants qui, jusqu'aujourd'hui, n'ont été expliqués qu'avec des mots, termes et périphrases.

CHAPITRE V

LES COLLOIDES EN THÉRAPEUTIQUE

A l'heure actuelle la thérapeutique colloïdale, ayant une certaine base expérimentale, est celle des phénomènes de choc. Nous nous occuperons donc d'elle tout d'abord ; surtout étant donnée l'extension de ces phénomènes dans la pathologie humaine.

1. Thérapeutique des états de choc. — Nous avons dit que l'acte final du choc cellulaire semble être caractérisée par une floculation micellaire, dont la thérapeutique de ce choc doit être anti-floculante, stabilisante. La chimie physique nous apprend que cette stabilisation s'obtient par la diminution de la tension superficielle, par l'augmentation de la viscosité, par la modification de la charge électrique et de la vitesse de réaction.

Dans le choc humoral nous pouvons avoir affaire soit à la floculation, soit à une lyse des éléments cellulaires, la thérapeutique doit donc être antifloculante ou antilytique. On connaît un assez grand nombre de substances qui s'opposent à une lyse ; les unes augmentent la tension superficielle, les autres la viscosité ou la pression osmotique. Pour le moment il est impossible d'expliquer le mécanisme de leur action, car une base expérimentale fait défaut.

Dans le choc thromboplastique nous observons la coagulation intravasculaire du sang, la thérapeutique devrait donc être anticoagulante.

Les résultats thérapeutiques obtenus jusqu'aujourd'hui autorisent-ils cette différentiation, donnent-ils raison à la conception physique des chocs ?

Examinons ces résultats.

Dans le choc cellulaire le mieux étudié, la réponse est affirmative. Nous avons démontré avec nos collaborateurs qu'un nombre considérable de substances les plus différentes au point de vue chimique, mais ayant toutes la propriété de diminuer fortement la tension superficielle (savons, sels biliaires, saponines, anesthésiques, hypnotiques, etc.) ou bien d'augmenter la viscosité (sucres, glycérines, carbonates et bicarbonates alcalins, eaux minérales, etc.) suppriment le choc cellulaire.

Nos résultats ont été confirmés quantitativement par Sicard, en ce qui concerne le carbonate de soude, par Arloing pour les bicarbonates de soude. Ce dernier a retrouvé la même augmentation de la viscosité du sérum que nous avons constaté. De plus, quelques résultats encourageants ont été obtenus avec les vasodilatateurs. Cette façon de suppression est purement mécanique : en élargissant les lumières des vaisseaux sanguins on facilite à l'organisme la lutte contre l'obstruction des capillaires. Nous avons signalé cette action au Congrès de Physiologie à Paris (1920) à propos de nitrite d'amyle et, en compulsant les travaux sur les substances dont l'action antianaphylactique a été bien établie, telles que le lactate de calcium, l'adrenaline ou l'atropine, nous avons trouvé que ces substances ont des propriétés vasodilatatrices très accentuées.

En ce qui concerne le choc humoral, consécutif à l'injection des substances, qui par leurs propriétés provoquent une floculation micellaire, la thérapeutique est la même. Elle a donné déjà des résultats que nous signalerons plus loin. Quant à la thérapeutique du choc humoral qui résulte de l'introduction dans l'économie de substances provoquant une lyse des éléments figurés, la différenciation que nous proposons est toute récente et les expérimentateurs n'ont pas pu l'appliquer. Nous avons cherché à enrayer les accidents du choc, produit par les savons, par l'injection préalable de solution hypertonique et en même temps hypervisqueuse de glucose à 30 p. 100, et nous avons obtenu des résultats positifs. Par contre, une seule injection préalable d'une solution hypertonique de phosphate de soude à 5 p. 100 n'a pas toujours été suivie de suppressions totales du choc peptonique. Il est vrai que nous ne connaissons pas actuellement de susbtances qui peuvent augmenter la tension superficielle de liquides, dans les mêmes proportions que certaines autres l'abaissent.

Quant au choc thromboplastique, une thérapeutique appropriée n'a pas été tentée. Néanmoins on est en droit de lui rapprocher les résultats positifs, obtenus dans les différentes septicémies, avec des injections du sérum glucosé ou gélatinisé, qui en raison de doses massives qu'on injecte, agissent par augmentation de la viscosité. Il en est de même en ce qui concerne les résultats très encourageants obtenus par différents auteurs (Proust, Delanay et autres), par l'emploi de solutions de gommes arabiques, préconisées en 1917 par Bayliss. Ainsi tous les faits à notre actuelle connaissance ont trouvé une explication logique dans notre conception physique des chocs.

En revenant au choc humoral, les résultats cliniques de la suppression du choc par floculation sont déjà très appréciables. C'est Lhermitte, puis Sicard qui ont eu l'idée d'appliquer à la clinique cette thérapeutique physique, dont nous avons dessiné les grandes lignes dès

1917. Sicard l'a appliquée, après avoir vérifié nos expériences sur les cobayes, dans la suppression du choc par injection des arséno-benzènes. Ses résultats ont été confirmés par Ravaut et par Widal. De notre côté, nous avons entrepris une série d'expériences cliniques sur la suppression des chocs provoqués par les arséno-benzènes, et par différentes susbstances, diminuant la tension superficielle, ou augmentant la viscosité. Nous avons signalé qu'une injection préalable d'huile camphrée permet d'enrayer tous les symptômes du choc, dans l'administration des arséno-benzènes. On obtient le même résultat, lorsqu'on additionne la solution injectable de quelques gouttes d'éther ou lorsqu'on dissout la substance dans le sérum glucosé à 30 p. 100.

Lhermitte a appliqué cette thérapeutique pour la suppression de crises de dyspnée toxique *sine materia* et a obtenu des résultats tout à fait probants. Le mode opératoire employé par cet auteur conduit à augmenter la viscosité humorale par le sérum glucosé à 30 p. 100.

Bayliss a depuis 1917 préconisé d'enrayer les accidents du choc traumatique par des injections des solutions de gélatine à 6 p. 100 ou de gommes arabiques à 7 p. 100 dans NaCl à 9 p. 100. Cet auteur ne se croyait pas autorisé à conclure que ces substances agissent par augmentation de la viscosité, ce qui est indéniable, mais plutôt par augmentation de la pression osmotique du sang, augmentation rendue possible par l'imperméabilité de la tunique vasculaire pour les colloïdes, dont la perméabilité pour les sels ne permet d'obtenir que d'une façon passagère. La question, sans être tranchée, présente néanmoins une coïncidence remarquable avec les résultats aujourd'hui déterminés et prouvés, obtenus par l'emploi de substances augmentant la viscosité sans augmenter la pression osmotique, tels les sucres, les carbonates et les bicarbonates alcalins ; pourtant ces substances, transfusant la tunique vasculaire, ne peuvent augmenter la pression osmotique que d'une façon passagère. Cette augmentation de la viscosité par la gélatine, les sucres et les gommes, a donné des résultats remarquables (Cawell, Burkitt et Nairobi) dans la toxémie traumatique, les chocs traumatiques, asphyxie des nouveaux-nés, malaria, choléra, états anémiques, etc.

En résumé, le domaine des applications thérapeutiques qui découlent de notre conception des phénomènes du choc est déjà appréciable, mais la plupart des cliniciens et des praticiens ont une appréhension compréhensible pour les nouvelles orientations, surtout lorsque leur action physiologique est incertaine. C'est pourquoi il nous a paru utile de chercher parmi les substances, journellement employées en thérapeutique, celles qui, en raison de leurs propriétés physiques, peuvent être employées dans cette thérapeutique nouvelle. Ces substances doivent être antifloculantes ou antilytiques ou anticoagulantes. Dans le premier groupe se trouvent les substances qui, soit diminuent la tension superficielle, soit augmentent la viscosité. En voici quelques-unes dont l'emploi ne fait courir aucun risque au praticien :

N^{os}	SUBSTANCES	DENSITÉ	TENSION SUPERFICIELLE	VISCOSITÉ
1	Alcool.	0,837	24,98	—
2	Éther à 10 p. 100.	0,992	44,45	—
3	Chloral à 10 p. 100	1,048	55,36	—
4	Urethane à 5 p. 100.	1,045	60,00	—
5	Oléate de soude à 1 p. 100.	1,000	28,30	—
6	Peptone Chapotot à 5 p. 100.	1,014	56,24	—
7	Huile d'olives.	—	36,72	—
8	— camphrée à 10 p. 100.	—	26,42	—
9	Benzoate de Na à 10 p 100.	1,035	59,40	—
10	Glucose à 30 p. 100.	1,101	—	2,85
11	Glycérine à 50 p. 100.	1,132	—	5,39
12	Gomme arabique à 7 p 100.	1,021	—	1,90
13	Gélatine à 6 p. 100.	1,019	—	2,40
14	Carbonate de Na à 17,5 p. 100.	1,037	—	0,90
15	Bicarbonate de Na à 17,5 p. 100.	1,016	—	0,86

Parmi les substances antilytiques, la mieux étudiée est certainement la cholestérine. Son pouvoir antilytique a été vérifié par différents auteurs et tout spécialement dans l'hémolyse par les lécithines, que cette substance supprime en grande partie. Les alcalis, les sels de calcium, le citrate de soude, les différents sels minéraux, en concentrations fortes, sont également doués de cette propriété. Le mode d'action de toutes ces substances n'est pas encore éclairci, des recherches nouvelles sont nécessaires pour mettre la question au point.

La même ignorance du mécanisme règne à propos de l'action anticoagulante de certaines substances. Mais cette thérapeutique anticoagulante semble avoir raison du choc thromboplastique. Parmi les substances qui retardent la coagulation sanguine, citons : les albumines, la peptone, la bile, le carbonate de soude, l'hirudine, les extraits d'écrevisses, l'alcool, l'acide citrique, les savons, les sucres, les gommes, les glycérines, les alcalis, dont l'ammoniaque à de très faibles doses. En résumé, parmi les substances que nous venons d'énumérer, un bon nombre est d'un usage courant dans la pratique médicale, certaines constituent non seulement des médicaments inoffensifs, mais d'une utilité prouvée et approuvée. Cette considération doit faciliter l'introduction dans la vie médicale de cette thérapeutique nouvelle, expérimentale et physique ; les résultats obtenus permettront un jour de la juger.

2. **Colloïdo-thérapie**. — En dehors de la thérapeutique des phénomè-

nes de choc, il existe la thérapeutique dite colloïdale, qui utilise les substances surtout anorganiques à l'état colloïdal ; on peut dire qu'elle est
la seule aujourd'hui connue.

Cette colloïdothérapie a-t-elle une base expérimentale ? Quelle peut
être l'action des colloïdes ? Voilà les deux questions que nous allons
examiner.

Les actions curatives des colloïdes ont été étudiées dans des conditions non identiques d'expérimentation : tantôt avec des colloïdes, préparés soit par la voie chimique, soit par la voie électrique ou par la dispersion mécanique ; tantôt avec des colloïdes stabilisés ou non, sans isotonicité et sans stérilisation. Et, en réalité, seules les expériences de
ROBIN effectuées avec des colloïdes non stabilisés et non isotonisés, peu
nombreuses, hélas ! peuvent constituer le point de départ d'une thérapeutique expérimentale des colloïdes. Ces recherches ont amené l'auteur
à supposer que les colloïdes étudiés ont eu les mêmes propriétés thérapeutiques malgré leurs différences chimiques ; que leurs propriétés
curatives sont manifestes dans certaines maladies (pneumonie, diphtérie), nulles dans d'autres (tétanos, cancer, tuberculose). Les conclusions de cet auteur n'ont pas été suivies par le monde des savants. Mais
plus récemment encore, BOUSQUET et ROGER, RICHAUD ont soutenu la
même thèse ; NOLF est également de cet avis. Néanmoins, en général, le
monde médical est fermement attaché à la conception de spécificité chimique des colloïdes. LAUMONNIER suppose que chaque colloïde « agit suivant sa nature particulière, tout en manifestant les propriétés liées à
l'état colloïdal ; ces dernières, à la vérité, sont fort précieuses, mais elles
ne sont plus les seules dont on ait à tenir compte... l'état colloïdal... est...
un surcroît thérapeutique utile ». Et comme argument ultime, l'auteur
apporte le raisonnement suivant : « Si tous jouissaient des mêmes propriétés, il serait parfaitement oiseux de chercher à en augmenter le
nombre ». Pourtant plus loin, il se contredit formellement, en disant que
par la thérapeutique colloïdale « le médecin recherche surtout... la production de ces grandes réactions diaphylactiques rapides » ou quand il
conseille « en présence d'une infection aiguë... d'utiliser le colloïde
qu'on a sous la main, quel qu'il soit ».

Il nous semble, après ce que nous avons dit sur les propriétés physiques et physiologiques des colloïdes, qu'il est superflu d'insister à ce
sujet ; qu'il est clair que les colloïdes, en tant que colloïdes, ne peuvent
avoir de spécificité chimique. Et si on nous objecte que dans le liquide
intermicellaire il y a toujours la présence d'un corps en état d'ions qui
peuvent déployer des actions curatives spécifiques, la réponse s'impose
alors, que ce ne sont pas ces actions qu'on cherche, en introduisant un
colloïde dans l'organisme.

Cette question de spécificité chimique des colloïdes fournit l'explication de leur emploi sous les formes les plus différentes, en dehors des injections intravasculaires : potions, pommades, pulvérisations, collyres, etc...

Mais il n'est pas-douteux que l'argent colloïdal, par exemple, introduit dans l'estomac, est presque aussitôt floculé par les nombreux électrolytes qu'il y rencontre. Les colloïdes sont floculés également, lorsqu'on les introduit sous la peau ; Foa et Aggazzotti ont constaté les grains de précipité de fer, de mercure, d'argent, après les injections hypodermiques de colloïdes. Laumonnier cite également la formation des « argyromes » qui s'enkystent sans se résorber. Et les résultats de Henri et Gompel, constatant qu'après différents modes d'introduction on trouve quand même le métal dans le sang par une méthode analytique sensible d'Urbain, ne prouvent point que le métal s'y trouve à l'état colloïdal, et c'est là le point capital.

Bien entendu si, à la suite d'une injection hypodermique ou intramusculaire, on pouvait démontrer la formation des complexes colloïdaux dispersibles, qui agiraient en tant que colloïdes après avoir pénétré dans le sang, l'emploi des colloïdes sous cette forme pourrait être justifié. Mais ce n'est pas le cas jusqu'aujourd'hui.

Ainsi, on peut faire agir sur l'organisme un colloïde donné rien que par ses propriétés spéciales, colloïdales, par sa spécificité physique et non chimique et pas autrement qu'en l'introduisant directement dans le système circulatoire ; ou bien, on a en vue l'action spécifique chimique du métal dispersé ; alors il est nul besoin de recourir aux préparations colloïdales ; les formes salines, bien étudiées dans leur posologie et dans leurs effets curatifs, sont amplement suffisantes.

Etant donné que la plupart des métaux colloïdaux utilisés sont identiques au point de vue physique, par leur charge électrique négative, l'identité des résultats obtenus avec tous les colloïdes dans tous les cas pathologiques s'explique aisément.

Il y a pourtant un colloïde qu'on a employé et qui est de signe positif : c'est l'hyroxyde de fer colloïdal. Nous avons cherché à expliquer le phénomène, et voici ce que nous avons constaté.

En stabilisant ce colloïde positif, nous assistons à une décharge électrique, à la formation d'un complexe, visible à l'œil nu, par la modification nette de la couleur et par l'inversion de sa charge électrique. Voilà, il nous semble, l'explication d'innocuité d'hydroxyde de fer, qui a été constatée par Foa et Aggazzotti.

Ces recherches ont une conclusion pratique très importante ; les colloïdes électropositifs ne doivent pas être stabilisés avec les stabilisants colloïdaux négatifs, si on cherche l'effet thérapeutique.

Voici pourquoi nous sommes du même avis que Robin, Bousquet, Roger, Richard et Nolf, que tous les colloïdes employés agissent de la même façon, car tous sont électronégatifs et tous sont dispersés dans un milieu analogue sinon identique.

En résumé, la thérapeutique colloïdale, il faut l'avouer, n'a pas d'indications ni contre-indications pour le moment. Du reste, cela ne change rien à l'état de choses actuelles, le traitement par les colloïdes est purement spéculatif, empirique. Il faut souligner, en effet, qu'aucune recherche expérimentale sur les modifications physiques des humeurs, modifications qui accompagnent les phénomènes pathologiques, n'a été entreprise. Nous connaissons même pas vaguement les propriétés physiques des humeurs à l'état normal. Et pourtant, si on veut avoir une thérapeutique expérimentale des colloïdes, il faut avant tout connaître les modifications physico-chimiques, ayant lieu dans l'organisme, pendant les différentes manifestations morbides. Ces résultats seuls peuvent faciliter le diagnostic et, surtout, donner des indications formelles et précises pour l'emploi des colloïdes. De cette façon seulement, l'art de guérir s'enrichira d'une arme nouvelle et puissante : la thérapeutique entrera dans une voie nouvelle.

3. **Thérapeutique par le choc**. — Un effet thérapeutique insoupçonné a été signalé par les recherches de NOLF, puis de WIDAL et de ses élèves, qui ont montré que le bouleversement subit provoqué dans l'équilibre physico-chimique des constituants du plasma sanguin par les injections des colloïdes hétérogènes était susceptible d'être exploité utilement dans un but thérapeutique, en provoquant une sorte de crise anticipée des maladies. Il s'agissait donc d'une thérapeutique des maladies par le choc.

Et l'administration par la voie intraveineuse de l'auto-sérum du malade (WIDAL), de la peptone (NOLF), etc., avait permis d'obtenir, dans certains cas, des guérisons d'une rapidité impressionnante, notamment dans la fièvre typhoïde.

Il est hors de doute que la façon d'agir de ces substances est la même ; et il est oiseux de donner la préférence en tant que colloïdes à une injection de lait ou de caséine, plutôt qu'à la peptone, ou aux sérums et aux vaccins ; il est ridicule d'introduire des médicaments dont la seule raison d'être semble résider dans l'intérêt matériel qu'y trouvent leurs promoteurs ! Il est probable que dans ces cas, il s'agit de la production d'un choc avant la lettre, au moment voulu, alors que l'organisme est encore assez résistant pour bien le supporter. Mais, ne l'oublions pas, il faut, auparavant, être fixé sur deux points, à savoir : dans quelles maladies ce choc se produit effectivement et à quel moment, à quel degré, la crise artificielle, anticipée, doit être provoquée ? Or, dans le chapitre précédent, nous avons vu que l'incertitude complète règne encore au sujet de la première question, et d'autre part, nous ne sommes pas maîtres absolus de la crise que nous voulons produire ; et c'est pourquoi il ne faut nullement préconiser l'emploi de cette méthode thérapeutique à l'état actuel de nos connaissances.

4. **Thérapeutique des états pathologiques par les troubles du gonflement et du degré de dispersion.** — Si on prend en considération, la conception de M. FISCHER, sur l'étiologie des œdèmes, la thérapeutique de ce syndrome doit s'inspirer, ainsi que celle des néphrites, des connaissances colloïdales. Etant donné que les sels neutres suppriment le gonflement par les acides, ils doivent produire ici un effet salutaire.

Il en est de même pour la goutte, dont la conception colloïdale a conduit PECHHOLD à l'application du radium pour empêcher l'urate monosodique, accumulé par l'organisme, de passer à l'état d'une dispersion moléculaire. Effectivement, dans les deux cas précités, cette thérapeutique, quoique étant juste l'opposée de celle qui est aujourd'hui en faveur, a enregistré des succès impressionnants. Dans les taies de la cornée, considérées comme produites par la floculation des albumines, G. THOMAS a pu améliorer sensiblement la vision par une thérapeutique antifloculante. Ces recherches ont eu comme point de départ les expériences élégantes de BOTTAZZI.

Dans d'autres cas où les colloïdes ont été invoqués à l'appui d'étiologie des états pathologiques, une thérapeutique correspondante n'a pas été tentée.

5. **Thérapeutique par rétablissement de l'équilibre micellaire.** — — Pour terminer, mentionnons qu'il y a encore une thérapeutique colloïdale récemment ébauchée. Nous avons souligné la présence des modifications physicochimiques dans certains états morbides, tels que la syphilis, la tuberculose, les états anémiques et le cancer ; on a remarqué, d'autre part, que certaines maladies s'accompagnent de l'augmentation de la viscosité ou de l'accélération de la coagulation sanguine. Avant d'instituer une thérapeutique appropriée, il faut déterminer s'il s'agit des modifications primaires ou bien des réactions secondaires de défense de l'organisme ? En d'autres termes, faut-il les soutenir ou bien les combattre ? Il y a là une voie pour une thérapeutique expérimentale de nature à donner des résultats importants.

DEUXIÈME PARTIE

STATIQUE COLLOIDALE

CHAPITRE PREMIER

PRATIQUE PRÉPARATOIRE

Avant d'aborder l'étude de la pratique colloïdale, il nous paraît nécessaire d'exposer les deux opérations primordiales qui souvent sont à peine effleurées dans les ouvrages pratiques de chimie physique. Et pourtant, la connaissance approfondie de ces deux opérations — la préparation de l'eau pure et optiquement vide et la détermination exacte de la densité d'un liquide — aurait permis dans beaucoup de cas d'interpréter bien différemment les résultats expérimentaux.

En effet, combien de fois on ne réussit pas la préparation de l'or colloïdal rouge-pourpre d'après la méthode de Zsigmondy, parce que l'eau employée n'est pas suffisamment pure ; combien de fois on découvre des micelles en mouvement dans les solutions optiquement vides, parce que l'eau employée ne l'était point.

D'autre part, la densité du liquide figure dans de nombreuses formules, celles de la viscosité, de la tension superficielle, etc... ; il est donc très important de la déterminer bien exactement.

Nous tâcherons donc d'exposer complètement ces deux opérations

1. Préparation de l'eau pure. — L'eau distillée ordinaire, recueillie dans un vase clos en verre d'Iéna ou en verre vert vieux possède une conductivité électrique $K = 8,0$ à 15.0×10^{-6}. La pureté d'une telle eau est absolument insuffisante pour réussir certaines préparations de colloïdes ; elle est même impropre à servir à la purification des colloïdes par dialyse ou à des recherches, concernant les influences des agents chimiques sur les processus fermentatifs. On améliore bien l'eau distillée ordinaire en la soumettant à la congélation et en séparant la glace formée du liquide qui reste. On peut se servir pour les recherches sur les ferments d'une eau rédistillée dans le vide à la température de 45°C environ. Voici l'appareil employé pour cette distillation au laboratoire de G. BERTRAND (fig. 16).

L'eau obtenue de cette façon a une conductivité d'environ $K = 2.0$ à 3.0×10^{-6} si on a eu soin de rejeter les premières portions du distillat et de faire l'opération sans transvaser.

Avec cette eau, la préparation de l'or colloïdal ne réussit point.

Pour la purifier davantage, il y a le choix entre deux procédés :

Soit de la faire bouillir pendant quelque temps (30 à 60') avec des copeaux ou des granules d'étain chimiquement pur,

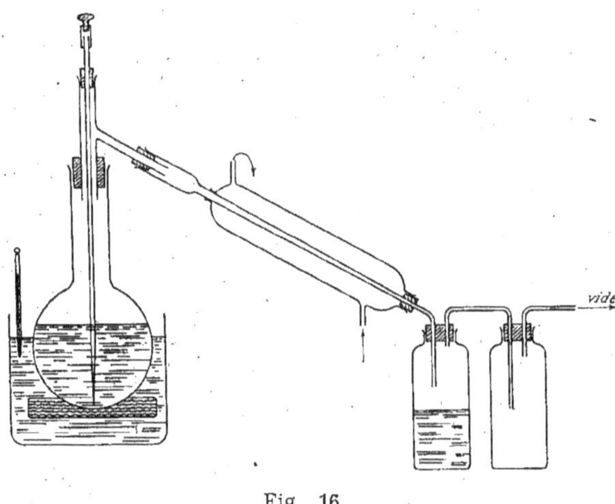

Fig. 16.

ou, bien mieux, de la redistiller encore une fois dans un appareil, muni d'un réfrigérant en étain pur.

Un tel réfrigérant donne des résultats peut-être meilleurs, tout en coûtant infiniment moins cher qu'un réfrigérant en argent.

Mais au lieu de répéter deux fois cette opération, il suffit, lorsqu'on possède un réfrigérant en étain, d'y redistiller tout simplement l'eau distillée ordinaire.

Un appareil qui réunit les avantages d'un réfrigérant en étain et d'une distillation dans le vide est notre dialyseur analytique que nous décrivons dans le chapitre de la dialyse.

L'eau obtenue par ce procédé peut avoir la conductivité électrique $K = 1.0 \times 10^{-6}$, lorsqu'on la recueille directement dans un récipient en verre d'Iéna à l'abri de l'air.

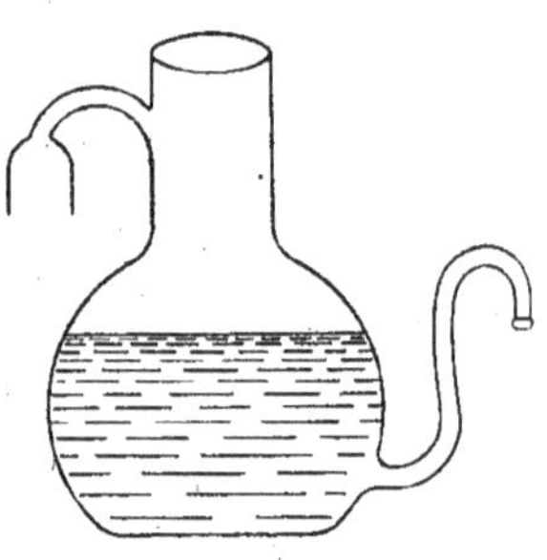

Fig. 17.

L'eau la plus pure qu'on puisse obtenir par les moyens actuellement connus possède la conductivité 0.4×10^{-7}. Mais elle ne reste pas indéfiniment propre : il faut savoir la conserver.

Par exemple, l'eau distillée dans notre appareil, ayant eu la conductivité $K = 0,9 \times 10^{-6}$, et abandonnée dans un verre conique en verre d'Iéna, aura une conductivité $K = 1,7 \times 10^{-6}$ six heures après.

Il faut donc conserver l'eau de conductivité dans des vases clos, en verre pauvre en sels, en verre d'Iéna, en verre vert de Touraine, ou en verre « Pyrex » ; des flacons en verre d'Iéna d'une forme spéciale, très commodes, sont en vente dans le commerce (fig. 17), au besoin on peut se servir de récipients bien nettoyés et paraffinés.

2. **Préparation de l'eau optiquement vide.** — L'eau obtenue par ce mode préparatoire n'est pas toujours optiquement vide, c'est-à-dire qu'elle présente à l'examen ultra-microscopique des micelles en mouvement.

Le seul moyen d'avoir d'une façon absolument certaine une eau optiquement vide est celui de l'ultrafiltration. L'eau perdra par cette opération sa pureté — sa conductivité augmentera sensiblement, mais elle se présentera à l'ultra-microscope — dépourvue de petits points lumineux en mouvement.

Pour toutes les opérations nécessitant l'emploi d'une eau pure, il faut employer des récipients convenablement nettoyés. Voici le moyen de les avoir très propres. On se sert de l'appareil suivant dont le dessin explique le fonctionnement (fig. 18).

Plusieurs opérations effectuées dans les mêmes récipients leur enlèvent la majeure partie des sels solubles. Les récipients ainsi purifiés doivent être bouchés avec des bouchons en liège entourés d'étains en feuilles minces.

Lorsqu'on transvase l'eau de conductivité, il faut toujours rejeter les premières portions salies par les poussières du bord des récipients.

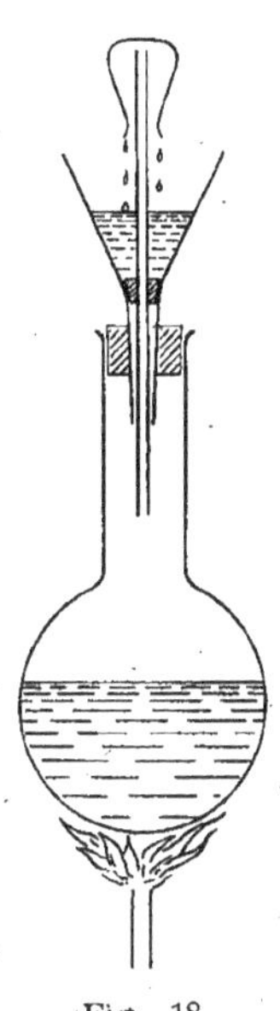

Fig. 18.

3. **Détermination de la densité des liquides.** — Les moyens de déterminer la densité des liquides ne manquent pas ; le procédé de choix est celui du flacon, mais les modèles courants présentent plusieurs inconvénients.

Lorsque, après avoir rempli le flacon, on y adapte le bouchon, le liquide monte dans le tube et remplit plus ou moins complètement l'entonnoir qui le surmonte. Il faut alors débarrasser complètement de liquide les parois externes du flacon et les parois internes au-dessus du trait de repère. La forme ordinaire de l'entonnoir, renflée à la base et étranglée au sommet, en rend le nettoiement et surtout la dessication peu commode ; le papier filtre, employé dans ce but, ne peut pas toujours atteindre les gouttes de liquide qui sont parfois à la partie supérieure de l'entonnoir et on n'est pas toujours sûr que celui-ci soit parfaitement sec. De plus les déterminations de la densité de certains liquides volatiles ne sont pas exactes, si on n'a pas soin d'opérer rapidement ; enfin les changements de température nécessitent des corrections.

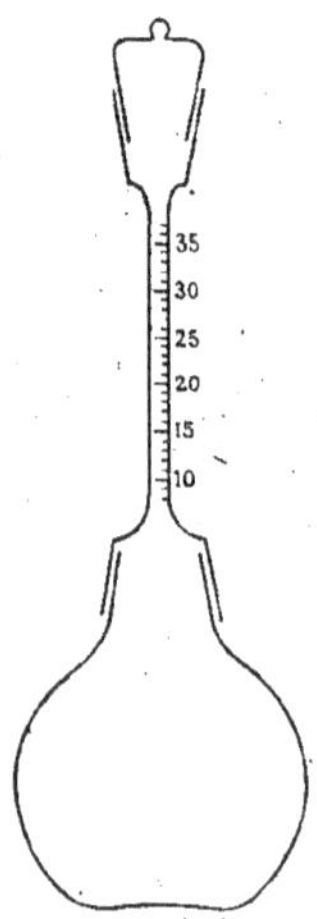

Pour obvier à ces inconvénients nous avons modifié les picnomètres de la façon suivante* :

La forme d'entonnoir adoptée est celle d'un tronc de cône légèrement évasé vers le haut, analogue à celle du goulot du flacon lui-même ; cette forme est très commode et permet l'accès facile de toute la paroi interne de l'entonnoir. Pour maintenir cet entonnoir à l'abri des poussières et pour éviter l'évaporation, on y adapte un bouchon rodé ; de cette façon, l'entonnoir se trouve très bien protégé.

Pour éviter de déterminer pour chaque température la densité de l'eau, l'effilement capillaire porte des divisions, dont le volume correspond au volume de l'eau aux températures correspondantes, de 10 à 25° (fig. 19).

Fig. 19.

Une forme très commode et très simple de picnomètre a été proposée par Spengler et modifiée par Ostwald (fig. 20). On remplit cette petite boule de dimension voulue, par l'orifice b, jusqu'au trait a ; on pèse ensuite.

Il faut toutefois remarquer qu'avec ce modèle, les volumes des liquides ne sont pas identiques lorsqu'on opère à des températures différentes.

Pour obvier à cette difficulté, Goske a construit un appareil plus compliqué que le nôtre et qui, une fois calibré, permet d'opérer avec des volumes correspondants à la température donnée.

Il se compose d'une boule dont la capacité peut varier de 5 à 50 cm³. Cette boule est plate sur un côté de façon à pouvoir être placée commodément et dans une position

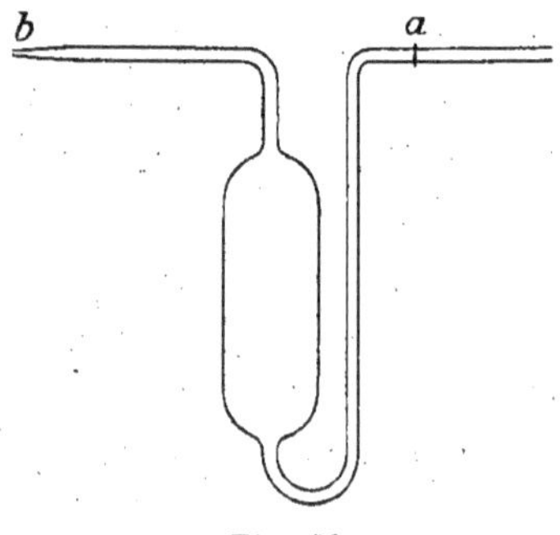

Fig. 20.

stable sur une balance. Un robinet se trouve disposé à la partie inférieure de la boule ; sur son tube capillaire d'écoulement est rodé un petit capuchon en verre. La partie supérieure de la boule est surmontée d'un tube de 3 à 4 millimètres de diamètre, portant une graduation en millimètres ; ce tube est évasé à son extrémité et porte un bouchon en verre.

---

* Cogit et Cie, Constructeurs. Paris.

Latéralement la boule porte une tubulure dans laquelle est rodé un thermomètre

Cette disposition a pour résultats que : 1° la densité peut être déterminée pour toutes les températures ; 2° toute production de bulles d'air est évitée pendant le remplissage de l'appareil ; 3° l'élimination du trop-plein de liquide par la partie supérieure, comme cela est nécessaire dans les picnomètres actuels, est ici évitée ; 4° une densité est déterminée dans un minimum de temps.

Pour le réglage du picnomètre, on remplit celui-ci avec de l'eau à 15° jusqu'à la division la plus basse du tube gradué, ce qui s'opère, en aspirant par le tube supérieur, après avoir ouvert le robinet et plongé l'extrémité inférieure du picnomètre dans un verre de Bohème qui contient de l'eau.

L'appareil étant ainsi rempli, on le plonge dans un bain d'eau à 15° et on laisse chauffer lentement celle-ci ; l'eau contenue dans le picnomètre s'élève lentement dans le tube gradué et on note la position de celle-ci de degré en degré ; de cette manière, on détermine la dilatation du liquide pour une augmentation de température de 1 degré. Celle-ci est ainsi déterminée une fois pour toutes et pour chaque appareil examiné.

La densité d'un liquide quelconque est déterminée de la même manière qu'il vient d'être dit pour le réglage : le liquide dont la température est prise au préalable est versé dans un récipient quelconque et aspiré dans l'instrument jusqu'à la division du tube gradué qui correspond à la température du liquide ; on ferme le robinet, puis on pèse l'appareil.

Pour déterminer la densité des liquides au moyen d'un picnomètre on procède de la manière suivante : on pèse d'abord le picnomètre vide, puis rempli d'eau et finalement du liquide à étudier ; soit P, P^1 et P^2 les poids correspondants ; la densité s'obtient alors, abstraction faite des corrections nécessaires, par la formule.

$$D = \frac{P^1 - P}{P^2 - P}$$

Mais cette formule n'est qu'approchée ; pour obtenir une valeur plus exacte de la densité D, il faut y apporter des corrections. Tout d'abord, il faut rapporter tous les poids à ceux que les substances examinées auraient dans le vide, car D présente le rapport de deux poids vrais et non-apparents. Si l'opération a été effectuée à une température t°, la densité D de l'eau se trouve dans des tables spéciales ; il faut, pour obtenir la densité D du liquide examiné par rapport à l'eau à 4°C, multiplier par D la densité apparente obtenue par la formule précédente.

Lorsqu'on envisage ces corrections, on voit que la détermination de la densité n'est pas une chose très simple.

Dans les cas où il s'agit d'une densité approximative on peut se contenter de la déterminer avec une série de densimètres, de préférence à tiges plates ; il faut veiller à la propreté méticuleuse de ces densimètres, noter soigneusement la température à laquelle la densité a été prise et assurer la position verticale du vase. Mais, il faut le souligner, la densité ainsi obtenue n'est que fortement approximative.

Hammerschlag a introduit dans la pratique médicale une méthode simple, quoique prenant beaucoup de temps. Elle est fondée sur le principe suivant : un corps qui flotte dans un liquide possède la densité de ce liquide. Voici comment on opère :

Dans une éprouvette de 10 cm³ remplie d'un mélange de chloroforme et de benzène, ayant environ la densité $d = 1.050$, on laisse tomber une goutte de sang, recueillie par une piqûre au doigt. Cette goutte tombe au fond ou bien reste sur la surface ; dans le premier cas, on ajoute, goutte à goutte, du chloroforme ; dans le second, du benzène et on agite prudemment l'éprouvette pour obtenir le moment où la goutte sanguine reste au milieu du mélange. A ce moment on filtre et on établit par une méthode précise sa densité qui est la même que celle du sang examiné.

Plusieurs remarques doivent être faites au sujet de cette méthode. Tout d'abord il faut veiller à ce que le mélange soit fait d'une façon bien homogène lorsqu'on ajoute goutte à goutte un liquide à l'autre ; puis, en agitant l'éprouvette, il faut veiller à ce que la goutte ne se divise pas en deux et pour cela il faut qu'elle ne soit pas trop volumineuse ; enfin, lorsque la goutte sanguine flotte sur la surface, il est avantageux d'ajouter une quantité plus forte de benzène pour la faire tomber et puis d'augmenter la densité par le chloroforme.

Plus sensible et aussi plus rapide est la méthode par la balance aérométrique, mais elle nécessite une assez grande quantité de liquide (fig. 21).

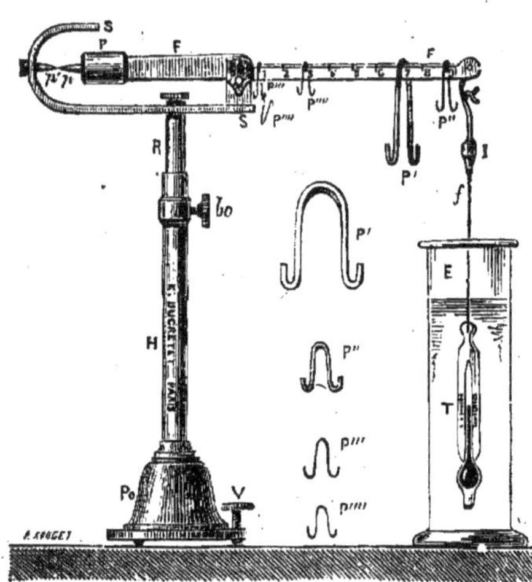

Fig. 21.

La masse compensatrice et les cavaliers (5-0,5-0,05) ont des poids exacts ; l'équilibreur en verre qui peut être d'un volume de 2 cm³ est étalonné par un plongeur dans de l'eau à 15° C. ; il faut donc faire toutes les mesures à 15° C.

L'effort de chaque cavalier est le produit de son poids exact, multiplié par le dixième du nombre marqué à l'encoche où il est placé ; par exemple : un cavalier de 0,5 gr., placé à l'encoche 8 aura un effort de 0 gr. 40.

Cette balance doit être en équilibre avec le plateau P supportant l'équilibreur non-immergé. On règle au moyen du contre-poids C dont on bloque les deux écrous l'un contre l'autre aussitôt l'équilibre établi.

Voici comment on détermine la densité des liquides :

Liquides plus denses que l'eau. — La masse compensatrice étant représentative du poids de 5 gr. d'eau à 15° déplacés par l'équilibreur de 5 c.c., elle correspond à une densité 1. *On la placera sur le plateau P.* On immerge ensuite l'équilibreur dans le liquide, la poussée fait basculer le fléau, et l'équilibre est rétabli par les cavaliers. Dans ce cas les encoches représentent les chiffres pris en valeur absolue et dans l'ordre décimal.

CAVALIER	DIVISION DU FLÉAU	LECTURE
5	6	0.6
0.5	8	- 0.08
0 05	3	0.003

Densité : 1 + 0.683 = 1 683

Liquides moins denses que l'eau. — *On enlève la masse compensatrice* et l'on immerge l'équilibreur. On rétablit l'équilibre avec les cavaliers.

Dans l'exemple précédent la densité devient D : 0 + 0.683 = 0,683.

CHAPITRE II

DIFFUSION

Lorsqu'on met en contact deux liquides micibles, ils se pénètrent — diffusent l'un dans l'autre ; la diffusion est terminée lorsque le mélange est devenu parfaitement homogène. Ces liquides peuvent être tout-à-fait différents (eau et alcool) ou bien l'un peut être un solvant pur et l'autre une solution d'une substance quelconque dans ce solvant ; c'est le cas le plus intéressant et le plus important.

La diffusion a été étudiée déjà par GRAHAM ; il a remarqué que l'ensemble des corps peut être divisé en deux groupes — celui des corps diffusant rapidement, et celui des corps peu diffusibles ; ce dernier groupe est représenté par les colloïdes. Ainsi la diffusion nous permet d'établir, si un corps est molléculairement ou micellairement dispersé.

1. **Diffusion des cristalloïdes.** — La diffusion des cristalloïdes a été méticuleusement étudiée ; résumons les principaux résultats de ces études.

Le coefficient de diffusion K, représente la quantité (en poids) de la substance dissoute qui passe pendant l'unité de temps à travers l'unité d'aire d'une couche liquide d'épaisseur verticale 1, les concentrations aux limites de cette couche diffèrent d'une unité. Ce coefficient de diffusion dépend de la composition chimique de la substance et de son état physique ; la concentration de la substance croissant, K augmente pour quelques solutions et diminue pour d'autres. (SCHUHMEISTER et SCHEFFER). La vitesse de la diffusion est proportionnelle à la résistance électrique de la solution (GRIFFITH) ; elle paraît être inversement proportionnelle au frottement intérieur des liquides (THOVERT) ; elle croit avec la température (DE HEEN).

2. **Diffusion des colloïdes.** — La diffusion des colloïdes n'a pas été si bien étudiée. La lenteur extrême de cette diffusion complique énormément l'expérimentation : il faut éviter toute contamination, il s'agit des liquides biologiques, et toute secousse pendant la durée des expériences.

Mais les recherches nombreuses de HERZOG, DABROWSKI, SCHEFFER ARRHENIUS, etc., ont démontré tout d'abord qu'à propos de la diffusion, tout comme à propos d'autres propriétés, la ligne de démarcation entre les non-colloïdes et les colloïdes n'est pas bien nette et que des substances intermédiaires comblent le passage entre ces deux états. Voici les coefficients de diffusion de quelques substances :

Acide nitrique (VOIGTLANDER) à 20° C.......... 2.10
Na Cl   («)   («) 1.04
Mg Cl2   («)   («)   ....:..... 0.77
Urée (SCHEFFER), 7,5° C...................... 0.81
Mannite («)   10° C...................... 0.38
Or colloïdal (SVEDBERG) 11,7° C................ 0.27
Ovalbumiune (Herzog) à 18° C.................. 0.059
Ovomucoïde   «   « 0.044

Les recherches de LINDER et PICTON, ont démontré que le coefficient de diffusion change avec le degré de dispersion. Voici les chiffres concernant le sulfure d'arsenic colloïdal :

As² S³   Dispersion grossière α   particules visibles au microscope — pas de diffusion.

«   «   «   β   particules invisibles au microscope — pas de diffusion.

γ   particules invisibles au microscope — diffusion ; retenues par une bougie de porcelaine.

«   «   «   δ   particules invisibles au microscope — diffusion assez rapide ; filtration à travers la bougie.

Ces résultats ont été confirmés par SVEDBERG sur l'or colloïdal.

Aussi on peut dire que la vitesse de diffusion est inversement proportionnelle à la grandeur des micelles.

SMOLUCHOWSKI et EINSTEIN ont établi une formule pour le mécanisme du mouvement brownien. Elle est, aujourd'hui, expérimentalement confirmée. Cette formule permet aussi de trouver une équation pour le coefficient de diffusion.

$$K = \frac{R.\ T.}{N} \frac{1}{6\,\pi.\ r.\ \eta}\,uo$$

R est une constante pour le gaz.

T est la température absolue.

N — nombre de micelles dans une molécule gramme de la substance dispersée.

r — rayon d'une particule.

η — la viscosité du milieu.

En considérant la dispersion, la viscosité, la température, etc., comme des constantes, on obtient entre deux coefficients de diffusion de deux substances dispersées, les rapports suivants.

$$\frac{K^1}{K^2} = \frac{r^2}{r^1}$$; cette équation se trouve corroborée par les relations établies par OHOLM entre le coefficient de diffusion et le poids moléculaire des non-électrolytes en solutions étendues :

$$K = \sqrt{m} = \text{const.}, \text{ où } m = \text{poids moléculaire.}$$

Ainsi les lois de SMOLUCHOWSKI et d'OHOLM permettent de calculer les rayons des particules, ou les poids moléculaires. Après avoir été contrôlées par d'autres méthodes, ces lois ont été expérimentalement confirmées, HERZOG et SVEDBERG ont déterminé d'après les formules d'EINSTEIN ou de SMOLUCHOWSKI la grandeur des micelles d'or colloïdal et ont obtenu les chiffres de 0,94 $\mu\mu$ à 2,16 $\mu\mu$; les déterminations antérieures de ZSIGMONDY ont donné la valeur de 1 à 4 $\mu\mu$; l'accord est, pour ainsi dire, parfait.

Il nous reste à signaler l'action des différentes substances sur la vitesse de diffusion des colloïdes. Cette influence se traduit toujours par une action, soit favorisante, soit résistante.

REGECZY a observé que la diffusion de l'albumine est nettement retardée lorsqu'on y ajoute auparavant un peu de Na Cl à l'état solide. LINDER et PICTON ont également constaté un ralentissement de la diffusion du sulfure d'arsenic colloïdal en présence de chlorure d'ammonium. Une action favorisante a été signalée déjà par GRAHAM, au sujet de l'albumine d'œuf qui diffuse beaucoup plus rapidement lorsqu'on le neutralise avec l'acide acétique ; LINDER et PICTON ont démontré l'action favorisante du tartre stibié sur la diffusion du sulfure d'arsenic colloïdal.

L'explication de ces phénomènes serait, aujourd'hui, encore prématurée.

Nous ne savons rien sur l'influence de la température ou de la concentration sur la diffusion des colloïdes.

3. Technique de la diffusion. — Nous pouvons à présent décrire les méthodes qui servent à déterminer le coefficient de diffusion. Ces méthodes se laissent diviser en deux : celles qui concernent la diffusion entre les liquides et celles qui s'occupent de la diffusoin entre les liquides et les substances gélatineuses ou poreuses. Les travaux anciens de GRAHAM, VOIGTLANDER HUEFNER, semblent avoir démontré que la diffusion des cristalloïdes s'opère aussi rapidement dans l'eau que dans les substances gélatineuses. Cela a constitué le point de départ de toute une série de méthodes qui, pour éviter l'influence des chocs et des secousses, préconisent la séparation des deux liquides par des membranes d'hy-

drophane (Huefner), de papier filtré ou de papier parchemein (Svedberg), etc., ou tout simplement par le remplacement d'un des liquides
par une substance gélatineuse (gélose, gélatine, etc...) Il est évident,
d'après ce que nous savons aujourd'hui sur l'action réciproque des colloïdes et des non-colloïdes, que des réactions secondaires d'absorption,
de gonflement, d'hydrolyse, etc., peuvent avoir lieu en présence d'une
membrane véritable et qu'elles peuvent troubler la marche du phénomène de diffusion. Les recherches expérimentales de Bechhold, Wurt,
Meyer, Hholm, Stoffel, etc., ont confirmé ces considérations théoriques.

De plus, les expériences
de Herzog et Traube dé-
montrent que la diffusion
des matières colorantes
s'effectuent environ 2 à 10
fois plus rapidement dans
l'eau que dans la gélatine
à 5 °/°.

Néanmoins, en ayant
présent à l'esprit toutes
les observations précédentes et en prenant les précautions nécessaires, on

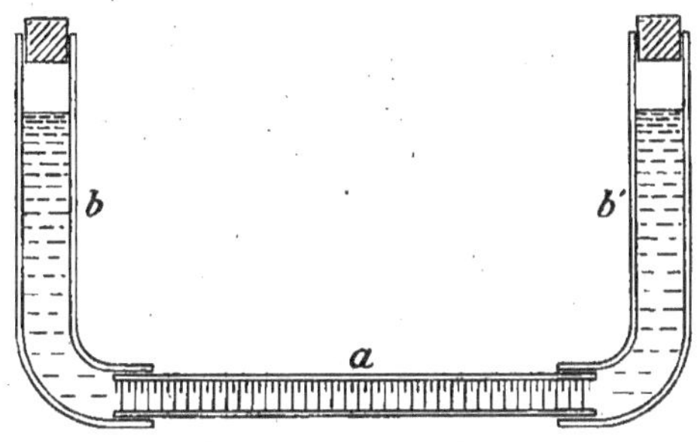

Fig. 22.

peut tirer de la diffusion dans une substance gélatineuse des avantages
précieux ; l'influence des secousses est ici, pour ainsi dire, écartée, et,
d'autre part, on peut varier à l'infini la porosité de ces membranes (voir
les chapitres d'ultrafiltration et de dialyse).

Voici comment on peut procéder :

Stoffel emploie un dispositif commode qui écarte l'action de la
pression hydrostatique (fig. 22).

On remplit le tube portant des divisions au 1/4 de millimètre avec de la gélatine, à chaud, puis on la laisse se gélifier ; on coupe soigneusement les excès
de gélatine et on ajuste le tube dans les deux parties verticales au moyen de ro-
dages , Enfin, on forme les deux branches verticales avec des bouchons paraffinés. Le tout doit être stérilisé. A la fin de l'opération on enlève le tube, et on détermine le coefficient de diffusion. Cette détermination s'effectue de manière différente, suivant les substances employées : pour les substances colorées, il suffit
de marquer le nombre de divisions parcourues par le colorant. Au besoin, on peut
faire une détermination colorimétrique (Herzog) en enlevant le cylindre gélatineux du tube par un réchauffement des parois à la flamme ou dans l'eau chaude,
en fermant préalablement les orifices ; on les découpe ensuite en plusieurs disques de dimensions égales. On dissout la gélatine à chaud ; on la dilue et on la
place dans le colorimètre. Dans d'autres cas, il faut procéder à des réactions chimiques, biologiques (Bechhold), ou toxicologiques (Arrhenius et Madsen), pour
rendre visible la voie parcourue par la substance diffusée.

Toutes ces expériences doivent être effectuées avec des substances pures ; surtout la gélatine ou la gélose doivent être soumises à une purification préalable et soignée. En effet, ces substances se trouvent dans le commerce à l'état très impur ; la gélatine possède la réaction acide (par l'acide sulfureux employé à son blanchiment) et une forte quantité de sels et de matières organiques. Pour la purifier, la meilleure méthode est celle de DHÉRÉ. Elle consiste en une congélation ou une dialyse prolongée contre eau courante.

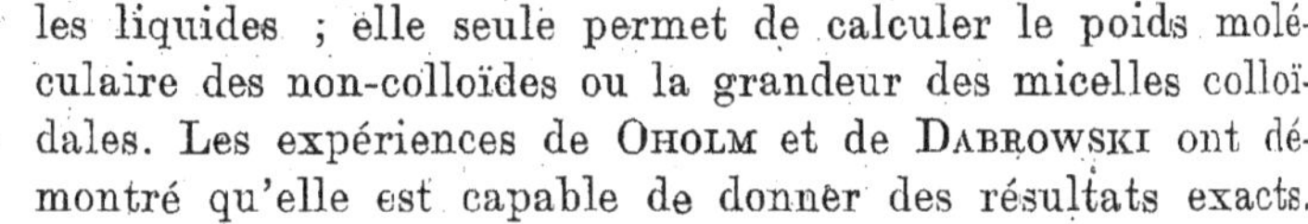

Au procédé antiseptique préconisé par certains auteurs qui emploient des substances telles que le toluène, le fluorure de sodium, etc., nous préférons toujours le procédé aseptique qui écarte l'influence des substances étrangères sur des phénomènes déjà assez compliqués et assez peu connus. Mais malgré toutes les précautions, la méthode de la diffusion en présence d'une membrane ne permet pas de fixer exactement le coefficient de diffusion.

Pour déterminer exactement le coefficient de diffusion, la seule méthode à l'abri de toute critique est la diffusion entre les liquides ; elle seule permet de calculer le poids moléculaire des non-colloïdes ou la grandeur des micelles colloïdales. Les expériences de OHOLM et de DABROWSKI ont démontré qu'elle est capable de donner des résultats exacts.

Fig. 23

Voici les appareils réalisés par ces expérimentateurs.

L'appareil de OHOLM est suffisamment explicable par la figure. (fig. 23). L'appareil de DABROWSKI, réalisé au laboratoire de J. PERRIN (fig. 24) et basé sur un principe analogue à celui de l'appareil de GRIFFITH, est constitué par un siphon divisé en deux et dont la partie médiane est composée d'un nombre considérable de tubes capillaires de 1 m/m de diamètre. Ce dispositif permet d'éviter l'influence des secousses et conserve une surface de diffusion suffisamment grande. Les deux liquides sont soumis à une légère agitation, le tube A permet de prélever des échantillons du liquide et de suivre la marche de la diffusion. Mais dans les deux appareils mentionnés, on n'a point envisagé l'influence de la pression hydrostatique du liquide sur la diffusion.

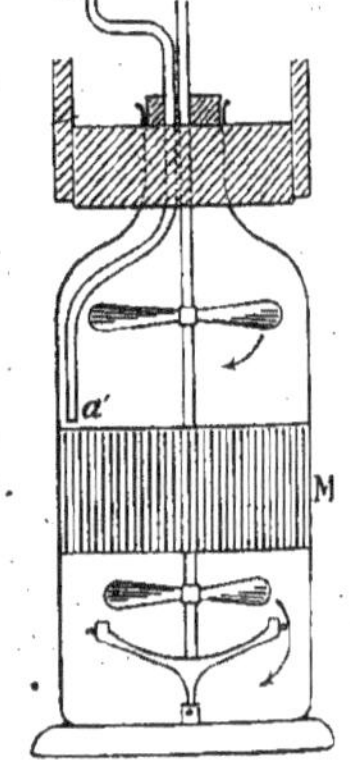

Fig. 24.

Il existe pourtant en physique deux méthodes très ingénieuses et très précises : l'une, de WEBER, l'autre, de WIENER, perfectionnés par THOVER. La première est fondée sur l'observation de polarisation de deux lames métalliques (zinc, cadmium,

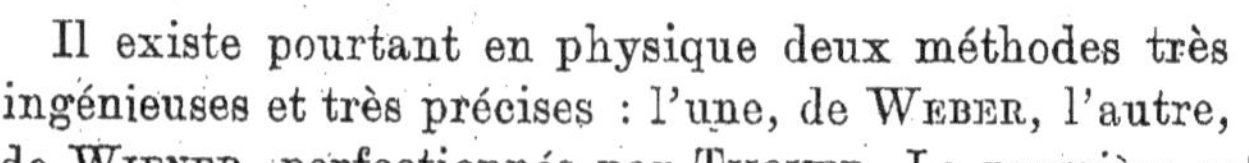

étain, plomb, argent, etc..), dans une dissolution de sels correspondants ; malheureusement elle n'est applicable qu'aux sels métalliques. L'autre, plus générale consiste à observer le chemin suivi par un rayon lumineux à travers une colonne de liquide où s'effectue la diffusion ou bien à mesurer les courbures que présente l'image d'une fente éclairée, inclinée à 45° sur l'horizon, quand on projette cette image sur le vase où s'effectue la diffusion. BOLTZMANN et surtout THOVER ont élaboré une théorie mathématique de cette méthode et lui ont donné une forme pratique.

C'est là la seule méthode physique qui soit à l'abri de toute critique, et qu'on doit employer lorsqu'il s'agit de calculer le coefficient de diffusion.

JABLCZYNSKI a décrit un dispositif très simple pour l'étude de la diffusion à travers une membrane où l'action de la pression hydrostatique est écartée.

4° **Applications**. — *a) Séparation des micelles de grandeurs différentes*. — Pour cette opération, il faut se servir de l'appareil de DABROWSKI qui a été établi pour ce cas spécial.

b) Séparation d'un colloïde. — En présence d'un mélange du colloïde avec une substance non-colloïdale il est aisé de séparer ce colloïde par la diffusion dans les gelées. Ainsi en mélangeant du bleu de nuit avec de l'éosine-basique et en plaçant le mélange au-dessus d'une couche de gélatine solidifiée à 2.5 °/°, nous verrons l'éosine-basique imprégner totalement la gélatine et le bleu de nuit rester au-dessus.

CHAPITRE III

DIALYSE

Le terme de dialyse, introduit par Th. Graham, en 1861, a été le point de départ de la science colloïdale. En effet, le savant anglais a remarqué, en étudiant un nombre très considérable de substances, qu'elles se divisent nettement en deux groupes distincts : le premier groupe contient celles qui passent rapidement à travers une membrane de parchemin et qui en même temps diffusent rapidement ; le second groupe est formé des substances qui ne traversent pas ou presque pas cette membrane et ne diffusent que très difficilement. Ce dernier groupe de corps comprend la gomme arabique, ou colle vulgaire, qui lui a donné le nom général de groupe des colloïdes. Dans l'esprit de Graham, germait l'idée que la dialyse pourrait être utilisée dans un but analytique ; le titre de son mémoire l'indique clairement : « Liquid diffusion applied to Analysis ».

Effectivement, la dialyse reste, aujourd'hui encore, le seul moyen d'isoler les colloïdes.

1° **Les membranes dialytiques.** — Pour la dialyse, on peut utiliser les membranes les plus variées : le parchemin (Graham, Kuehne, etc.), la cellulose (de Waele), la soie trempée dans une solution de cholesterine ou dans de la lécithine (Pascucci), une vessie (Hoppe-Zeyler), un appendice de brebis (Wiechowski), l'amnios (v. Calcar), le collodion (Malfitano), ou bien le papier-filtre, imbibé de collodion (Wo. Ostwald), ou d'une solution de la gélatine (Bechhold).

On voit que, à de rares exceptions près, chaque laboratoire emploie une membrane différente ; et comme la structure de ces membranes et, par conséquent, les dimensions des pores de chacune, diffèrent. les résultats publiés sont bien loin d'être concordants. D'autant plus que les auteurs jusqu'à ces temps derniers n'ont jamais cru devoir soumettre les membranes à une analyse préalable du degré de leur perméabilité. Bechhold est le seul à en avoir tenu compte dans ses travaux. D'autre part, en employant des douilles toutes faites, en papier filtre ou en parchemin, on ne sait jamais quel est le degré de leur perméabilité, à moins de le déterminer avant chaque expérience, parce que, suivant leur fraicheur et les conditions de leur préparation, elles présentent une perméabilité plus ou moins modifiée.

Quelques exemples peuvent illustrer notre pensée :

Ainsi, par exemple, PRETI avance que l'amylase de la takadiastase est indialysable à travers des membranes de collodion, tandis que LÉVY, en employant aussi des sacs en collodion, trouve qu'elle passe complètement. Ces discordances viennent évidemment de ce que les auteurs n'ont pas tenu compte de la grandeur des micelles des diastases d'une part, et de celle des pores de membranes d'autre part, en employant des membranes de perméabilité différente. Si on filtre sous une pression de 7 à 8 cent., une solution d'or colloïdal rouge, préparée d'après la méthode de ZSIGMONDY et additionnée d'huile de ricin à 0,5 °/°, on voit que le liquide qui passe est parfaitement incolore ; d'autre part, l'hémoglobine du sang de mouton traverse le filtre avec une forte coloration. Une solution à 2 p. 100 de la maltase de takadiastase ne perd rien de son pouvoir hydrolysant vis-à-vis du maltose, après avoir traversé la membrane. Si, maintenant, au lieu de collodion huilé on emploie le collodion ordinaire à 6 p. 100, on voit que les préparations d'or colloïdal rouge et de maltase sont retenues, tandis que l'hémoglobine traverse le filtre, encore faiblement colorée. Du reste, les expériences beaucoup plus complètes de BECHHOLD confirment qu'en général la réaction du milieu, les grandeurs des micelles des colloïdes et des pores des membranes filtrantes ou dialysantes jouent un rôle très important dans la filtration et la dialyse des colloïdes.

2° **Les membranes en collodion.** — C'est pourquoi l'introduction du collodion par MALFITANO en 1904 doit être considérée comme un réel progrès. Car en utilisant toujours la même nitrocellulose, qu'on prépare soi-même au besoin, toujours les mêmes concentrations de collodion, et en suivant toujours la même technique opératoire, on possède une membrane toujours identique, ou, tout au moins, dont les variations de perméabilité ne peuvent être que minimes. Enfin, l'emploi du collodion permet la préparation d'un dialyseur ne nécessitant pas l'intervention d'autres produits (papier, ficelle, etc...) et qui, de plus, est facilement maniable et stérilisable.

Le collodion présente encore un avantage précieux : suivant la quantité d'eau dans les réactifs, le temps de séchage, le nombre de couches superposées, l'hydratation, la dénitrification, etc..., on peut varier la perméabilité de la membrane ; si on incorpore à la solution de collodion des substances telles que l'acide acétique, l'huile de ricin, le camphre, l'acétone, etc., on peut augmenter ou diminuer sa porosité. Une fois le mode opératoire et les concentrations déterminés, on est en présence d'une véritable gamme de perméabilités variantes. Le collodion séché perd son pouvoir filtrant et sa perméabilité, mais, si on le denitre, il la récupère, en partie tout au moins. Le collodion conserve une humidité nécessaire à sa perméabilité, si on trempe pendant quelques minutes les sacs dans une eau glycérinée.

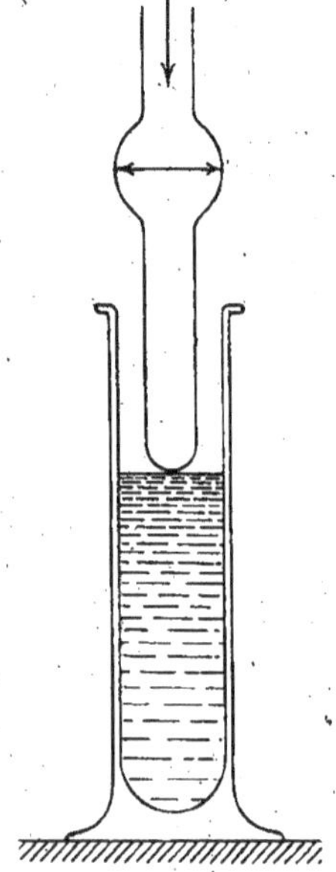

Fig. 25.

Le seul défaut du collodion est qu'il ne convient pas à la dialyse des solutions alcalines.

Et malgré tous ces avantages, l'emploi de ce matériel de dialyse ne s'est pas généralisé. Il faut dire aussi que les qualités du collodion n'ont jamais été exposés et que la technique de préparation des dialyseurs en collodion n'a pas été unifiée.

Voici la technique qui a été préconisée par MALFITANO, avec quelques modifications que nous y avons apportées au cours de nos recherches sur la dialyse.

La solution de collodion la plus appropriée à la fabrication des membranes est celle de 50 grammes de coton nitré dans 600 parties d'alcool absolu et 400 parties d'éther sulfurique ; il suffit d'augmenter le nombre des couches superposées pour avoir des sacs de collodium plus épais et plus résistants.

Avec les concentrations en coton nitrique au-dessous de 25 gr., ou au-dessus de 75 gr. on obtient des membranes soit trop friables, soit trop épaisses, en tous cas difficilement maniables.

Voici comment on prépare le sac de collodion.

On emplit un récipient, d'un diamètre approprié, de la solution de collodion préparée, en ayant le plus grand soin de ne point agiter ni la bouteille, ni le récipient ; on verse le liquide sur les parois de ce dernier ; de cette façon on évite la formation des bulles d'air qui rendraient toute la préparation défectueuse ou nulle.

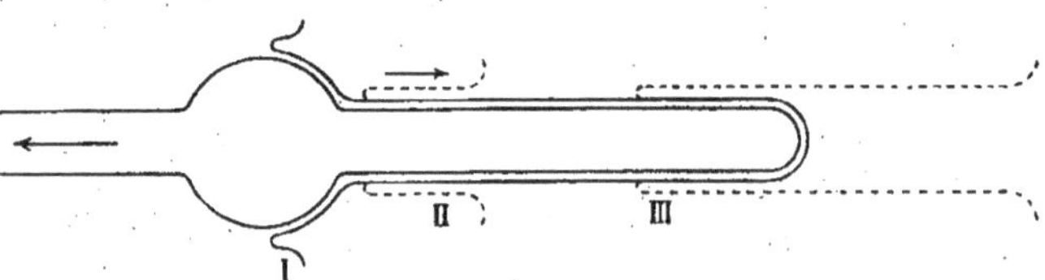

Fig. 26.

Puis on plonge doucement un mandrin de dimension voulue et soigneusement essuyé, dans le collodion jusqu'au milieu du renflement. La forme du mandrin et la façon de procéder sont visibles sur la figure.

De cette façon aucune bulle d'air ne se formera dans le liquide. On retire alors très doucement le mandrin en suivant la descente du collodium le long des parois de ce dernier ; on le place aussitôt dans une position horizontale et on lui imprime un mouvement rotatoire pas trop rapide, afin de répartir uniformément la couche de collodion. Au bout de quelques secondes, en se basant sur la disparition de l'odeur de l'éther et sur la persistance de l'odeur de l'alcool de la couche condensée sur le mandrin, on arrête la rotation et on répète exactement la même opération ; on fixe habituellement trois couches.

On laisse sécher un peu davantage la dernière couche jusqu'à l'apparition d'une opalescence ; mais il vaut mieux déterminer en secondes la durée de séchage de chaque couche et celle de la dernière également pour avoir après quelques tatonnements, un critérium opératoire sûr.

L'opération suivante consiste à enlever le sac : avec un canif on découpe la couche de collodion un peu au-dessous du grand diamètre du renflement et avec les ongles on essaie de retourner le sac, en doigts de gant. Une fois qu'on a rabattu la portion renflée du sac, on tire doucement le mandrin tout en glissant la membrane dans le sens opposé entre le pouce et l'index. Les figures sont suffisamment explicites à ce sujet (fig. 25 et 26).

On obtient ainsi un sac d'épaisseur uniforme, homogène et d'une belle opalescence, sans qu'aucune bulle d'air y soit emprisonnée. On le plonge dans l'eau distillée. Il faut à présent fixer le sac préparé sur un manchon de même diamètre que le mandrin.

On peut se servir d'un tube à essais, coupé (en verre d'Iéna, en verre vert de Touraine, ou en verre « pyrex », pour les recherches précises, où la dialyse doit être poussée à fond). Ce manchon doit être soigneusement rodé.

On retire le sac de collodion, on l'égoutte et on le dessèche soigneusement à sa partie supérieure, qui doit être fixée sur le manchon de verre. Ceci s'opère facilement, en introduisant dans le sac une bande de papier-filtre et en pressant contre cette bande les parois du sac. L'opalescence et la transparence sont alors remplacées par une matité blanche. On introduit alors le manchon de verre parfaitement sec dans la partie supérieure desséchée, et on l'entoure d'une bande de papier-filtre, en y exerçant une légère pression, pour bien sécher le pourtour ; on saisit alors le manchon qui doit former avec le sac un tout bien horizontal et on verse un filet de collodion sur les limites du sac, tout en lui imprimant un léger mouvement rotatoire. De cette façon le sac est définitivement fixé sur le manchon de verre et forme avec lui un ensemble bien étanche.

Ainsi, il n'est nul besoin d'employer des ficelles et des bandes, on construit un sac avec du collodion et du verre. Ce montage peut même supporter des pressions de quelques mètres sans se détacher de son manchon.

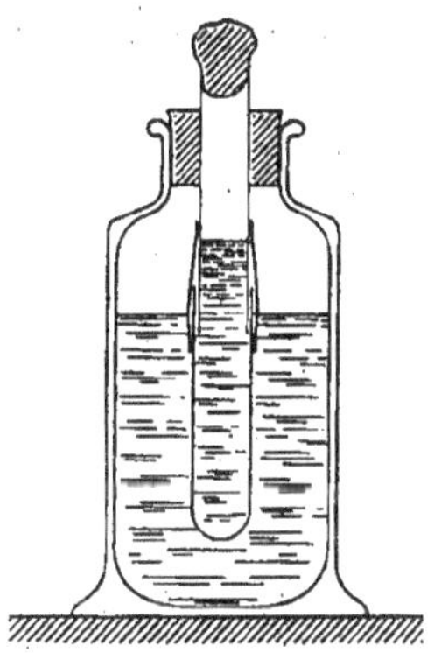

Fig. 27.

On entoure le manchon d'une bande enroulée de coton cardé, au-dessus de la partie fixée au verre ; on remplit le sac d'eau, on le place dans un vase approprié, on le bouche avec un tampon de coton et on stérilise. La figure représente un dialyseur ainsi monté (fig. 27).

Pour la préparation d'un dialyseur de grandes dimensions il vaut

mieux fixer le mandrin sur une tige et le soumettre à une rotation mécanique à l'aide d'un petit moteur ; on peut ainsi fabriquer des sacs de
75 cm. de longueur et 5-6 cm. de diamètre.

Avec quelque habitude, la méthode que nous avons décrite donnera
toujours des résultats pleinement satisfaisants et une perméabilité
constante. La propreté du travail fera préférer ce procédé aux nombreux
tours de main de laboratoires, ayant pour but de faciliter l'enlèvement
du sac de son mandrin.

Néanmoins, pour les recherches d'ordre qualitatif et surtout pour
les essais préparatoires nous indiquerons ici deux manières plus faciles
d'effectuer la séparation des sacs de leurs mandrins.

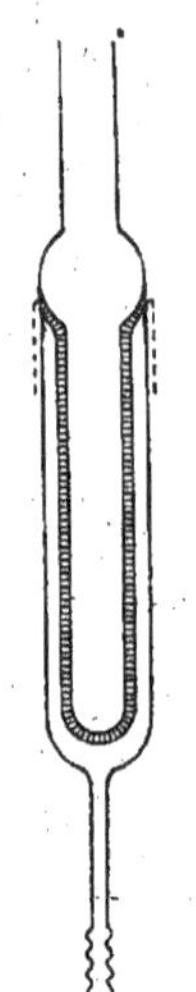

Avant de plonger le mandrin dans le collodion on le plonge dans
la paraffine ; lorsque la paraffine s'est solidifiée on répète toutes les
opérations précédemment décrites. On sèche bien la dernière couche du collodion et on plonge le tout dans de l'eau assez chaude :
la paraffine se liquéfie et le sac s'enlève avec la plus grande facilité.

Un autre procédé consiste à plonger le mandrin dans une solution
concentrée de colle ; après le desséchage, on procède de la manière
habituelle et à la fin, en plongeant le tout dans de l'eau chaude,
on enlève facilement le sac de collodion.

Dans les deux cas il est préférable de faire au fond du mandrin
un petit trou qui permettra de détacher le sac par le poids de l'eau
qu'on versera dans l'intérieur du mandrin.

Une autre manière indiquée par A. BLUMENTHAL, consiste à faire
tremper chaque couche de collodion, un peu desséchée, dans du chloroforme ; ainsi on fera disparaître les quelques bulles d'air qui peuvent se former dans les parois du sac et on évitera la trop forte
adhésion du collodion aux parois du verre. Mais dans ce cas la perméabilité sera notablement influencée.

Il est inutile de dire que ces artifices ne peuvent pas être
employés lorsqu'il s'agit de recherches précises et propres.

Des difficultés peuvent se présenter lorsqu'il s'agit de séparer des sacs de grandes dimensions ; un procédé simple,
indiqué par MALFITANO, permet d'avoir raison de ces diffi-

Fig. 28.

cultés. Il consiste à plonger le mandrin avec son sac dans un tube approprié, de diamètre à peine supérieur à celui du renflement du mandrin
et muni d'un tube vertical soudé à sa partie inférieure. On retrousse
comme cela a été dit plus haut la partie renflée du sac sur le tube extérieur et on aspire doucement par le tube inférieur — le sac prêt à
servir se détache facilement, tout en se gonflant légèrement (fig. 28).

Dans certains cas la dialyse est le seul moyen de purifier ou d'isoler un assez grand nombre de corps organiques ; c'est le cas des « toxines », « ferments », bases organiques cristallisables, etc. ; la partie dialysable se trouve alors disséminée dans une si grande quantité d'eau qu'il

est presque impossible de l'isoler. D'autre part, dans les cas où il s'agit d'une déminéralisation aussi complète que possible de colloïdes organiques ou d'une substance facilement décomposable, il faut effectuer la dialyse avec de l'eau courante et très pure ; on doit alors employer une quantité d'eau, souvent difficile à avoir.

Au cours de nos recherches sur la dialyse des ferments, nous nous sommes proposé de construire un appareil dans lequel on effectue : 1° la dialyse rapide dans l'eau pure et courante ; 2° la distillation de l'eau ; 3° la condensation de la partie dialysable. Après maintes difficultés, nous avons réussi à construire un appareil dont voici les détails (fig. 29 [1]).

L'appareil se compose de trois parties A, B et C, stérilisables à l'autoclave (B et C sont aussi stérilisables au four Pasteur).

La partie A est un dialyseur modifié, muni d'un tube en verre ; dans ce tube se trouve un robinet R à deux voies qui peut communiquer soit avec le ballon B et régler ainsi la sortie de l'eau du dialyseur, soit avec un tube latéral, permettant alors de prélever de l'eau pour rechercher sa pureté et constater la fin de la dialyse.

La partie B est un ballon en verre d'Iéna, bouché avec un bouchon de liège ou en caoutchouc, traversé par trois tubes : le premier est en verre et communique avec le dialyseur, le second en verre communique avec la trompe, le troisième en étain communique avec les réfrigérants.

La partie C présente deux réfrigérants, genre Soxhlet, à double circulation d'eau, en étain, réunis par un tube, également en étain, en forme de Y.

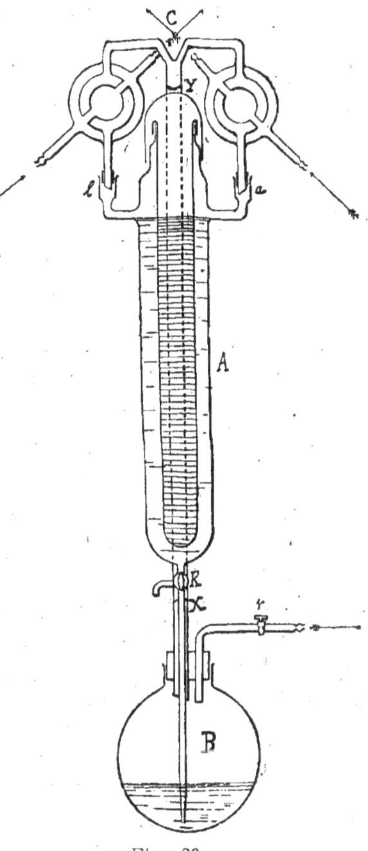

Fig. 29.

Le fonctionnement de l'appareil est très simple : on remplit le ballon avec une quantité d'eau égale au volume auquel on veut ramener la partie dialysable ; on bouche ; on met le sac de collodion, rempli de la liqueur à dialyser ; on ferme le dialyseur, on courbe le tube en étain en X et Y de façon que les ouver-

___

(1) Cogit et Cie, Constructeurs. Paris.

tures a et b entrent dans deux branches latérales de dialyseur ; on ferme le robinet R. ; on ouvre le robinet r ; on fait le vide, on ferme le robinet r, on allume le bec de gaz et l'on amène le liquide à l'ébullition. Puis on maintient la température vers + 40°C.

L'appareil fonctionnant dans les conditions ordinaires de la pression, produit 7 l. à 8 l. d'eau de conductivité 1,2 à $1,6 \times 10^{-6}$ par jour ; fonctionnant dans le vide, à une température de + 40°C. à + 45°C., il produit 3 l. à 4 l. de conductivité 0,6 à $0,7 \times 10^{-6}$ par jour. Etant donné que l'espace compris entre le sac de collodion et les parois du dialyseur est d'une contenance de 300 cm³ à 400 cm³, on peut en déduire que l'eau se renouvelle de 10 à 20 fois par jour.

Grâce à cet appareil la dialyse s'effectue beaucoup plus rapidement. Nous avons, par exemple, dialysé la pectase de la luzerne et la pectine des carottes, d'une part dans un dialyseur ordinaire (en changeant l'eau dans ce dernier cas trois fois par jour) et dans le nôtre, d'autre part ; pour obtenir de la pectase d'une seconde conductivité de $2,9 \times 10-$ et de la pectine d'une conductivité de $2,8 \times 10^{-6}$, nous avons dialysé dans le premier cas 2 à 3 jours, dans le second 3 à 5 jours.

L'appareil présente encore un avantage ; il peut être employé, en dehors de la dialyse, comme appareil à distillation dans le vide et fournir de l'eau d'une très grande pureté.

Souvent la dialyse est impuissante à libérer les colloïdes de leurs impuretés véritables. Ainsi, malgré la dialyse on ne réussit pas à descendre la conductivité électrique du sérum au-dessous de 35.0×10^{-6}. On a observé le même fait avec la gélatine. Pour pousser plus loin la déminéralisation des colloïdes, DHÉRÉ a appliqué un procédé de dialyse électrique en combinant la dialyse ordinaire avec l'action d'un courant électrique. Ce procédé a été utilisé par TRIBOT et CHRÉTIEN pour obtenir et purifier un hydroxyde de fer colloïdal ; ces expérimentateurs ont placé la cathode dans le tambour dialyseur de GRAHAM, et l'anode dans le liquide extérieur. DHÉRÉ a mis les électrodes dans deux vases dans lesquels plongeaient les deux extrémités d'un tube en U renversé, rempli de gélatine déjà déminéralisée par une dialyse à basse température. En appliquant ce procédé aux liquides, DHÉRÉ a obturé les deux orifices du tube en U par des membranes de collodion. En améliorant son procédé, DHÉRÉ est arrivé à un dispositif permettant la séparation des branches anodique et cathodique.

Le procédé de dialyse électrique a permis à cet auteur d'obtenir tout d'abord un sérum de conductivité électrique $K = 7,6 \times 10^{-6}$ c'est-à-dire sensiblement identique à celui des colloïdes minéraux les plus purs.

LISBONNE et VULQUIN ont obtenu des résultats analogues avec l'amylase ; nous-mêmes, nous avons pu déminéraliser la maltase (Takadiastase), de sorte que la portion positive possédait une conductivité de $K = 2,6 \times 10^{-6}$ et la portion négative celle de $K = 18.5 \times 10^{-6}$.

Plus tard, au cours de nos recherches sur la charge électrique des colloïdes organiques, nous avons été amenés à apporter certaines modifications au dispositif de DHÉRÉ.

Voici comment nous pratiquons la dialyse électrique.

Notre appareil dont la démonstration a été faite au Congrès international de Physiologie en 1920 est parfaitement stérilisable, et permet d'effectuer la dialyse électrique ou au besoin la dialyse-transport dans des conditions particulièrement favorables à l'asepsie et à la rapidité, car elles s'y effectuent dans l'eau courante.

Quant au courant électrique à employer nous en reparlerons dans le chapitre consacré au transport électrique (fig. 30).

4° **Phénomènes observés pendant la dialyse.** — Pendant la dialyse on peut observer plusieurs phénomènes qui doivent être connus, étant donnée leur importance théorique et pratique.

On observe souvent que les colloïdes fraîchement préparés dialysent. Cela a déjà été vu par Th. GRAHAM, au sujet de la silice colloïdale et par d'autres auteurs, à propos de certaines substances protéïques. Ce phénomène s'explique facilement par ce fait que lorsqu'on prépare un colloïde à partir d'électrolytes, la condensation des molécules s'effectue lentement et n'est définitive, au point de vue colloïdal, qu'au bout d'un certain temps, tous les degrés de dispersion devant être franchis auparavant ; aussi, lorsqu'on est en présence d'un semblable phénomène, il faut examiner la possibilité de cette lente condensation moléculaire, avant de rejeter les dialyseurs, comme défectueux.

Un exemple de décomposition chimique par dialyse avec formation de substances colloïdales est classique : c'est celui de la dialyse du chlo-

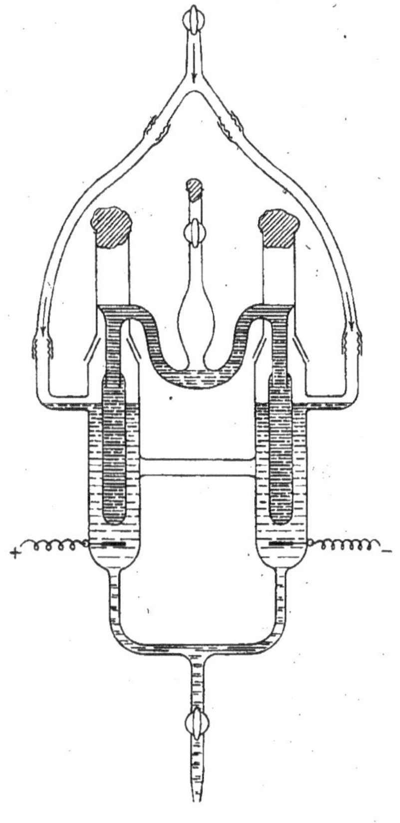

Fig. 30.

rure de fer qui s'accompagne de la formation d'hydroxyde de fer colloïdal. Ce cas a été très bien étudié par LINDER et PICTON.

Enfin, une dialyse prolongée peut provoquer la floculation ou la gélification du colloïde. Cette éventualité a été observée par GRAHAM, qui en a souligné l'importance au point de vue de la stabilité du colloïde. Dans l'exemple précédent on constate, après plusieurs semaines de dialyse, que l'hydroxyde de fer peut se gélifier dans l'intérieur du dialyseur.

D'autres cas de ce genre sont connus.

Un inconvénient de la dialyse consiste dans la dilution du colloïde dialysé. Dans le cas de recherches quantitatives, il faudra donc ramener le corps dialysé à son volume primitif par concentration dans le vide. Outre la prolongation de la durée d'expérience, ceci présente de nombreux inconvénients, contamination, action chimique, etc... PIETTRE et VILA ont vaincu cette difficulté, en dialysant les colloïdes à la fin d'une dialyse ordinaire contre une solution concentrée de saccharose. Il se produit de cette façon une véritable succion et on peut ramener le volume des colloïdes bien au-dessous de leur volume primitif ; quelques heures de dialyse contre eau, à la fin de l'opération, suffisent amplement pour éliminer toute trace de saccharose.

5° **Applications de la dialyse**. — *a*) Le dernier procédé peut être utilisé avec avantage pour préparer en grandes quantités la fibrine du sang, ou les « globulines » du sérum. Il est évident qu'au lieu de saccharose, on peut également utiliser la glycérine et peut-être aussi d'autres solutions concentrées ayant une pression osmotique très forte.

b) Une application intéressante de la dialyse consiste à reconnaître, si des substances dialysables forment avec un colloïde des produits d'adsorption ou bien s'ils sont à l'état libre. Ce procédé de détermination, introduit par MICHAELIS et RONA, sous le nom de dialyse de compensation, présente un certain intérêt dans quelques cas biologiques.

On détermine ainsi la quantité de sucre ou d'ions libres qui se trouvent dans le sang.

Dans ce but on dialyse un sérum additionné d'une quantité déterminée de saccharose dissoute dans Na Cl à 0,85 °/°°. En variant la concentration du sucre on arrive à en trouver une qui reste invariable pendant la dialyse. On compare cette concentration avec la quantité de sucre ajoutée au sang ; on sait alors si tout le sucre du sang s'y trouve à l'état libre.

c) Pour reconnaître si une substance est capable de former un complexe avec un colloïde, MICHAELIS et RONA préconisent le moyen suivant qu'ils ont appliqué à l'alcool heptylique et à l'hydroxyde de fer. On place l'alcool dans une douille à extraction hermétiquement bouchée ; on le dialyse d'abord contre l'hydroxyde de fer puis une autre portion du même alcool est dialysée contre eau distillée ; les deux opérations étant d'une durée égale, on peut savoir, en déterminant le tension superficielle dans les deux cas, si l'alcool a été adsorbé par l'hydroxyde de fer.

6° **Données numériques.** — Pour terminer ce chapitre, nous donnerons une liste des substances, établie par nous, rangées par ordre de dialysabilité décroissante. Ces exemples seront, croyons nous, utiles lorsqu'on voudra vérifier l'étanchéité d'un sac de collodion ou lorsqu'on voudra trouver rapidement un type de substance non diaylsable.

Les substances colorantes présentent à ce point de vue un avantage tout spécial, à cause de la visibilité du phénomène en concentrations extrêmement faibles.

Toutes ces expériences ont été effectuées avec des solutions à 1 $^o/^{oo}$ le collodion a été employé en concentration de 50 gr. de nitrocellulose pour 600 gr. d'alcool absolu et 400 gr. d'éther anhydre ; les sacs étaient formés de trois couches de collodion et, sitôt préparés, on les plongeait dans de l'eau distillée. On continuait la dialyse pendant 3 jours, en renouvelant l'eau bi-distillée extérieure trois fois par jour.

Voici ces résultats :

Dialyse rapide	Dialyse plus ou moins lente	Pas de dialyse	
Ac. picrique (Poulenc).	Orangé II.	Hémoglobine.	
Jaune de résorcine.	Orangé III.	Nigrosine.	
Auramine.	Bleu de coton (xx).	Trypan bleu.	
Eosine.	Rouge du Congo.	Vesuvine.	
Vert de malachite.	Rouge neutre.	Vert direct.	(xx)
Orangé G.	Induline.	Gris » B	»
Orangé IV.	Tropéoline.	» » J	»
Safranine.	Vert brillant.	Violet » J	»
Violet cristal.	Brun de Bismarck.	Brun loutre direct.	»
Sulf. d'indigo.		Noir direct B.	»
Tournesol d'orcine.	Trypan rouge.		
Bleu de méthylène.	Héliantine.		
Bleu de méthyle.	Tournesol soluble		
Trypoflavine.	Violet de gentiane		
Thionine.	Sudan G.		
Cocceïne (xx).	Bleu direct. (xx)		
Jaune d'acridine.	Jaune d'or direct »		
Violet de méthyle.	Brun direct M. »		
Fuschine acide.	» S. N. »		
Fuschine base.	» P. G. O. »		
	» C. B. »		

(x) Les produits sans autres désignations sont tous de marque R. A. L. mis obligeamment à notre disposition par notre collègue M. Agulhon.

(xx) Société parisienne de matières colorantes de St Denis que nous remercions pour son concours gracieux.

A l'examen de ce tableau, et en le comparant aux recherches analogues de Biltz nous relevons quelques discordances. Cet auteur indique le rouge du Congo et le rouge-trypan comme ne dialysant pas ; par contre il désigne le violet du cristal, comme dialysant assez lentement ; il y a dans les conditions d'expérimentation de cet auteur un déplacement des degrés de dialyse causée par une plus faible perméabilité des membranes de collodion utilisées. Ce désaccord montre une fois de plus, combien il faut préciser les conditions d'expérimentation sur la dialyse pour aboutir à des résultats comparables.

Au cours de nos recherches sur la dialyse des matières colorantes, nous avons eu la curiosité de faire quelque fois la dialyse dans des sacs ayant déjà servi ; ces sacs, imprégnés par des couleurs successives deviennent souvent noirs. Et, pendant ces expériences, il nous a été donné d'observer des cas très curieux d'adsorption selective, spécifique.

Après avoir dialysé le violet-cristal ce qui a coloré le sac de collodion en violet, nous l'avons après plusieurs lavages, rempli d'induline : immédiatement, la matière colorante violette précédente abandonnait la membrane et quelques heures après l'induline la traversait. Un autre cas s'est présenté avec la nigrosine qui a, pour ainsi dire, classé l'orangé II (R.A.L.) précédemment fixé sur la membrane ; mais dans ce cas la nigrosine n'a pas traversé le collodion.

Nous signalons ici ces faits, pour y revenir dans le chapitre consacré à l'adsorption.

CHAPITRE IV

ULTRAFILTRATION

Déjà Schmidt et Hoppe-Seyler ont remarqué que les matières protéiques et les solutions gommeuses peuvent être diluées par filtration simple. Martin a constaté que les substances colloïdales peuvent être également et totalement séparées de leurs solvants si on les fait passer à travers des gels organiques ou inorganiques : il imprégnait dans ce but des bougies de Chamberland avec de la gélatine ou un gel d'acide silicique et soumettait les liquides colloïdaux à une pression allant jusqu'à 100 Atmosphères. Il a réussi par cette méthode à obtenir des solutions salines, dépourvues totalement de substances albuminoïdes.

1° **Ultrafiltres de Malfitano.** — C'est Malfitano qui, depuis 1904, s'est consacré à l'étude de l'ultrafiltration, en utilisant le collodion comme membrane.

Les liquides dont le trouble est persistant, ceux mêmes qui sont à peine opalescents et qui renferment par conséquent des particules dont les dimensions sont de l'ordre du $\mu\,\mu$, après avoir traversé la membrane de l'ultra-filtre, apparaissent parfaitement limpides, optiquement vides.

Toutes particules capables de diffracter la lumière, et dont la présence dans les liquides se manifeste par le phénomène de Tyndall sont retenues et se retrouvent sous la forme d'un dépôt à l'intérieur des ultrafiltres. Des particules encore plus petites peuvent être arrêtées par fixation dans les pores de la membrane, qui en est ainsi imprégnée.

Aucun des microbes connus, ne peut traverser l'ultra-filtre.

Les matières colloïdales, lorsqu'elles sont divisées dans les liquides en particules dont les dimensions dépassent 0,2, sont retenues complètement ; lorsqu'elles sont dispersées plus finement, elles peuvent traverser la membrane et se retrouvent, en partie ou en totalité, dans le liquide filtré, suivant leur aptitude à se fixer sur le collodion.

Parmi les soi-disant diastases, toxines, anti-toxines et, en général, parmi les principes actifs que l'on sait retirer des organismes, il y en a qui sont retenus mécaniquement par la membrane et qui s'accumulent à l'intérieur ; d'autres sont retenus par adsorption et disparaissent ainsi quelquefois complètement et définitivement des liqueurs ; d'autres enfin se retrouvent en totalité ou en partie dans le liquide filtré.

On peut faire varier le résultat en employant des membranes plus ou moins serrées, ou en changeant les conditions des milieux dans lesquels les colloïdes se trouvent diffusés lorsqu'on les soumet à l'ultrafiltration.

Par contre, toutes les matières qui donnent avec les liquides des solutions ordinaires, optiquement homogènes, traversent les ultra-filtres sans avoir subi aucun changement appréciable. Il suffit pour cela de prendre les précautions habituelles en chimie dans le cas de filtration sur papier.

Les ultra-filtres permettent donc la séparation et le fractionnement mécanique des matières très finement divisées dans des conditions que, par aucun moyen, filtration à travers de toiles, papiers, terres poreuses, addition de clarifiants, l'on ne peut réaliser.

L'ultra-filtration présente sur la dialyse l'avantage d'être rapide ; elle permet de plus, ce qui n'est pas réalisable par la dialyse, de faire varier la concentration d'une matière colloïdale dans un milieu qui reste inaltéré ; et surtout, elle permet l'étude du liquide intermicellaire et par conséquent donne la possibilité d'étudier de plus près la composition des colloïdes.

Parmi les appareils réalisés par MALFITANO, l'appareil suivant, permettant d'être utilisé soit pour la pression, soit pour la succion, nous semble le plus pratique et le plus simple.

Cet appareil est constitué par :

1º un tube en verre dont la partie médiane de la paroi est façonnée en spirale. Cette spirale cesse à 5 cm. de l'orifice supérieur et à cet endroit la paroi est conique et rodée sur 3 cm. environ de hauteur, pour permettre l'ajustage d'un couvercle en verre ; ensuite elle se prolonge cylindriquement pour recevoir le rabattement de la membrane. A la partie inférieure, la spirale se raccorde à une surface plane et le tube se termine par une tubulure étroite.

2º Une plaquette en porcelaine, percée de petits trous, vient reposer sur la partie plane du fond pour couvrir l'orifice.

3º Un couvercle en verre dont l'ouverture inférieure est large, conique et rodée intérieurement pour s'ajuster sur le haut du tube ; il porte en haut une tubulure ouverte permettant l'ajustage d'un siphon au moyen d'un bouchon en caoutchouc.

4º Une bague de serrage, qui vient se visser à même la spirale du tube, permet de tenir en place le couvercle.

Cet appareil peut être utilisé soit que l'on amène par le haut le liquide sous pression, il supporte jusqu'à 2 ou 3 atmosphères, soit que, l'ayant ajusté sur une fiole à succion, on aspire par le bas en utilisant la trompe à eau.

Pour des pressions plus fortes, l'appareil suivant est plutôt indiqué.

Cet appareil est constitué par :

1º Un flacon en verre à parois épaisses, de la capacité de 1 litre environ, dans lequel on verse le liquide à filtrer ; on y fait arriver de l'air comprimé pour le chasser sous pression dans le filtre.

2º Un siphon en verre épais, qui sert à faire passer le liquide du flacon dans le filtre.

3º Un tube-filtre de la capacité de 60 cc. environ, portant une tubulure à ouverture étroite. Le diamètre intérieur de la partie élargie permet d'y ajuster une cartouche en papier-filtre, type Soxhlet 25-100. On peut d'ailleurs tapisser la surface intérieure de ce tube avec des rondelles et des feuilles roulées de papier-filtre ordinaire. On y dispose la membrane selon le procédé sus-indiqué.

4º Une armature en laiton sert à relier et à fermer le flacon et le tube-filtre.

Cet appareil est construit pour des pressions, allant jusqu'à 5 atmosphères ([1]).

On peut facilement réaliser un ultrafiltre avec des moyens de laboratoire, tel que le représente la figure ci-contre (fig. 31).

La pratique des ultrafiltres de MALFITANO a bientôt démontré que leur capacité filtrante est faible ; en effet leur surface filtrante est petite et les pressions au-dessus de 5 atmosphères ne peuvent pas être utilisées. Le problème s'est donc posé d'augmenter la surface filtrante, la résistance du filtre et, par conséquent, la possibilité d'employer des pressions fortes.

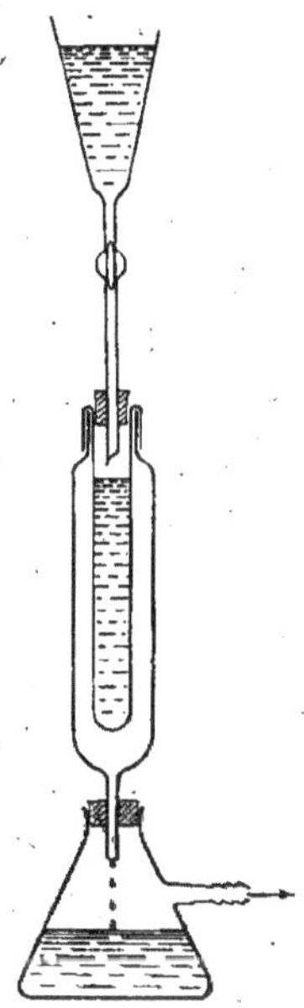

Fig. 31.

2. **Ultrafiltres de Becchold.** — Le problème a été résolu d'un façon complète par BECCHOLD.

Cet auteur, à qui nous devons également l'expression heureuse d'ultrafiltration, a tout d'abord constaté que la perméabilité d'une membrane est une fonction de la concentration. Puis il a eu l'idée d'utiliser comme support le papier-filtre qui, pouvant s'imprégner de solutions diverses de gélatine, offrait un grande résistance à des pressions fortes.

BECCHOLD a réussi à construire des ultrafiltres, supportant des pressions supérieures à 20 atmosphères. Sans entrer dans les détails de la préparation des membranes filtrantes nous donnons un modèle de ces ultrafiltres (fig. 32).

([1]) Les Etablissements POULENC Frères, Paris.

La partie essentielle de l'appareil consiste en un disque filtrant Fi, qui est protégé par une plaque en nickel percée de nombreux trous ; cette plaque

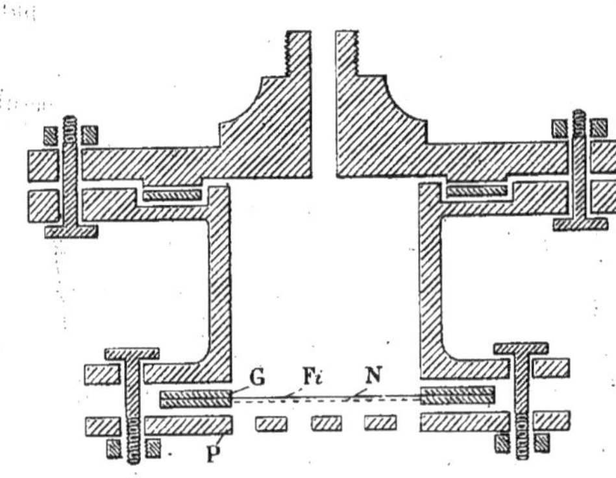

Fig. 32.

est supportée par un autre disque massif, également troué. La plaque filtrante se trouve fixée entre les deux rondelles de caoutchouc G. Le reste de l'appareil ne nécessite aucune description spéciale. Ce dispositif supporte des pressions allant à plus de 20 atmosphères. Cette pression est obtenue avec de l'air comprimé ou de l'azote, etc.

Pour contrôler la perméabilité des ultra-filtres, H. BECHHOLD propose plusieurs méthodes parmi lesquelles la plus simple est l'épreuve à l'hémoglobine ; elle consiste à filtrer une solution à 1 °/° d'hémoglobine pure. Si la solution passe incolore, l'ultra-filtre retient la plupart des sols inorganiques, à l'exception de la silice colloïdale, fraîchement préparée.

M. BECHHOLD a dressé, dans ce but, une table qui permet de déterminer exactement la perméabilité du filtre utilisé. La voici, dressée suivant les grandeurs décroissantes des particules solides :

Suspensions différentes.

Bleu de Prusse.   **Hémoglobine 1 °/°.**
Platine électrique.   Sérumalbumine.
Caséine dans le lait.   Toxine diphtérique.
Sulfure d'arsenic.   Silice colloïdale.
L'or (Zsigmondy N° 4 à 40 $\mu\,\mu$).   Deutroalbumoses.
Collargol (20 $\mu\,\mu$).   Tournesol.
Or (Zsigmondy N° 0 à 1-4 $\mu\,\mu$).   Dextrine.
Gélatine à 1 °/°.   **Substances cristallisées.**

Les appareils décrits précédemment peuvent servir à faire des recherches sur grandes quantités de matière avec une grande précision, mais pour des petites quantités des liquides on peut se contenter d'un appareillage beaucoup plus simple.

Un dispositif de ce genre a été imaginé par SCHOEP (fig. 33).

Si on augmente la porosité de la membrane de collodion, en y ajoutant de l'huile de ricin, de l'huile camphrée ou de la glycérine, la quantité de liquide exerce une pression suffisante pour provoquer une ultrafiltration. Mais, bien entendu, ce dispositif n'est suffisant que dans les limites très restreintes et pour le collodion pur et libre de substances étrangères augmentant sa perméabilité, la pression hydrotastique exercée n'est pas assez puissante.

3. **Applications**. — L'ultra-filtration, de découverte récente a déjà permis d'enregistrer des résultats théoriques et pratiques encourageants.

Outre l'intérêt capital, permettant de séparer le colloïde de son milieu et d'étudier ainsi la répartition des ions entre la micelle et le liquide qui la baigne, outre la possibilité d'un fractionnement des micelles de grandeur différentes, l'ultra-filtration offre aussi la possibilité de libérer les liquides des microbes, d'obtenir l'eau optiquement vide, nécessaire à l'ultra-microscopie et de séparer les substances médicamenteuses des parties colloïdales. Enfin, elle ouvre une voie nouvelle à l'étude des virus filtrants.

C'est un chapitre important de la pratique colloïdale.

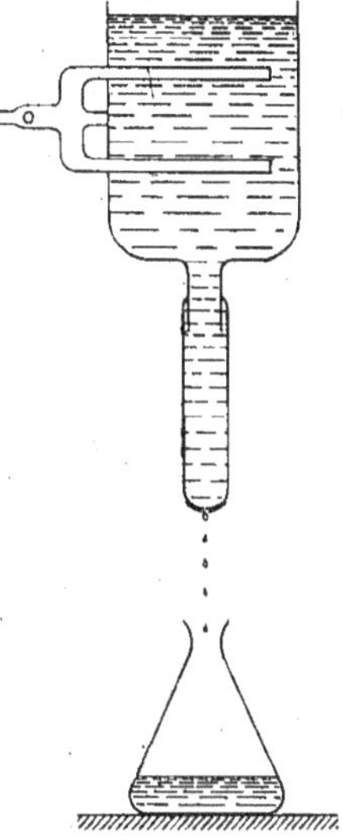

Fig. 33.

CHAPITRE V

LA VISCOSITÉ

1. **Principes théoriques**. — La résistance rencontrée par les molécules, ou par les ions d'un électrolyte dans leurs migrations, est due au frottement intérieur.

Le coefficient du frottement intérieur établi pour les gaz s'applique également aux liquides.

$$f = \eta\, s\, \frac{d.\, v.,}{d.\, k,}$$ ou η est ce coefficient, s la surface de contact de deux couches voisines ; v, la vitesse de cette couche qui est mesurée dans ces variations $d.\, v.$ (x— direction perpendiculaire et f— la force qui retarde ce mouvement). Ainsi

$$\eta = \frac{M\ (masse)}{L\ (longueur)\ T\ (temps)}$$

Poiseuille en a déduit la formule

$$\eta = \frac{\pi\, P R^4 T}{8\, Q.L.}$$; la grandeur η est appelée la viscosité absolue. Si on désigne la viscosité absolue de l'eau par $\eta^\circ = 1$, la viscosité d'un liquide quelconque s'établit par la relation

$$Z\ (viscosité\ spécifique) = \frac{\eta}{\eta^\circ}$$

Etant donné que $\eta^\circ = 0,0178\ \dfrac{Gr.}{Cm.\ Sec.}$

la relation entre η et Z est la suivante : $\eta = \eta^\circ Z$,
ou $\eta^\circ = $ la viscosité de l'eau à la même température.

Lorsque, pour calculer la viscosité spécifique, on compare le temps d'écoulement (T) pour les deux liquides par le même tuyau et avec la même pression, la formule de Poiseuille se réduit à :

$$\frac{\eta}{\eta^\circ} = \frac{T}{T^1}\ ;\ ou\ Z = \frac{T}{T^1}.$$

Etant donné que la pression dans la formule de Poiseuille est variable et égale à chaque instant à la pression de la colonne du liquide non écoulé, la formule doit tenir compte des variations de cette pression qui se traduisent par des variations du poids spécifique ; donc

$$\frac{\eta}{\eta^{\circ}} = \frac{T.\,d.}{T^{1}.d^{1}}, \;\; ; Z = \frac{T}{T^{1}}.\,d$$

2. Viscosité des cristalloïdes. — Les valeurs des coefficients de frottement intérieur ne dépendent pas, d'après Conetti, de la matière du tube d'écoulement, même dans le cas où le liquide ne mouille pas les parois.

Pour toutes les substances dispersées moléculairement, la viscosité diminue avec l'élévation de la température. La substance la moins visqueuse est l'acide carbonique liquide dont la viscosité à 15° C est 14,6 fois plus faible que celle de l'eau. Une substance très visqueuse est la glycérine, qui possède à 2,8° C, une viscosité 2500 fois plus forte que celle de l'eau.

De nombreux auteurs ont étudié l'influence de la pression sur la viscosité ; pour l'eau elle décroît quand la pression augmente ; mais elle augmente pour des solutions concentrées de Na Cl, la térébenthine, etc. Wetzstein, Duff et tout récemment Scarpa, Hess, Rothmann, ont étudié les pressions pour lesquelles la formule de Poiseuille est applicable. Et il semble résulter de leurs travaux qu'elle n'est vraie que pour des pressions d'environ 20 à 30 cm., en ce qui concerne les colloïdes émulsoïdes; pour les colloïdes suspensoïdes et pour les cristalloïdes, l'influence de la pression ne se fait pas sentir.

Les rapports entre la viscosité et la composition chimique des liquides ont été très étudiés, mais d'après Graham-Otto, les résultats ne sont point concordants. L'augmentation de la viscosité coïncide régulièrement avec l'augmentation de la dissociation. La concentration et la viscosité ne vont pas toujours de pair : ainsi les solutions aqueuses de certaines substances (alcools) accusent une viscosité plus forte que la substance pure ; la solution aqueuse d'éther a une viscosité plus forte que l'eau, etc. (Kassel).

Si nous examinons les nombreuses théories concernant la viscosité des cristalloïdes, dont la première émane de Navier (1822), nous aurons l'impression « d'une désespérante énigme », selon le mot de Saint-Venant.

3. Viscosité des colloïdes. — De beaucoup plus compliquées et contradictoires sont encore les notions sur la viscosité des colloïdes.

En réalité, nous ne savons pas grand'chose sur elle, car les méthodes employées par les différents auteurs sont loin d'être exactes. Il faut toujours avoir présent à l'esprit ce fait que le temps d'écoulement est proportionnel, non seulement à la température, mais aussi à la pression et que la quantité de liquide écoulé doit être proportionnelle à la 4° puissance du diamètre du tube, quel que soit ce diamètre.

Or ces conditions n'ont pas été réalisées dans les dispositifs employés.

Il ne faut donc considérer les déterminations exécutées que comme de simples indications.

Examinons ce qui est aujourd'hui définitivement acquis :

4. Résultats obtenus. — Tout d'abord, comme nous le savons, les colloïdes se divisent d'après leur viscosité en deux groupes : les colloïdes suspensoïdes et les colloïdes émulsoïdes, les seconds étant plus visqueux. On peut les désigner, d'après PERRIN, par les noms d'hydrophobes et d'hydrophiles, ces derniers, ayant une forte viscosité, passent, dans des conditions déterminées, de l'état de sol à l'état de gel. Les colloïdes peuvent présenter tous les degrés de viscosité, compris entre celui de l'eau et celui des solides. Les suspensions présentent, sur ce point, des particularités très intéressantes au point de vue pratique et théorique. Ainsi l'expression de GRAHAM disant qu'un viscosimètre est un colloïdoscope, nous paraît justifiée.

Dans le cas des colloïdes hydrophobes qui ont une viscosité presque égale à celle de l'eau, nous retrouvons à peu près intacts les caractères de la viscosité des cristalloïdes : la température et la pression provoquent ici les mêmes modifications. Au sujet de l'influence de la concentration sur la viscosité des sols hydrophobes, les travaux de BOTTAZZI, de FRIEDLAENDER, de WOUDSTRA, etc., ont démontré que des concentrations croissantes provoquent son augmentation rapide. L'addition d'électrolytes produit en général une diminution de viscosité. Cette diminution s'observe également dans les colloïdes, préparés depuis un certain temps. Ces deux faits sont en relations étroites. En effet, les électrolytes du verre sont à la longue solubilisés, et l'abaissement observé est en parfait accord avec les lois de la stabilisation et de la labilisation des colloïdes, que nous avons déjà exposées dans la première partie.

Les faits, établis au sujet des colloïdes hydrophiles, sont très enchevêtrés et très contradictoires.

Tout d'abord la viscosité est une grandeur variable : souvent deux déterminations successives permettent de constater des différences notables de viscosité (gomme arabique) ; d'une façon générale la viscosité des émulsoïdes augmente contrairement à celles des suspensoïdes. Cela résulte des travaux de V. SHROEDER, LEVITES, BILTZ, FANO, ROSSI, RINGER et autres. La température n'a pas une action constante : souvent elle diminue la viscosité ; mais lorsqu'on soumet certains émulsoïdes à l'action de la température, les résultats sont variables, suivant la durée de cette action. Ainsi, la gélatine à 2 °/°, chauffée 12 minutes à 100° C a une viscosité de 1,75 tandis que chauffée pendant 12 heures elle a celle de 1,22 ; par contre d'autres colloïdes accusent une augmentation de viscosité par l'action de la chaleur (albumine). L'influence des électrolytes dépend, d'après les travaux de PAULI, HARDY, HANDOVSKY, de la pureté des colloïdes, de leur signe électrique et des quantités d'électrolytes ; les petites quantités de ces derniers l'augmentent ; pour l'albumine, cette augmentation atteint 20 °/° avec HCL 0,015 N et même 230 °/° avec le tetrammonium hydroxyde à 0,002 N ; les grandes quantités la diminuent.

L'addition de non-électrolytes peut, dans certains cas, augmenter notablement la viscosité (l'alcool et l'éther augmentent la viscosité du sérum).

Avec le temps, la viscosité diminue également. Mais souvent, dans les recherches des auteurs, les conditions d'asepsie ne semblent pas avoir été rigoureuses ; et nous connaissons bien l'action dissolvante et liquéfiante des microbes. C'est pourquoi certaines affirmations doivent être vérifiées.

Un fait très intéressant a été observé par GARRETT : lorsqu'on ajoute une petite particule d'une substance gélatineuse à une solution liquide de la même substance, il s'ensuit une augmentation spontanée et notable de la viscosité.

La viscosité des colloïdes hydrophiles dépend de la façon dont ils sont préparés : ainsi la gélatine ordinaire, la colle, la gélose, le thymonucleinate de sodium qui gonflent lentement dans l'eau, peuvent, d'après LEVITES, donner rapidement à la température du laboratoire, des solutions ayant une faible viscosité.

La concentration des émulsoïdes est un facteur très important de la viscosité ; ainsi avec des solutions de gélose de 0 à 2 °/°, on peut obtenir toutes les valeurs de la viscosité. Il semble aussi que le degré de dissociation électrique a une grande influence ; cela est fort compréhensible, car après les dernières constatations électrochimiques, les ions sont plus hydratés que les molécules non-dissociées, électroneutres.

Les faits sont très incertains au sujet de la relation existant entre les degrés de dispersion micellaire et de viscosité.

Théoriquement et pratiquement importants sont les faits concernant la viscosité des suspensions et des émulsions.

Le sable, mélangé en concentrations convenables avec de l'eau, peut être coupé en morceaux quasi-solides ; on connaît les propriétés de solidification d'un mélange de silicate de soude et de talc, ou de farine de lin et d'eau, etc. ; mais en dehors des recherches de FRANKENHAIN, peu d'auteurs se sont occupés de cette question, pourtant capitale dans certaines branches de l'industrie. On peut considérablement augmenter la viscosité des émulsions par addition d'eau. Les solutions des savons dans les huiles minérales, mélangées avec de l'eau à raison de 6,75 °/° présentent une consistance demi-solide ; c'est aussi le cas des lubréfiants solides ou bien des mélanges d'huile de ricin et de gomme arabique, bien étudiés par Becke et Pickering.

Tous ces faits concernent la viscosité de deux phases : liquides-liquides ou liquides-solides ; mais la suspension d'un gaz dans les liquides provoque également une augmentation notable de la viscosité de ces derniers.

Ainsi, lorsque l'air est dispersé mécaniquement dans une phase liquide, lorsqu'on bat par exemple une solution de saponine ou d'albumine, la viscosité augmente. L'air est effectivement dispersé dans la phase liquide, car la mousse qui s'est produite se liquéfie au bout d'un certain temps ; c'est même là un moyen pratique et très simple de purification de l'albumine d'œuf. L'étude des mousses est à peine commencée par Wo. Ostwald, Zawidzki, Metcalf, Schroeder.

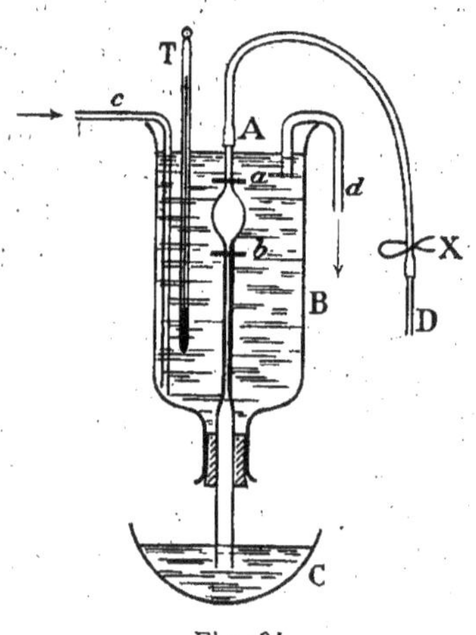

Fig. 34.

5. **Technique expérimentale**. — Pour mesurer la viscosité des liquides, un nombre considérable de méthodes a été proposé. Nous mentionnons, pour mémoire, des méthodes qui ne peuvent que fort rarement être appliquées en biologie, étant donné les quantités de liquides et la complexité des appareils qu'elles nécessitent ; elles sont pour la plu-

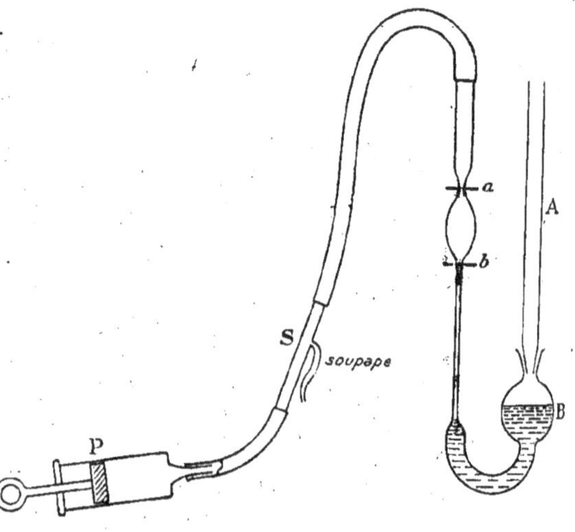

Fig. 35.

part basées sur les perturbations qu'apporte la viscosité dans le nombre ou dans la durée des oscillations produites soit par un disque (MEYER, GARETT) soit par une sphère (HELMHOLTZ et PIOTROWSKI), soit par un cylindre (MARGULÈS, COUETTE), plongés dans les liquides étudiés.

L'appareil de COU-ETTE est un cylindre creux suspendu en son axe par un fil de torsion ; il plon-ge dans un autre cy-lindre concentrique rempli du liquide à examiner ; à ce der-nier cylindre on im-prime un mouvement tournant ayant une vitesse strictement déterminée.

La viscosité du li-quide entrave le mouvement que le cy-lindre tend à lui

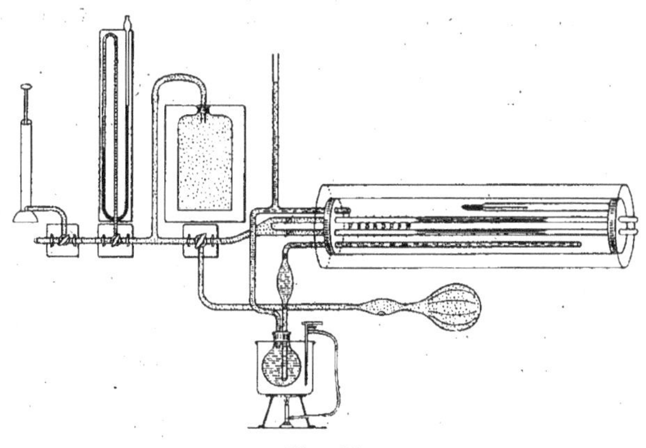

Fig. 36.

imprimer ; le couple ainsi exercé sur le plus petit cylindre est compensé par la torsion du fil de suspension. La vitesse du mouvement étant connue, on peut déduire de l'angle de torsion la viscosité du liquide examiné.

HUMPHRY et HATSCHECK ont employé cette méthode pour corriger les erreurs dues à la méthode des tubes capillaires.

Sur un principe analogue, repose l'appareil de KOTT-MANN ; si on imprime un mouvement rotatoire à un vase rempli de liquide, ce mouvement sera également com-muniqué à ce liquide et plus sa viscosité sera grande, plus son mouvement sera accentué, de sorte qu'une cap-sule, placée au milieu du vase, accusera un certain dé-placement. L'angle de ce déplacement permet d'évaluer la viscosité du liquide. L'appareil de KOTTMANNN peut également servir à l'étude de la coagulation.

Les résultats des recherches faites avec cet appareil manquent encore.

Des méthodes plus simples se basent sur la mesure du temps d'écoulement d'un liquide à travers un tube capillaire. Voici ce dispositif très simple de CHWOLSON (fig. 34).

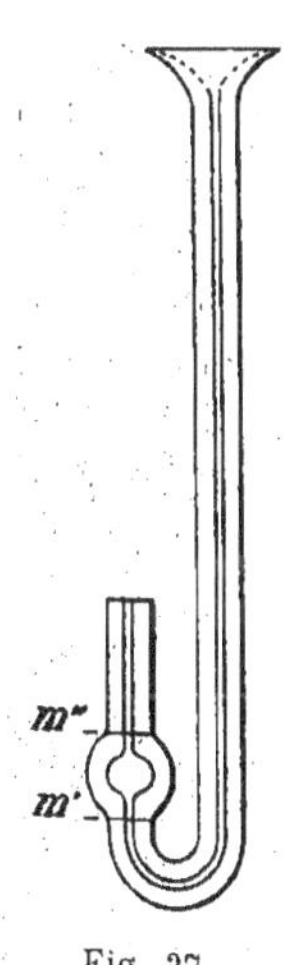

Fig. 37.

Ce dispositif simple est en même temps exact ; il permet de mesu-rer la viscosité à une température déterminée et à une pression voulue ;

on peut le réaliser dans des dimensions telles qu'une quantité infime de liquide soit suffisante ; il permet enfin d'effectuer très rapidement avec le même liquide des mesures successives.

On aspire par le bout D le liquide à examiner se trouvant dans la capsule C; la pipette A se remplit, on pince en X ; on fait passer un courant d'eau à température constante par le tube C, elle s'écoule par le tube D. A ce moment on ouvre la pince X et on note la température ; on chronomètre au 0,2 de seconde le temps nécessaire pour que l'ampoule se vide entre deux traits A et B. Si on connaît ce temps d'écoulement pour l'eau et la densité du liquide, on obtient la viscosité par la formule :

$$Z = \frac{T}{T'} \cdot d.$$

On peut, dans certains cas, appliquer sur les liquides une pression donnée, au moment de l'ouverture de la pince X. Cette pression est, d'après les recherches de Hess, Rothlin et autres, nécessaire pour donner des résultats valables ; faute de quoi, la loi de Poiseuille ne serait pas applicable ; elle doit être d'environ 50 cm. de mercure.

Un appareil très commode, que l'on peut placer dans un thermostat ou une étuve, est celui d'Ostwald. Il est surtout bien maniable sous la forme que lui a donné Mastrobuono ; il est surtout indiqué dans le cas des colloïdes hydrophiles, où il faut opérer sous pression.

On aspire par la seringue P le liquide se trouvant en G, jusqu'au dessus de la ligne A, puis on exerce sur le liquide une pression qu'on mesure au besoin avec un manomètre branché sur le parcours du tube de caoutchouc. En S se trouve une soupape à clarinette de Verdier (fig. 35).

Les appareils décrits nécessitent une détermination préalable du poids spécifique du liquide. Cette détermination est souvent assez difficile, surtout dans la médecine pratique ; elle demande des quantités notables de substances. C'est pourquoi les auteurs se sont efforcés de l'éviter.

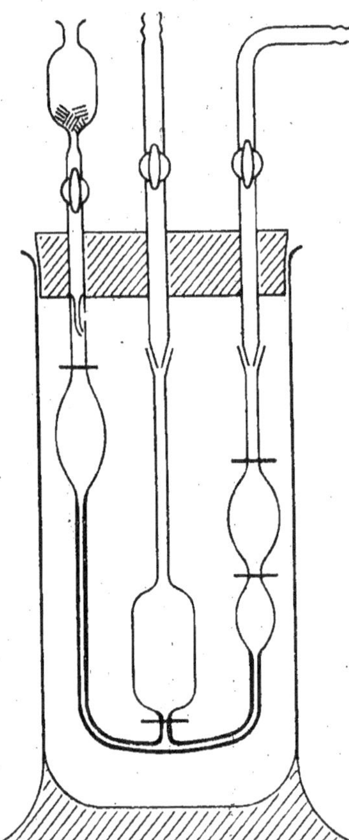

Fig. 38.

Hess l'évite en plaçant les capillaires horizontalement et en faisant s'écouler les liquides sous pression. Pour s'épargner des calculs, HESS exécute la mesure de la viscosité spécifique en même temps pour l'eau et pour le liquide examiné et il calibre les capillaires de façon à pouvoir la lire immédiatement. Le fonctionnement de l'appareil de HESS a été décrit tout au long par MARTINET.

L'appareil de HESS est très pratique ; néanmoins on peut se demander si le calibrage des tubes peut s'effectuer toujours dans des conditions rigoureuses, si l'emploi de deux tubes différents permet l'application de la loi de POISEUILLE simplifiée et établie pour le même tube et à même pression, si une opération en miniature ne rend pas les écarts encore plus sensibles ; si, enfin, la pression exercée se répartit également sur les deux liquides. Mais une chose est certaine : la température possède une influence formidable sur la viscosité ; il faut en tenir compte, surtout lorsqu'on emploie des tubes capillaires, ou rien qu'en soufflant on peut provoquer des variations notables de la température d'une veine liquide si mince. Pour pouvoir opérer une température constante HESS a présenté récemment un appareil perfectionné de laboratoire et ROTHLIN l'a rendu utilisable pour des températures et des pressions exactement déterminées. Voici l'appareil perfectionné de HESS, fig. 36) tel qu'il a été utilisé par ROTHLIN. Récemmnent, CHENEVAU a construit un appareil permettant de déterminer la viscosité avec de petites quantités de liquide.

Un viscosimètre à l'usage des cliniciens (fig. 37), ne prétendant pas à une exactitude, est celui de CUVIER.

La figure rend superflue la description de son fonctionnement.

Immédiatement après la mesure, il faut souffler fort dans le bras court du capillaire pour le débarrasser du sang, plonger ensuite le viscosimètre dans de l'acide azotique fort, le rincer abondamment et le sécher.

Pour éviter la détermination de la densité des liquides examinés, SCARPA est arrivé à la loi suivante :

Si nous appelons T^1 le temps de remplissage d'une portion déterminée d'un tube capillaire, et T^2 le temps d'écoulement du même volume de liquide, par le même capillaire, à la même pression et à la même température, la viscosité sera établie par la formule.

$$\eta = \frac{T^1 . T^2}{T^1 + T^2}.$$ Supposons la viscosité de l'eau

$$\eta = \frac{t^1 . t^2}{t^1 + t^2}$$ alors la viscosité d'un liquide quelconque (viscosité spécifique),

$$Z = \frac{\eta}{\eta^0} . d$$ sera égale à $\quad Z = \frac{T^1 . T^2}{T^1 + T^2} . \frac{t^1 + t^2}{t^1 . t^2}$; désignons $\frac{t^1 + t^2}{t^1 . t^2} = K$

----

(1) COGIT et Cⁱᵉ, Constructeurs. Paris.

Pour un dissolvant donné (eau, aniline) qu'on peut obtenir à l'état de pureté parfaite et pour le viscosimètre employé ; la viscosité spécifique sera alors :

$$Z \frac{T^1 \cdot T^2}{T^1 + T^2} K$$

Scarpa a donné à son viscomètre une forme semblable à celle du viscosimètre d'Ostwald. Une autre modification permettant l'emploi en série a été décrite tout récemment par Holker. Voici cet appareil :

C'est un tube à essai dans lequel se trouve un tube capillaire renflé au milieu ; ce tube plonge dans le liquide examiné. Par son extrémité supérieure, on peut le réunir à une série de tubes semblables. Par l'intermédiaire d'un robinet à deux voies on aspire ou on exerce une pression, pour faire monter ou descendre le liquide dans l'appareil, placé auparavant dans un thermostat. Une encoche pratiquée dans le bouchon, fixant les capillaires dans les tubes à essais, permet d'égaliser la pression. Les pressions nécessaires pour faire monter ou descendre le liquide dans les capillaires sont strictement égales.

Holker déterminait non seulement la viscosité de ces liquides avec l'appareil décrit, mais également leur densité. Cela est tout à fait surprenant, car les recherches que nous avons entreprises à ce sujet nous ont démontré que la détermination de la densité n'était pas chose facile à l'aide d'un appareil dans le genre de celui de Holker. Pourtant cela est théoriquement vrai. En effet, la viscosité spécifique Z d'après les formules de Poiseuille et de Scarpa est donnée par les équations suivantes :

$$Z = \frac{T^1 - T^2}{T^1 + T^2} \cdot \frac{t^1 + t^2}{t^1 \cdot t^2} \quad \text{et} \quad Z = \frac{T^2 \, D}{t^2 \, d} \quad \text{nous avons}$$

$$D = \frac{T^1 \, T^2}{T^1 + T^2} \cdot \frac{t^1 + t^2}{t^1 \cdot t^2} \cdot d \quad \frac{t^2}{T^2} = \frac{T^1}{T^1 + T^2} \cdot \frac{t^1 + t^2}{t^1} \cdot d \quad ; \text{ désignons}$$

$$d = \frac{t^1 + t^2}{t^1} = K \quad \text{(pour l'eau et l'appareil donné) nous obtenons}$$

$$D = \frac{T}{T^1 + T^2} K.$$

Mais, en réalité, lorsqu'on cherche à établir une densité à l'aide de l'appareil de Scarpa, on obtient des chiffres bien différents, accusés par la picnométrie et par la densimétrie. Donc, soit le principe de la méthode de Scarpa, soit sa réalisation est entachée d'une erreur.

Tous les appareils précédemment décrits n'envisagent pas de source d'erreur due à l'évaporation ; les mesures effectuées à l'aide de notre tonomètre dans l'atmosphère ayant la même tension de vapeur que le liquide examiné, nous ont démontré que cette erreur peut atteindre des valeurs notables. Voici quelques chiffres pour les substances volatilles :

Substance	Viscosité spécifique		Différence des valeurs
	à l'air libre	dans l'atmos-phère saturée	
Ether sulfurique (anhydre).	0.92	0.71	22. 8 %
Chloroforme (pur).	0.87	0.79	— 9. 2 %
Sulfure de carbone.	0.43	0.43	— 2. 3 %
Tétra-hlorure de carbone.	0.85	0.82	— 3. 5 %
Benzène.	0.79	0.77	— 1. 3 %

Ainsi, pour l'éther la différence peut atteindre 22 % ; pour éviter ces écarts il faut donc se servir de préférence de vases clos et employer plutôt la pression que l'aspiration.

Nous nous servons de l'appareil suivant qui tient compte des facteurs énumérés (fig. 38)[1].

6. **Données numériques**. — Donnons à présent les valeurs de la viscosité spécifique de quelques substances.

Substances	Tempé-rature	Pression Hg	Viscosité Spécif.	Auteurs
Ether sulfurique.	20°	?	13,1	Tables de Landolt.
Alcool éthylique.	20°	10.0 cm	1,2	Bottazzi.
» méthylique.	12°	?	1,72	Rothlin.
Glycérine 50 %.	20°	8 2	0,63	Bottazzi.
Gélatine 2 %.	25.	7,8	4,48	Rothlin (1920).
Caséine 5 % dans Na^2CO^3 à 2 %.	19	8,7	2,45	»
Amidon 5 %.	?	7.7	3 89	»
» soluble.	13	11,3	6,12	
Dextrine 20 %	»	0,0	1,74	
Gelose 2 °/°°.	9,5°	10,0	3,57	
Savon 1 %.	27.°C	9,75	1.96	
Gomme arabique 5 %.	15,5°	0,0	2,8	
Sérum de bœuf(coag.spont)	20,°	10,0	9.46	Rothlin. (1921)
Sang » défibriné.	38°	»	1,81	
Eléments figurés du sang humain en susp. dans Na Cl 0,9 %.	»	»	3,89	

(1) * Cogit et Cie, Constructeurs. Paris.

Substances	*Tempé-rature*	*Pression Hg*	*Viscosité Spécif.*	*Auteurs*
Sérum de lapin.	14	13,9	3,34	
»	40		1 38	
Sérum de chien.	39	Pression	1,43	MEYER (1902).
»	40	hydrosta-	1,84	BOTTAZZI (1902).
Sérum de cheval.	40	tique pro-	1,51	MEYER. KOPACZEWSKI (1920.
»	25	pre non-	1,72	MEYER.
Sérum humain.	40	évaluée.	1,56	MEYER.
»	37	»	1.82.	NAEGELI.
» d'Homme.	25	»	2.10	KOPACZEWSKI (1920).
» de Femme.	»	»	1.92	»
Non-colloïdes.		»		Voir LANDOLT-BORNSTEIN. (Tables'.

	Viscosité absolue η_1 à :		
	10°C	15°C	20°C
Eau.	0.01309	0.01124	0 01012
Glycérine.		10.69 (à 18.28°C)	7.76. (à 20. 8°C)
Alcool.	0.01473		0.01202
»	0.01525		0.01257
Sucre à 5 °/°.		0.01381 (12, 5°C)	0.01127 (20.3°C)
» à 10 °/°.	0.01722 (10,5°C)		0.01322
» à 20 °/°.	0.02351 (13°C)		0.01910
» à 40 °/°.	0.0939 (8.9°C)	0.0798 (12, 8°C)	0.06004 (20.2°C)

Les relations entre la viscosité du sang et du sérum

Substances	*Température*					*Densité*
	10.	15.	20.	25.	37.	
Sang d'homme.					5,1	
(H_2o à 37°C = 1)					(1,39-9,21)	
Sang de lapin normal.		3,3				1.0431
» » » privé de nourriture		3,7				
Sang de chien.					7,2	
» » » défibriné.		10,5	9,50	8 3		
» » » oxalaté.					8,1	
Sérum de chien.			2,4	2,2		

7° **Applications**. — Les applications de la viscosité, aujourd'hui appréciables, le seront davantage dans un avenir prochain. Les esprits prévoient depuis fort longtemps l'importance de la viscosité dans la vie. Déjà en 1905 BOTTAZZI attirait l'attention sur le travail fourni par le cœur, environ 4 fois plus grand, étant donnée la viscosité du sang, qu'il serait si au lieu du sang il propulsait de l'eau. Il est indiscutable que la viscosité joue un rôle capital dans les maladies du système circulatoire et autres, en apportant des troubles dans la circulation du sang, dans les excrétions et les sécrétions à travers des capillaires.

Aujourd'hui déjà les applications de la viscosité sont nombreuses.

a) *La viscosité et la pureté du lait.*

Les recherches de ZANGGERS et KOBLER ont établi que par la mesure de la viscosité, assez constante pour le lait pur, on peut constater la pureté de ce poduit.

L'addition de produits étrangers, surtout d'alcalis, modifie sensiblement cette constante, égale environ à 2,2 à 20° C ; sous l'influence de l'agitation et des chocs, la viscosité baisse, mais elle revient à sa valeur primitive au bout d'un certain temps de repos ; elle reste basse si on a partiellement dégraissé le lait.

b) *La viscosité et la stabilité colloïdale.*

L'importance de la viscosité est maintes fois prouvée dans les réactions de la floculation colloïdale. Pour conserver les extraits d'organes, les venins, les ferments, etc., on emploie la glycérine ; pour stabiliser des colloïdes thérapeutiques, et empêcher leur sédimentation, on les additionne de gélatine, de gomme, d'albumines, etc..., substances qui, toutes, augmentent la viscosité dans des proportions considérables. On agit de même pour stabiliser les émulsions des graisses ; cette pratique est courante dans la préparation des laits de toilette.

Le mécanisme de cette action est bien compréhensible après tout ce que nous avons dit sur les lois de la stabilité colloïdale.

Non seulement la sédimentation des suspensions, mais aussi la floculation micellaire sont sensiblement retardées dans les milieux visqueux ; il en est de même pour le transport électrique des ions et des colloïdes.

Des expériences classiques de ZSIGMONDY en ont apporté la preuve. Cet auteur en se basant sur le fait que les micelles de l'or colloïdal rouge pourpre augmentent de grandeur par la floculation et que ce grossissement se traduit par le changement de couleur de rouge, en bleu, a établi la quantité de substances visqueuses (nombre d'or) nécessaire pour empêcher la floculation de 10 cm de son or colloïdal par 1 cm. de Na Cl à $\frac{x}{n}$.

Voici les chiffres :

Gélatine .... 0,005-0,01 mgr.
Caséïne .... 0,01 «
Albumine d'œuf.................. 0,06 -0,3 «
Gomme arabique.................. 0,15 -0,25 «
Dextrine .... 10,00-20,00 «
Amidon .... 25,00 «

La viscosité exerce une action à première vue paradoxale sur la gélification ; plus la viscosité est faible, plus la gélification est rapide. Le même fait se retrouve dans la coagulation du sang. Nous en reparlerons dans le chapitre consacré à la dynamique colloïdale.

c) *La viscosité en pathologie.* — Des considérations hydrodynamiques nous forcent à admettre que la circulation normale nécessite une viscosité normale du sang. La viscosité du sang est sujette à des variations journalières assez accentuées : elle accuse un minimum pendant la digestion ; par contre le travail fatiguant, l'alcool et le café l'augmentent, suivant DETERMANN.

Les substances médicamenteuses peuvent changer la viscosité dans des proportions notables : d'après SCHEITLIN, la gélatine ou l'arécoline en injection intraveineuse ; l'alcool sinapisé en applications locales, provoquent une augmentation de la viscosité chez les chevaux de 15 °/°, 35 °/°, et 12 °/°. Les recherches de cet auteur démontrent que dans différentes maladies la viscosité varie considérablement ; ainsi dans les maladies de poumon, elle est forte, et dans les anémies, faible.

Les expériences de MULLER, BURTON-OPITZ, FERRAI, KOTTMANN sur l'homme n'ont pas encore fourni de résultats concordants. Un fait bien établi par HAMBURGER, c'est l'augmentation de la viscosité du sang par le bioxyde de carbone qui agit sur les globules rouges en augmentant leur volume. La teneur du sang en matières protéïques influe également sur la viscosité, elle est d'autant plus forte que cette teneur est grande.

Il apparaît donc nettement que les mesures de la viscosité du sang n'ont qu'une valeur médiocre, si en même temps nous ne cherchons pas à les mettre en corrélation avec le nombre des globules rouges et blancs, avec leur volume qui dépend à son tour de la teneur du sang en bioxyde de carbone, avec la concentration moléculaire du sang, avec leur teneur en hémoglobine, et, enfin, avec la richesse du sang en matières albuminoïdes. Ces dernières changent leur viscosité suivant les degrés de leur ionisation.

Il faut donc bien déterminer la viscosité, la pression osmotique, l'indice réfractométrique, le degré de dissociation électrique et la numération des éléments figurés ; alors seulement la viscosité du sang permettra de tirer des conclusions valables.

D'autre part, les mesures de la viscosité que nous effectuons ne nous renseignent pas sur le frottement intérieur entre les tissus et le sang ; et à ce sujet nous sommes aujourd'hui à la recherche d'une méthode expérimentale.

Il semble donc qu'actuellement, à moins de s'entourer de toutes les mesures corrélatives précédentes, les déterminations de la viscosité du sang sont sans valeur ; car, même lorsqu'elles sont effectuées à des moments déterminés, chez des individus soumis à un régime, il n'est pas possible de se rendre maître de toutes les conditions qui peuvent amener des fluctuations, pour ainsi dire physiologiques, de la viscosité (travail musculaire, état nerveux, etc.). Il est donc préférable de mesurer la viscosité du sérum, qui est de beaucoup moins variable ; en effet, les éléments figurés étant éliminés, ni leur nombre, ni leur tonicité, ni leur teneur en CO^2 n'ont d'importance ; les seuls facteurs à envisager sont donc la quantité des substances protéiques et le degré de dissociation électrique. Ils s'obtiennent facilement et rapidement par la mesure de l'index réfractométrique et de la conductivité électrique du sérum.

Le degré de viscosité du sang a une grande importance au point de vue de la sécrétion urinaire. Les recherches de LAMY et MAYER semblent démontrer qu'une forte viscosité du sang constitue un obstacle ou tout au moins une difficulté pour le travail rénal ; par contre la quantité d'urine augmente lorsque le sang est moins visqueux. Pourtant, dans certains cas, l'introduction dans le sang d'une solution visqueuse de sucre provoque une diurèse manifeste.

Pour terminer, nous devons rappeler le rôle de la viscosité sanguine dans le phénomène de choc par contact, que nous avons décrit dans la première partie ; il en résulte nettement qu'on peut éviter ou tout au moins affaiblir l'intensité de ces chocs, en empêchant la floculation micellaire par une augmentation préalable de la viscosité du sang.

CHAPITRE VI

TENSION SUPERFICIELLE

1° **La nature de la tension superficielle.** — Remplissons un vase profond avec de l'eau et recouvrons sa surface avec une poudre quelconque — le lycopode, par exemple. Si l'on enfonce verticalement dans cette eau une bougie ou une baguette de verre paraffinée ou graissée, assez grosse, on voit que la poudre se réunit petit à petit dans la cavité qui se forme autour de la baguette et lorsqu'on retire celle-ci, la poudre abandonne cette cavité. Versons, d'autre part, quelques gouttes d'éther dans un verre pour humecter les parois et rejetons le reste de sorte que le verre soit rempli de vapeur d'éther. Si l'on verse de ces vapeurs d'éther sur la surface de l'eau, couverte de lycopode, on voit que la poudre s'éloigne rapidement de l'endroit où ces vapeurs ont tombé. Pareillement, une goutte d'eau qui se maintient à l'extrémité d'un tube vertical, tombe lorsqu'on lui approche des vapeurs d'éther.

Un morceau de camphre, jeté sur l'eau ou une goutte de collodion prend des mouvements rapides et désordonnés sur la surface ; une aiguille avec certaines précautions, se maintient sur la surface de l'eau, comme si cette dernière était élastique ; la marche de quelques insectes sur l'eau ressemble aussi à un mouvement sur une surface élastique. Rappelons-nous les expériences saisissantes, ayant eu une répercussion formidable en Cosmogonie, sur les formes sphériques, que prennent les masses liquides non miscibles, introduites au sein d'un liquide de même densité.

L'expérience suivante, simple, mais fort curieuse, est à la base de ce phénomène :

Posons un anneau en fil de soie à la surface d'un vase rempli d'eau : il y prend une forme quelconque ; mais versons au milieu de cet anneau une goutte d'alcool, l'anneau prend immédiatement une forme sphérique.

Tous ces phénomènes s'expliquent aisément par l'existence de la tension superficielle.

En supposant que les molécules des gaz soient libres et se meuvent d'une manière indépendante, il faut admettre que dans les liquides, les molécules étant sensiblement plus rapprochées, les chocs moléculaires sont beaucoup plus fréquents et par suite, chaque molécule se meut autour d'un centre, dans une *sphère d'activité moléculaire*, dont la grandeur est d'ordre de µ µ.

En plus, sur chaque molécule du liquide agissent des forces, *forces de cohésion*, issues de toutes les molécules, différentes de l'attraction universelle. Si ces forces de cohésion et de la tendance au mouvement se contrebalancent au milieu des sphères de l'activité moléculaire, il n'en est pas de même de la surface des liquides où les molécules sont seulement en partie entourées par d'autres molécules ; il en résulte que toutes les forces de cohésion de ces molécules ont une résultante, dirigée à l'intérieur du liquide, normalement à sa surface. Toute cette couche superficielle possède donc une pression, que l'on peut comparer avec SEGNER, à celle qu'exerce un balon de caoutchouc gonflé sur l'air qu'il contient.

Cette *pression superficielle* dépend de la nature du liquide et de son état physique ; elle est plus grande dans les cas de surfaces convexes que de surfaces concaves ; elle est extrêmement grande et s'exprime par des milliers d'atmosphères. Il peut paraître inexplicable que, malgré cette pression, les liquides changent facilement de forme et se laissent diviser sans une grande résistance ; mais n'oublions pas que malgré une pression extérieure formidable les poissons des profondeurs des mers se meuvent facilement ; les liquides ne perdent donc pas, malgré cette pression, l'extrême mobilité de leurs molécules.

En suivant la comparaison de SEGNER, faite en 1752, YOUNG a fondé, en 1805, la théorie de la tension superficielle. Lorsqu'on assimile la couche superficielle à une membrane élastique tendue, tout se passe comme si la couche superficielle résistait à une force qui tend à la dilater. Toute une série de phénomènes semble démontrer qu'effectivement entre la couche superficielle et la membrane élastique tendue existe non seulement une étroite analogie, mais que cette couche, tout comme une membrane, différerait des parties internes par sa structure, par sa densité et par d'autres propriétés. Quoiqu'il en soit, la notion de la tension superficielle explique simplement un nombre considérable de phénomènes, mais en les expliquant, il ne faut pas perdre de vue que la tension superficielle n'est que la conséquence de la cause fondamentale de tous les phénomènes auxquels nous faisons allusion ; à savoir : de la cohésion des molécules du liquide, donc de la pression superficielle, qui en résulte, et de la tendance de tous les liquides à prendre la surface la plus petite possible.

Examinons l'influence de la tension superficielle sur les propriétés physiques des liquides.

2° Influence de la tension superficielle sur les propriétés phy-siques des liquides. — Des phénomènes particuliers ont lieu lorsqu'un liquide est limité par un corps solide ; ils consistent en modifications de la surface des liquides. Deux cas opposés se présentent, suivant que les liquides mouillent ou ne mouillent pas les corps solides ; dans le premier cas, la surface du liquide devient concave ; dans le second, convexe. Ce sont les phénomènes d'adhésion. Nous avons vu que la pression superfi-cielle et, par conséquent, la tension superficielle sont modifiées par les changements de la surface des liquides. Une expérience très intéressante démontre la réalité de ces modifications. D'un vase, dont le fond est cons-titué par un tissu de mailles, dont les orifices ont la dimension d'une ai-guille à coudre, l'eau s'écoule facilement ; mais plongeons son fond dans la paraffine et enlevons le superflu de la paraffine, de sorte que les mailles soient ouvertes ; recouvrons l'extérieur du fond avec une feuille de papier, remplissons le vase avec de l'eau. Si on enlève maintenant le papier par un mouvement horizontal et très doucement, nous verrons alors que l'eau ne s'écoule plus du vase ; car, de cette façon, la paraf-fine a empêché le mouillage du fond du vase et l'augmentation de la tension de la couche superficielle qui en résulte, est suffisante pour que la colonne d'eau soit supportée.

Par le même mécanisme s'expliquent les attractions et les répul-sions qui se produisent entre les corps légers flottant à la surface des liquides, qu'on observe sur les étangs et les rivières ; les corps mouillés sont repoussés des corps non mouillés. Beaucoup d'autres phénomènes s'expliquent également par la modification de la pression superficielle des liquides ; mentionnons parmi eux, la résistance et le mouvement des gouttes dans les tubes, les formations des chapelets, etc. Mais parmi les propriétés physiques des liquides, de beaucoup la plus importante, est la capillarité ; elle joue un rôle capital dans la vie et un nombre considérable des phénomènes des plus différents sont dûs à ce facteur. La capillarité est en relation étroite avec la tension superficielle ; elle en dépend, de sorte qu'on peut par la mesure de la constante de capillarité, évaluer la grandeur de la tension superficielle et vice-versa.

Plongeons dans un liquide un tube étroit : si le liquide mouille les parois, il s'élève dans le tube ; il s'abaisse dans le cas contraire. L'explication est simple : par le phénomène d'adhésion le menisque du liquide dans la cuvette est modifié — il devient concave si le liquide mouille les parois ; alors, comme nous l'avons démontré, plus haut, la pression superficielle diminue, et il se produit un excès de la pression extérieure sur cette pression superficielle qui force le liquide à s'élever, dans un tube étroit. Il est évident que cette force capillaire ne dépend pas des parties du tube situé au-dessous du menisque, mais uniquement de la tension superficielle du liquide et du rayon du tube.

Pour montrer l'importance du rôle de la capillarité dans la biologie, donnons quelques exemples. JAMIN a démontré l'influence des phénomènes capillaires dans la vie des plantes. Il a construit un appareil qui illustrait la façon dont les liquides s'élèvent dans les tissus par leur évaporation à la surface des feuilles. Mais on peut rendre manifeste beaucoup plus simplement cette élévation des liquides dans les tubes capillaires, traversant les corps poreux. Un morceau de craie, dans lequel on creuse un trou cylindrique, communiquant avec un tube capillaire et un manomètre, plongé dans un liquide, le tout bien étanché, permet de constater le passage du liquide dans le tube capillaire à travers les pores de la craie et on peut ainsi observer, qu'au bout de quelques jours une compression de l'air s'y manifeste, atteignant 3-4 atmosphères. POUILLET, en 1822, a vu à cette occasion que le mouillage des poudres sèches par l'eau s'accompagne d'un dégagement de chaleur.

Un autre phénomène capillaire a été signalé par LUDWIG : une membrane animale, contenant une solution d'un sel dans l'eau, perd une quantité importante de l'eau pure, de sorte que la concentration en sel y est augmentée. MATHIEU a trouvé que les solutions salines sont toujours appauvries dans les capillaires. L'importance de ce phénomène a pourtant échappé aux savants, qui ont effectué les mesures de la tension superficielle par la méthode de l'ascension dans les tubes capillaires, sur laquelle nous reviendrons plus loin. L'ensemble de ces phénomènes montre clairement le rôle que joue la capillarité dans la biologie.

Une relation très intéressante et grosse de conséquences a été établie ces temps derniers par BATTELLI et STEFANINI entre la tension superficielle et l'osmose.

Dans le chapitre suivant nous parlerons en détails du phénomène de l'osmose ; mais dès à présent, signalons les relations qui existent entre ce phénomène et la tension superficielle. L'explication des phénomènes osmotiques est très difficile. Tout d'abord, on croyait qu'il s'agissait d'un phénomène de capillarité dans le genre de ceux observés par JAMIN ; mais cette explication a trouvé un grand nombre de faits expérimentaux la contredisant. LIEBIG a voulu ramener l'osmose à la différence de l'absorption par le septum de deux substances en contact avec lui : le liquide aspiré d'un côté a été ainsi rejeté de l'autre. QUINKE a montré l'importance de la tension superficielle dans les phénomènes osmotiques. BATTELLI et STEFANINI ont soutenu que les solutions étendues d'égale tension superficielle, ont la pression osmotique égale, sont isotoniques ; isotonicité ne veut pas dire équimolécularité. Pourtant ils ont tenté à expliquer la pression osmotique par l'évaporation et la condensation successives du solvant dans les capillaires du septum. Et comme conclusion pratique, ils ont proposé de mesurer la tension superficielle pour vérifier l'isotonicité des deux liquides.

Les recherches de FRENKEL et CLUZET ont déjà, en 1901, démontré qu'il n'y a aucun parallélisme entre la concentration moléculaire et la tension superficielle des urines et que les différentes solutions dites isotoniques sont loin d'avoir la même tension superficielle.

Les recherches de BATTELLI et STEFANINI prouvent qu'il n'y a aucun parallélisme entre la tension superficielle et la concentration moléculaire. Les travaux de MICHAELIS, RONA, DAVIDSOHN, WINDISCH, etc... ont démontré qu'une certaine analogie existe entre la constitution chimique et la tension superficielle, que certains corps changent brusquement leur constante superficielle, suivant la concentration des ions $H+$; et surtout, que les substances diminuant la tension superficielle possèdent le pouvoir protecteur dans les réactions de floculation des colloïdes par les électrolytes. Si d'autre part, nous nous rappelons les relations étroites qui existent entre l'osmose et la tension des vapeurs, les points d'ébullition et de congélation, ainsi que cela a été démontré par VAN'T HOFF, nous voyons quelle complexité présentent ces phénomènes. De plus, en se basant sur les travaux de HELMHOLTZ sur l'électrisation par contact, PERRIN a démontré l'importance de la charge électrique des substances dans la production du courant osmotique. Quoiqu'il en soit, le rôle de la tension superficielle, dans les phénomènes d'osmose, semble définitivement démontré par la logique expérimentale de BATTELLI et STEFANINI.

La tension superficielle est encore un facteur important de la stabilité des colloïdes, elle constitue en effet la seule force qui tend à diminuer la surface énorme des micelles colloïdales, elle est contre-balancée par la répulsion électrostatique, dûe à la charge uniforme des micelles. Ainsi, lorsqu'on augmente la tension superficielle d'un colloïde, on peut provoquer sa floculation. Le fait a été observé *in vitro* par de nombreux auteurs (HOFMEISTER, PAULI, etc.), et *in vivo*, à la suite d'injection intraveineuse de substances salines, à la concentration dite isotonique par WIDAL. Ainsi l'importance de la tension superficielle dans les réactions colloïdales ne doit jamais échapper.

En résumé, la tension superficielle est un facteur excessivement important qui modifie les principales propriétés physiques du liquide, et par conséquent, joue un rôle dominant dans les phénomènes vitaux. Il est de toute importance de la bien connaître, de la déterminer bien exactement.

Les travaux disparates qu'on a effectués jusqu'aujourd'hui dans ce sens ont toujours mis en évidence des faits nouveaux et insoupçonnés. Passons en revue les faits acquis définitivement et démontrant le rôle de la tension superficielle dans la vie.

3° Les méthodes des mesures de la tension superficielle. — Quelles sont donc les méthodes de la détermination de la tension superficielle ? Excessivement nombreuses et, en général, peu exactes. Les unes purement physiques, compliquées, presque inaccessibles pour un physiologiste, les autres par contre, simples, mais défectueuses.

Parmi les méthodes physiques, signalons les plus connues et réputées comme les plus exactes. La plus simple parmi elles est celle de lames parallèles, soulevant une colone liquide ou celle de WILHELMY, basée sur la détermination du poids du liquide soulevé par une lame solide verticale. Lord RAYLEIAH a réussi le premier à appliquer la mesure des petites ondes à la détermination de la tension superficielle ; LENARD a appliqué la détermination de la tension superficielle, la mesure des oscillations d'une goutte sphérique au moyen des photographies instantanées. Parmi les méthodes simples, accessibles aux physiologistes, la méthode des tubes capillaires de GAY-LUSSAC a été, avec de nombreuses modifications, la plus employée. On mesure par cette méthode la constante de la capillarité et grâce aux relations qui existent entre cette constante et la tension superficielle, établie par la formule suivante :

$$a^2 \text{ (constante de la capillarité)} = \frac{2\,\alpha \text{ (tension superficielle)},}{\delta \text{ (densité)}.} \text{ on}$$

peut facilement calculer la tension superficielle.

Cette méthode est en principe exacte, mais la grosse difficulté consiste dans la mesure rigoureuse du diamètre du tube capillaire.

En plus, la précaution suivante ne doit pas être perdue de vue : le mouillage parfait du tube, sa propreté absolue, d'où la nécessité de l'aspiration du liquide dans le tube au-dessus de la hauteur probable, avant d'effectuer une mesure. Finalement, l'opération doit être effectuée dans le vide ou mieux dans l'atmosphère chargée des vapeurs du liquide examiné. En dehors de ces deux difficultés techniques, il y en a une autre, théorique : le phénomène signalé par MATHIEU, dont nous avons parlé plus haut, savoir que la densité des liquides dans les tubes capillaires devient plus faible. Pour tourner la difficulté de la mesure du diamètre du tube capillaire, JEAGER, en se basant sur le travail de SIMON DE METZ en 1831, a modifié cette méthode. Elle consiste dans l'établissement d'une telle différence de hauteur des deux tubes capillaires de diamètres différents que les bulles d'air, traversant la solution étudiée, s'échappent simultanément des deux orifices capillaires. La tension superficielle est donnée alors par la formule $\alpha = K.\,h.\,\delta$ (K = constante, h = différence des hauteurs, α = poids spécifique). BRIOUKHANOW a modifié cette méthode pour obtenir directement les valeurs non relatives, mais absolues de α.

Cette méthode employée en physiologie pour des liquides assez visqueux, n'est pas exacte ; on sait que ces liquides se meuvent dans les capillaires avec une grande lenteur, d'où la difficulté d'obtenir le moment d'équilibre dans la hauteur du liquide examiné. FANO et MAYER ont pensé de pouvoir substituer la mesure de la pression hydrostatique par celle de la pression pneumatique et on fait communiquer le tube capillaire avec un manomètre. Mais alors, la détermination du rayon du tube capillaire subsistait, et à cette difficulté s'ajoutait une autre : l'insuffisante sensibilité du manomètre à l'eau.

Une méthode encore plus simple, est celle de la pesée des gouttes, qui permet d'après la formule P (poids d'une goutte) = 2 π rα. Malheureusement, la grande difficulté consiste à mesurer le diamètre du disque d'arrachement de la goutte qui n'est nullement celui de l'orifice du tube d'écoulement, et varie d'un liquide à l'autre, d'où la discordance des résultats de la tension superficielle, obtenue par cette méthode et son abandon. Une étude critique, étayée sur des recherches approfondies de cette méthode, a été faite par PERROT.

Sur le même principe de pesée des gouttes, est basée la méthode récente de LIVINGSTON MORGAN. L'appareillage est en apparence des plus simples mais délicat et nécessite beaucoup de temps pour être monté ; la méthode se passe de la connaissance de la densité, mais comme la balance intervient pour la pesée, cet avantage n'apparaît point capital. En principe, elle semble assez précise, mais en réalité, les chiffres obtenus par l'auteur lui-même sont excessivement faibles. Ainsi les mesures de la tension superficielle des sérums des différentes espèces sont très basses et donnent une différence de plus de 20 dynes, avec les chiffres obtenus par les autres méthodes. Malheureusement aussi, l'auteur ne publie pas les valeurs de la tension superficielle des substances anorganiques et organiques, dont cette constante a été souvent déterminée et pour ainsi dire fixée ; le manque de ce critérium ne permet pas de préciser suffisamment l'exactitude de la méthode de MORGAN. Une méthode exacte, d'une sensibilité de la balance, est celle de l'arrachement des disques par les lames horizontales ou les cylindres creux. LEDUC et SACERDOTE et MARAGHINI ont calculé ainsi la tension superficielle. Mais cette méthode, exacte, est très délicate et lente. Elle n'est guère applicable dans les cas où il s'agit de faire un nombre considérable de déterminations.

Pour éviter l'emploi d'une balance, tout en utilisant le même principe, LECOMTE DE NOUY a construit un appareil, où la force nécessaire pour arracher un disque a été celle d'un couple de torsion d'un fil métallique. Le degré de cette torsion pourrait être lu directement sur un cadran. Simple et rapide, ne nécessitant qu'une quantité de liquide fort restreinte, cette méthode ne permet pas d'opérer toujours à la même température, ni à la même pression, ni à la même tension de vapeurs. De plus, il est plus que probable, que l'état hygrométrique de l'atmosphère doit intervenir dans l'évaluation de la force de torsion, nécessaire pour arracher le disque.

Toutefois les chiffres donnés par LECOMTE DE NOUY au sujet de l'eau distillée, sont très voisins des chiffres obtenus par les méthodes les plus exactes.

Mais pratiquement, il faut toujours pour un biologiste, une méthode simple et exacte ; l'appareil réalisé par LECOMTE DE NOUY est très coûteux, volumineux et très fragile, en aucun cas il ne peut devenir un appareil de pratique courante.

Ainsi le manque d'une méthode simple, exacte et rapide, pour déterminer la tension superficielle d'un liquide se faisait sentir et apportait une difficulté de plus à la vulgarisation de cette notion. De cette façon s'explique le succès qu'obtenait dès son apparition la méthode dite « stalagmométrique ». Elle repose sur le principe suivant, connu sous le nom de la loi de TATE ; le volume d'une goutte est proportionnel à la hauteur du liquide dans le tube capillaire ; donc, plus la tension superficielle de ce liquide est basse, plus le nombre de gouttes qui s'écoulent d'un tube capillaire donné est grand. Soit :

$$a = \frac{N \text{ (nombre de gouttes d'un volume d'eau distillée)}}{N' \text{ (nombre de gouttes de même volume du liquide examiné)}} \cdot d \text{ (densité)},$$

à la condition expresse que les deux mesures soient effectuées à la même température. En multipliant ce chiffre par 73, tension superficielle la plus probable de l'eau distillée en dynes par cm^2, on obtient la tension superficielle du liquide examiné en dynes centimètres, ou bien, en le multipliant par 7158,4, on l'obtient en ergs. La méthode a été appliquée en biologie par AMMANN, en 1902, puis introduite, sous une forme simplifiée par TRAUBE. Les chiffres obtenus par cette méthode, simple et rapide, sont malheureusement sujets à des fortes causes d'erreurs. La principale cause d'erreur est l'évaporation. La goutte se forme, en effet, à l'atmosphère libre et, pour les substances volatiles, l'erreur est considérable ; il faudrait donc modifier l'appareil de TRAUBE pour que la goutte puisse se former dans une atmosphère, ayant la tension de la vapeur du liquide examiné. En second lieu, le nombre de gouttes augmente d'une façon notable lorsque la température s'élève, une nouvelle modification serait donc nécessaire pour pouvoir opérer à la température constante. Finalement, la pression qui s'exerce dans l'intérieur de l'appareil devrait être toujours constante pour fournir des résultats comparables. Pratiquement, dans l'appareil de Traube, on a élargi l'orifice inférieur du tube capillaire pour augmenter la surface d'arrachement de la goutte, et éviter l'ascension du liquide le long du bord extérieur d'orifice, de sorte qu'un appareil de capacité d'environ 8 cc., donne une cinquantaine de gouttes d'eau à 15° C. Pour mesurer les fractions d'une si grande goutte, l'appareil possède des divisions, mais ces divisions, établies pour l'eau distillée, ne sont d'aucune valeur pour les substances d'une tension superficielle différente ; il faudrait établir les corrections pour chaque cas. Pour finir, l'appareil stalagmométrique est d'un remplissage délicat, nécessitant une trompe ou un aspirateur ; il est impossible de se mettre complètement à l'abri des poussières qui pénètrent par le tube capillaire.

De toutes ces causes d'erreurs, celle de l'évaporation est la plus accentuée. Voici un exemple :

Substance	Nombre de gouttes	
	à l'air libre	dans l'atmosphère saturée des vapeurs du liquide examiné
Alcool à 95°.	105,0	115,0
Ether pur.	110,0	136,5
Chloroforme pur.	170,5	178,0
Sulfure de carbone pur.	116,0	140,5

On peut donc constater que l'évaporation est une cause d'erreurs très importantes, les écarts varient, suivant la substance, de 5 à 15 °/°.

Le même exemple montre que les divisions d'une goutte établies pour l'eau distillée, n'ont aucune valeur pour une substance telle que le chloroforme, qui donne 4 fois plus de gouttes que l'eau au même volume.

En ce qui concerne la température, il faut considérer qu'une élévation d'environ 8 degrés produit une augmentation d'une goutte dans le nombre obtenu, pour le même volume d'eau distillée.

Pour éviter toutes ces sources d'erreurs, Viale a apporté à l'appareil de Traube des modifications, mais alors, dans ces conditions d'expérimentation, l'appareil, simple en apparence de Traube, est devenu un appareil très compliqué de laboratoire.

En dehors de ces sources d'erreurs, inhérentes aux appareils réalisant le principe de Tate, il faut signaler que, d'une façon absolue, ce principe n'est nullement général, nullement exact.

En effet, une longue série de travaux analysés par Guye et Perrot et des recherches expérimentales, entreprises à ce sujet, ont nettement établi, qu'en dehors des facteurs tels que le nombre de gouttes, le temps de formation d'une goutte, et par conséquent, la pression hydrostatique et la viscosité, des forces, telles que la rigidité, l'élasticité et d'autres encore peu précisées, peuvent avoir une influence capitale sur le poids d'une goutte et, *eo ipso*, sur le nombre de gouttes s'écoulant par le même orifice, du même volume du même liquide. Par conséquent, la formule de TATE, basée sur la proportion entre le poids ou le nombre de gouttes et la tension superficielle, ne présente que le premier degré d'approximation. Le rôle de ces facteurs a été étudié, d'une façon particulière, par GUYE et PERROT au sujet du temps de formation d'une goutte et du rapport entre le nombre de gouttes du liquide examiné et celui du liquide type (benzène, eau, etc.).

Voici les résultats de ces auteurs :

1. Le poids des gouttes d'un même liquide, issues d'un même orifice, n'est pas le même, suivant que ces gouttes se forment lentement ou rapidement ; ce poids est habituellement le plus fort lorsque les gouttes se forment rapidement.

2. Le poids des gouttes suit les variations du rapport de gouttes du liquide examiné au nombre de gouttes du liquide-type.

Aussi nous sommes amenés à modifier la formule classique de TATE

$$\alpha = \frac{N\, d'}{N'\, d}$$

Posant $\dfrac{N}{d} = K\,t$ qui représente la tension superficielle du liquide type, celle du liquide examiné sera établie par la formule

$$\alpha\,t = Kt\,\frac{d'}{N'} \quad \cdot \cdot \cdot \cdot \cdot \cdot \cdot \cdot \cdot \cdot \quad (1)$$

Lorsqu'on connaît la valeur $\alpha\,t$ du liquide type, dont la constante a été fixée à l'aide des méthodes variées et exactes, on peut calculer la valeur Kt, constante caractéristique pour l'appareil utilisé.

Tenant compte des recherches de GUYE et PERROT, il faut donc dans la formule classique de TATE introduire deux corrections relatives à la durée de la formation d'une goutte $\left(\dfrac{T'}{T} = \gamma\right)$ et au rapport du nombre de gouttes du liquide examiné à celui du liquide type $\left(\dfrac{N'}{N} = \beta\right)$, la formule se présentera donc :

$$\alpha = K\,\frac{d'}{N'}\,(1+\beta) + \gamma \cdot \quad \cdot \cdot \cdot \cdot \cdot \cdot \cdot \cdot \cdot \quad (2)$$

Les valeurs de β et de γ sont données par Guye et Perrot.

Tableau I		Tableau II	
$\beta = \dfrac{N'}{N}$ (en dynes / cm)		$\gamma = \dfrac{T'}{T}$ (en dynes / cm)	
0.90	— 0.04	0.5	— 1.50
0.92	— 0.03	0.6	— 0.80
0.94	— 0.25	0.8	— 0.30
0.96	— 0,01	1.0	0.
1.00	— 0.005	1.5	+ 0.30
1.05	0.	2.0	+ 0.50
1.10	+ 0.005	3.0	+ 0.80
1.15	+ 0.001	4.0	+ 1.20
1.20	+ 0,03	5.0	+ 1.90
1.25	+ 0.04		

Ces corrections ne sont pas valables en dehors des rapports indiqués ci-dessus. Et lorsque ces rapports dépassent les limites indiquées, les phénomènes dynamiques entrent en jeu et ne permettent plus l'application de ces chiffres.

En ce qui concerne la biologie, il faut surtout compter avec les corrections β, car à chaque instant on se trouve en présence des substances diminuant fortement la tension superficielle. Il faut, dans ces conditions, déterminer la valeur de β pour deux ou trois liquides types dont le nombre de gouttes varie dans les limites permises. Quant aux variations de $\dfrac{T'}{T}$ elles nécessitent rarement l'emploi en biologie des capillaires plus larges.

Nouveau tonomètre. — Nous avons cherché à construire un appareil basé sur le principe de Tate, car ce principe permet une mesure rapide de la tension superficielle et en même temps permet d'éviter les erreurs précitées. Nous avons établi un appareil peu volumineux, peu coûteux, suffisamment exact, facile à manipuler, donnant entre les mains des médecins, au lit même du malade, les mesures exactes de la tension superficielle, tout en restant un appareil de laboratoire d'une grande précision physique (fig. 39).

Le tonomètre est constitué par une petite pipette (A) de capacité de 2 cc., donnant 40 gouttes à 15° C. Cette dernière se raccorde à sa partie supérieure à un petit réservoir (B), légèrement étranglé (e) à sa partie inférieure et muni d'un robinet (R). Entre le réservoir et la partie sphérique (S) de la pipette (A) se trouve un effilement capillaire et un petit trou (o), permettant le remplissage par le haut et le placement de l'appareil dans un vase clos. Les divisions au quart de goutte, situées au-dessus de la partie sphérique, permettent de fixer le point de départ de la première goutte tombante à compter, les divisions situées au-dessous le fixe de même pour la dernière goutte. A sa partie inférieure, la pipette est constituée par un capillaire de 0,3 m/m de diamètre, deux fois recourbée, de façon à siphoner légèrement le liquide et à dévier l'axe de l'appareil enregistreur. La partie inférieure de la pipette est effilée et bien rodée pour éviter le mouillage ; son orifice est soigneusement poli et horizontal.

Cette pipette — partie essentielle de l'appareil — est fixée par l'intermédiaire d'un bouchon en caoutchouc dans une éprouvette et glisse facilement dans ce bouchon. Aux côtés de la pipette se trouve un thermomètre et un tube de verre, recourbé à l'angle droit, muni d'un robinet (r) permettant le changement de pression à l'intérieur de l'éprouvette.

Mode d'emploi. — Pour faire *en clinique*, une mesure de la tension superficielle, on verse dans l'éprouvette un peu de liquide à examiner, on fixe la pipette au moyen du bouchon de caoutchouc dans l'éprouvette. On met dans l'étranglement (e) un peu de coton hydrophile (ou coton de verre), mouillé préalablement dans le liquide à examiner ; on verse ce liquide dans le réservoir B ; on place l'appareil dans une étuve à température constante et pour éviter l'évaporation, on a soin de boucher le réservoir. Au bout d'un certain temps on ouvre les robinets R et r et on débouche le réservoir B ; le liquide filtré passe alors dans la pipette et la remplit jusqu'au niveau du trou o. On ferme à ce moment les robinets R et r : et le liquide commence à s'écouler par l'orifice effilé du tonomètre. Fréquemment une petite colonne de liquide reste au-dessus de l'étranglement capillaire ; mais elle ne s'écoule pas pendant l'opération, la différence de pression est suffisante pour la maintenir en place.

Au laboratoire pour plus de précision, on remplit la pipette avec le liquide filtré et on la glisse dans le bouchon de manière à obstruer l'orifice de la pipette ; on ferme le robinet R et le liquide cesse de s'écouler. On place la pipette dans l'éprouvette ou on a mis au préalable un peu de liquide à examiner. Pour opérer toujours dans les mêmes conditions, on diminue la pression à l'intérieur de l'éprouvette à l'aide d'une pompe, à 700 m/m par exemple, et on ferme le robinet r. De cette façon le liquide peut séjourner dans la pipette le temps voulu pour prendre la température ambiante et saturer de ses vapeurs l'atmosphère à l'in-

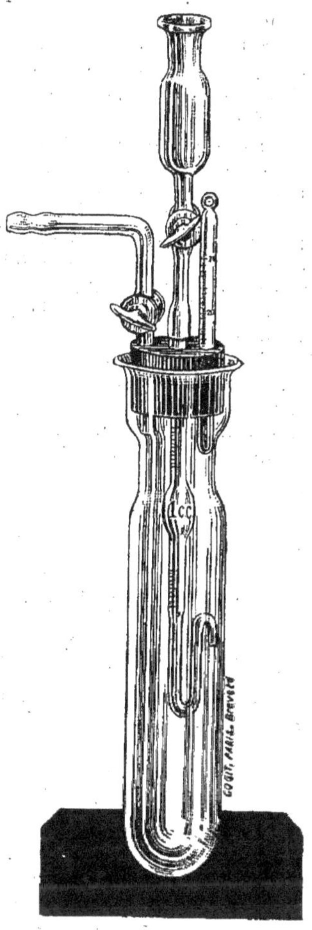

Fig. 39.

térieur de l'appareil. Au bout de ce temps, on enfonce à nouveau la pipette dans l'éprouvette et le liquide commence à s'écouler. On note le point de départ de la première goutte et la fin de l'opération.

Exemple d'une mesure. — On place 2 cc. d'eau distillée dans l'éprouvette; on fixe la pipette et on la remplit avec de l'eau distillée filtrée. On ferme les deux robinets R et r.

S'il s'est formé un chapelet de bulles d'air dans le tube capillaire, on glisse la pipette dans le bouchon pour obstruer le trou et on aspire par le robinet r ouvert ou on souffle par le réservoir B.

S'il se forme dans la goutte tombante des bulles d'air, on essaie d'approcher l'orifice inférieur de la pipette de la paroi de l'éprouvette et les bulles disparaissent. On referme alors le robinet r et on libère de nouveau le trou ; on compte le nombre de gouttes.

Supposons qu'on en obtient 41 gouttes à 24,5° C ; l'appareil est donc propre et l'eau pure, puisque à 15°C le nombre doit être de 40 gouttes, chaque augmentation de 8 degrés donnant une goutte de plus.

On vide alors la pipette et on la rince deux ou trois fois avec le liquide à examiner, par le même procédé que celui qui a servi à supprimer le chapelet de bulles d'air.

Supposons que le liquide soit de l'éther et que le nombre de gouttes trouvées soit égal à 135. Le nombre de gouttes écoulées d'eau distillée N divisé par N', le nombre de gouttes obtenu par l'écoulement du liquide examiné, multiplié par la densité de ce liquide D et par le nombre 73 (tension la plus probable de l'eau en dynes) nous donne la tension superficielle a du liquide en dynes.

$$a_{\text{(en dynes / cm)}} = \frac{N}{N'} \cdot D \cdot 73.$$

La seule formule exacte restant

$$a_t = K \frac{d'}{N'} (I + \beta) + \gamma$$

En substituant dans la formule simplifiée les lettres par les chiffres obtenus, nous avons :

$$a = \frac{41}{135} \cdot 0,7360 \cdot 73 = 17,07 \text{ dynes / cm.}$$

Appareil enregistreur. — Afin d'éviter une perte de temps en comptant les gouttes et aussi les erreurs qui peuvent se glisser à la faveur d'une distraction la plus légère, nous avons imaginé un compte-gouttes électrique. Cet appareil se fixe sur la pipette au-dessus de sa partie sphérique d'un petit ressort G qui fait partie d'une tige en laiton fixée à son tour sur une planchette en ébonite. Dans cette planchette se trouvent deux godets m et m, qu'on remplit de mercure et dont la surface doit être toujours en parfait état de propreté et au besoin humectée par une goutte de pétrole.

On fixe une petite bascule d'aluminium (P), soigneusement poli, au-dessus de la planchette.

Cette bascule a d'un côté un contre-poids et de l'autre, son extrémité, en rapport avec l'orifice du Tonomètre, reçoit une forme appropriée pour augmenter le poids de cette moitié de l'appareil par les gouttes tombantes. Immédiatement au-dessus des godets de mercure se trouvent deux aiguilles a et a', faisant un tout avec la bascule.

Le fil de contact sort libre en dehors de l'éprouvette.

Au moment de la première goutte tombante à enregistrer, on établit le courant par l'interrupteur, et l'aiguille du cadran se déplace d'une division. On rompt le courant après la dernière goutte à compter (fig. 40).

Instruction. — *Le support* des contacts au mercure et de la palette, se fixe sur la pipette au moyen de la pince à ressort, placée à la partie supérieure.

Il faut veiller à ce que l'extrémité de la pipette soit dans l'axe, et à deux ou trois millimètres de la palette lorsque celle-ci est relevée.

Fil souple à trois conducteurs. — Les fils conducteurs doivent toujours être branchés sur les bornes de la même couleur.

La palette doit être entièrement libre et surtout ne pas toucher à la paroi de l'éprouvette. Le bec sur lequel tombent les gouttes doit être très propre et parfaitement sec au début de chaque expérience. La forme de ce bec étant très importante, il est recommandé de faire les essuyages avec beaucoup de soin, afin de ne pas la modifier.

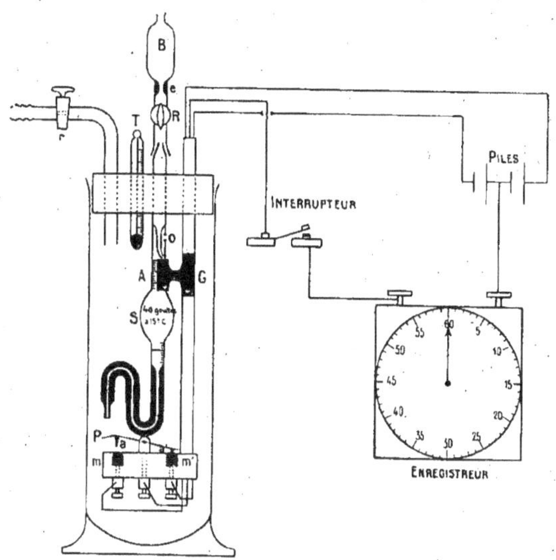

Fig. 40.

Interrupteur. — Le petit levier placé au-dessous du cadran étant en avant (vers les bornes), le courant des piles est interrompu ; en le poussant en arrière (vers l'opérateur), le courant est rétabli et l'appareil fonctionne. Au repos, le ramener toujours en avant pour éviter l'usure des piles.

Remise du compteur au zéro. — Elle se fait simplement en ramenant l'aiguille *en arrière*. Ne jamais faire tourner l'aiguille dans le sens du mouvement des aiguilles d'une montre.

Remplacement des piles. — Lorsqu'on change les piles, il ne peut y avoir d'erreur de montage, chaque pile ayant ses deux connexions distinctes : le fil avec cosses va forcément au positif, et la borne est reliée au fil qui constitue le négatif de la pile.

Les piles ont une durée très longue, atteignant plusieurs mois, si l'on a bien soin d'interrompre le courant lorsque l'appareil ne fonctionne pas.

Observations Générales. — *L'influence de la viscosité* peut être considérable ; dans le cas de liquides très visqueux ou très fluides il est donc nécessaire de modérer ou d'accélérer l'écoulement du liquide, de telle sorte que le nombre de gouttes soit au maximum de 1 goutte par seconde. Dans ce cas, rare en clinique, il suffit d'employer un tonomètre, muni d'un tube capillaire plus large, 1/2 à 2/3 m/m de diamètre. Pour éviter l'obstruction du capillaire, il faut toujours opérer avec des liquides soigneusement filtrés.

L'influence de la température est très notable; au laboratoire on opérera donc toujours à une température donnée, 15°C, 25°C ou mieux encore à 37°C. En clinique, on se contentera de noter la température et d'apporter ensuite la correction déterminée d'avance qui est, pour l'eau distillée : *d'une goutte pour chaque augmentation de la température de 8 degrés* (fig. 41).

L'influence de la propreté de l'appareil est formidable. Il ne faut pas oublier que la solution aqueuse de savon à 1 gr, pour 10.000 produit un abaissement de la tension superficielle de l'eau de 25 dynes environ, et que les substances diminuant la tension superficielle sont nombreuses. C'est pourquoi l'appareil doit être après chaque opération soigneusement nettoyé avec de la potasse ou de l'ammoniaque étendu, puis avec du permanganate de potasse, rincé à plusieurs reprises, avec de l'eau distillée, de l'alcool, de l'éther et séché ensuite à la trompe, à l'étuve ou dans un endroit chaud et sec.

De temps à autre il faut plonger la pipette pendant quelques heures dans une solution saturée et chaude de bichromate de potasse, additionnée d'acide

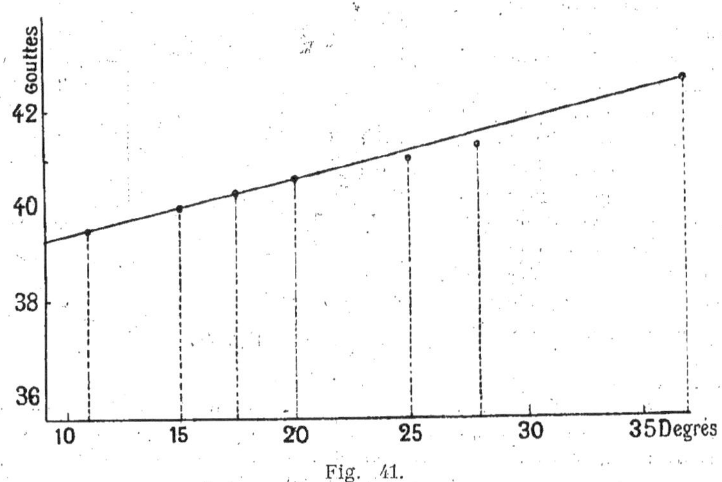

Fig. 41.

sulfurique et enlever ensuite les traces d'acide par des lavages abondants à l'eau, à l'alcool et à l'éther.

Si on a soin d'effectuer les déterminations dans un endroit non soumis à des tremblements et des chocs, le chapitre des précautions à prendre pour faire une bonne mesure de tension superficielle est clos.

4° Tension superficielle mesurée contre d'autres milieux que l'air ou les vapeurs d'eau. — Pour terminer, il nous reste à mentionner la possibilité d'effectuer avec notre appareil de mesures de la tension superficielle contre d'autres milieux que les vapeurs d'eau ; il suffit pour cela de remplir le vase extérieur avec le milieu désiré, non miscible, huile, par exemple. Des mesures de la tension superficielle contre les milieux différents ont été effectués par QUINCKE, DONNAN, et plus récemment HATSCHEK.

5° **Le rôle de la tension superficielle en biologie.** — Les phénomènes de la tension superficielle n'ont pas paru avoir une importance en biologie jusqu'à la fondamentale découverte par LIPPMANN des phénomènes électrocapillaires. LIPPMANN, avec un instrument des plus simples, à constaté que lorsqu'on modifie par un procédé quelconque la différence de potentiels V qui s'établit au contact du mercure avec un électrolyte, la tension superficielle du mercure change en même temps, de sorte que :

$\alpha - \alpha_0 = f\sqrt{(\mathrm{v})}$; lorsque la tension superficielle est rendue visible par le mouvement du mercure qui s'ensuit dans un tube capillaire. LIPPMANN a montré ensuite (1874) que si l'électricité modifie ainsi les forces capillaires, celles-ci peuvent inversement servir à produire de l'électricité. LIPPMANN a même construit un appareil, *un moteur capillaire*, avec lequel on pouvait à volonté transformer l'électricité en travail et vice versa. Les recherches ultérieures de LIPPMANN ont démontré que dans ce phénomène la tension superficielle est fonction uniquement de la différence de potentiel entre les deux liquides en contact ; qu'elle ne dépend nullement de leur composition chimique.

La question de cette relation entre la tension superficielle et l'électricité, une fois établie, a suscité une vive curiosité. La première application biologique en a été faite par KUNKEL en 1878. Ce savant, à l'aide d'électromètre capillaire de LIPPMANN a établi l'existence d'une force électromotrice dans les nervures des feuilles, considérable par rapport aux parties avoisinantes de la plante, ainsi que la présence d'une charge opposée entre les couches tissulaires, extérieure et intérieure, dans les plantes terrestres. Il en a conclu que les forces électrocapillaires sont à la base du mouvement de l'eau dans les capillaires.

L'existence des organes électriques chez quelques poissons marins (*Torpédo, Narcine, Gymnotus, Maleptermus*) a suscité la curiosité des biologistes, et d'ARSONVAL, dès l'année 1881, s'attache à appliquer les lois de LIPPMANN à cette question. Il démontre à l'aide des expériences des plus simples et très instructives que l'électricité n'est pas préformée dans les organes des poissons électriques, que ces organes produisaient de l'électricité sous l'influence d'une cause externe (danger, ou attaque d'une proie). MAREY a pu photographier, à l'aide d'un électromètre capillaire, les fluctuations rapides que subit le courant de la torpille, ou celui fourni par les contractions cardiaques ou musculaires.

D'ARSONVAL souligne aussi l'analogie entière entre les muscles et l'organe électrique et constate, en effet, qu'on obtient une décharge électrique, en déformant mécaniquement un morceau d'organe sans nerf. De cette façon, également, D'ARSONVAL explique le phénomène bien connu de l'oscillation négative. Presque à la même époque, un physiologiste anglais, HAY, observe que dans les urines, chargées de sels ou de pigments biliaires, le soufre en fleur ne tombe pas au fond du vase et se maintient sur la surface. Il donne l'explication de ce phénomène par la tension superficielle, fortement abaissée par la présence de ces sels ou de ces pigments.

La question de la tension superficielle est reprise par RHUMBLER, dans une série de mémoires très documentés, en ce qui concerne son rôle dans la nutrition et les mouvements des amiles. Ce savant arrive à la conclusion que la tension superficielle est sans importance dans l'acte de l'ingestion, mais possède une importance capitale dans les autres phénomènes vitaux des amibes. Les travaux de RHUMBLER ont provoqué des recherches multiples de BERNSTEIN, H. FISCHER, GRUBER, JENSEN, JENNINGS, etc... et toutes ces recherches mettent en évidence le rôle capital de la tension superficielle dans la vie organique. Il est toutefois difficile d'en tirer une conclusion nette.

6° Tension superficielle en médecine. — Au début de notre siècle, CHAUFFARD, FRENKEL et CLUZET, tirent de l'oubli la réaction de HAY, et éveillent de nouveau la curiosité des médecins sur cette question.

De nombreux expérimentateurs cherchent à établir la valeur de la tension superficielle des urines normales et pathologiques ; les relations entre leur toxicité et les autres constantes ; citons les travaux d'AMMANN, BILLARD, PERRIN, DONNAN, GRUENBAUM, DUHOT, DOUMER, etc... D'autres auteurs ont cherché à établir les valeurs de la tension superficielle pour le lait, le sérum, les amers, etc...

Le véritable point de départ des travaux sur l'importance de la tension superficielle, il faut le chercher dans les travaux de TRAUBE. Cet auteur s'est attaché tout d'abord à éclaircir le mécanisme de l'action des antiseptiques et celui de la narcose, et il a été émis l'hypothèse que la narcose est en relation étroite avec la tension superficielle. Cette conception a trouvé un nombre considérable de partisans. Nous avons apporté avec ROFFO des mesures qui semblent venir à l'appui de cette hypothèse. Pourtant des dates discordantes ont été signalées par BOUBANOVIC, VIALE, etc. Nous avons poursuivi nos recherches et nous en avons exposé les résultats dans les chapitres précédents.

Mais l'intérêt vraiment capital des travaux de TRAUBE, c'est d'avoir attiré l'attention des physiciens et des biologistes sur le rôle essentiel de la tension superficielle dans les réactions colloïdales et tout particulièrement dans les phénomènes de floculation micellaire.

En appliquant les résultats de ces recherches à la biologie, TRAUBE, ASCOLI, ZUNZ, V. HENRI, ISCOVESCO, etc., ont apporté une contribution marquée à l'explication de certains phénomènes biologiques, telle que la réaction de fixation, la nocivité de certaines substances toxiques, les réactions d'immunité, etc... Nous nous sommes, à notre tour, saisis de cette question et nous avons démontré quelle importance joue la tension superficielle dans la production des phénomènes du choc par contact, et dans sa suppression.

Nous avons établi, ensuite, avec Mme J. Requin, son rôle dans la réaction de Bordet-Wassermann et dans des réactions analogues.

Tout récemment, Tait a publié un travail fort intéressant qui lui a permis de tirer la conclusion suivante : les phénomènes de phagocytose sont l'expression des modifications de la tension superficielle.

Voilà le bilan expérimental des recherches sur le rôle de cette constante dans les phénomènes vitaux. Dans ce résumé, nous avons fait des omissions volontaires, celles où les expériences n'ont pas été instituées directement en vue d'établissement de l'importance de la tension superficielle et dans lesquelles seule l'interprétation des résultats permet d'invoquer ce facteur. A ce groupe appartient les nombreux travaux sur l'hémolyse, l'agglutination, la floculation, le gonflement, etc...

7° **Données numériques.** — Ces quelques données obtenues par nos recherches personnelles sont destinées à servir d'exemples et de vérifications des exercices effectués. Pour plus de détails nous renvoyons à nos publications originales et aux tables.

A. — *Substances augmentant la tension superficielle.*

Amidon à 1 °/° .... 74.60 dynes par cm.
Gomme arabique à 10 °/° (suivant la provenance) 74.40
Atoxyl à 10 °/° 74.59

B.— *Substances diminuant la tension superficielle.*
Oléate de soude à 1 °/° 30.48
Alcool absolu 24.99
Solut. aqueuse saturée de chloroforme. .. 19.06
   «   «   «   d'éther 44.45
Uréthane à 5 °/° 58.95
Cocaïne à 2 °/° 68.38

C. — *Substances biologiques.*

		moyennes de
Sérum du rat blanc	70.54	(3 déterminations)
« de cobaye	68.26	(21 «)
« de lapin	64.80	(4 «)
« de porc	68.78	(2 «)
« de cheval	70.54	(5 «)
« de femme	67.60	(85 «)
« d'homme	67.81	(113 «)
Liquide céphalo-rachidien	74.20	(15 «)
Urine d'homme adulte...............	59.94	(17 «)

CHAPITRE VII

OSMOSE

C'est un chapitre à peine ébauché de physique et pourtant un des plus importants de la biologie.

1° **Principes théoriques.** — Deux liquides, séparés par un septum (argile légèrement cuite, vessie, parchemin, caoutchouc, collodion, etc.) le traversent avec différentes vitesses — c'est le phénomène de l'osmose; il se compose toujours de deux phénomènes concomittants — du passage lent de la solution vers le solvant (exosmose) et du passage rapide du solvant vers la solution (endosmose). Le phénomène a été observé en 1748 par l'abbé NOLLET, et puis étudié tout particulièrement par DUTROCHET, en 1850. La direction du courant rapide dépend du choix des liquides séparés par le septum, de leur concentration, et de la nature de la membrane. Ainsi, lorsque l'eau et l'alcool sont séparés par une vessie, le courant rapide s'établira vers l'alcool : par contre ces deux susbstances étant séparées par une mince membrane de caoutchouc, le courant rapide aura le sens inverse. De plus, DUTROCHET a constaté l'existence d'une pression de nature particulière exercée sur la membrane, placée entre l'eau et une solution, c'est la pression osmotique. Dutrochet ne pouvait pas bien exactement évaluer la pression osmotique, étant donnée que dans son expérience la colonne verticale du liquide exerçait elle-même une forte pression hydrostatique et produisait un courant inverse de filtration.

WLADIMIROFF a montré que dans les cellules de la carotte la pression osmotique peut atteindre jusqu'à 18 atmosphères ; on peut dire que la substance dissoute a une tendance à occuper le plus grand volume possible. L'eau exerce donc une pression sur les parois ; pour équilibrer cette pression, il se produit un courant de liquide vers l'intérieur de la cellule où la solution, moins concentrée, joue pour elle le même rôle que joue un gaz, le vide ou l'espace raréfié.

On comprend quel rôle important doivent avoir les phénomènes d'osmose dans les phénomènes vitaux : en effet, chaque cellule est entourée d'une membrane qui lui assure sa constance de composition :

la membrane et le phénomène transmembraneux dominent ainsi les échanges.

L'explication des phénomènes osmotiques est très difficile. On croyait tout d'abord qu'il s'agissait d'un phénomène de capillarité dans le genre de ceux observés par JAMIN ; mais cette explication a rencontré un grand nombre de faits expérimentaux contradictoires. LIEBIG a voulu ramener l'osmose à la différence d'absorption par le septum de deux substances en contact avec lui : le liquide aspiré d'un côté a été rejeté de l'autre. QUINKE a montré l'importance de la tension superficielle dans les phénomènes osmotiques. BATTELLI et STEFANINI ont soutenu que les solutions étendues, d'égale tension superficielle, ont une pression osmotique égale, c'est-à-dire sont isotoniques ; partant, ces auteurs ont tenté d'expliquer le phénomène osmotique par des évaporations et des condensations successives du solvant dans les capillaires du septum. Et comme les tenions de vapeur des deux liquides se trouvent en étroite relation avec la tension superficielle, ils ont proposé de mesurer cette dernière pour mesurer leur isotonicité.

Une relation entre la tension de vapeur et la pression osmotique semble bien exister, d'après NERNST. Ce savant a démontré que l'abaissement de la tension de vapeur d'un solvant, produit par la présence d'un corps dissous, va de pair avec l'abaissement du coefficient de solubilité de ce solvant dans un troisième liquide. NERNST veut faire jouer le rôle de ce troisième solvant par la membrane et il croit que la différence des coefficients de solubilité, de la solution et du solvant pur dans cette membrane permet d'expliquer le mouvement et le sens de l'osmose par un mécanisme analogue à celui de la distillation.

Plus récemment, FLUSIN, se basant sur de nombreuses expériences, a invoqué le rôle de l'imbibition dans les phénomènes d'osmose.

Les travaux de MARTIN FISCHER sur l'œdème et la néphrite, ayant leur point de départ dans les recherches de J. LOEB, font intervenir dans la production du courant aqueux, l'importance du degré de gonflement des colloïdes, suivant la réaction du milieu.

Finalement, les études de PERRIN, de GIRARD, y font intervenir les phénomènes d'électrisation par contact, formulés par HELMHOLTZ. Le rôle de ce dernier facteur a été déjà soupçonné par BECQUEREL en 1870. Toutefois les recherches de GIRARD, soumises à une vérification expérimentale dans le laboratoire de HOEBER par TONI-HAMBURGER n'ont point été confirmées.

En résumé, pour expliquer le phénomène mystérieux de l'osmose, chacune des théories citées se base sur une seule des forces mises en jeu ; il est vrai que dans certains cas quelques-unes de ces forces se trouvent liées avec certaines autres par des relations très étroites : c'est le rôle de la tension superficielle, de la tension de vapeur et de l'abaissement du coefficient de solubilité. MAC GREGOR a établi une formule intéressante entre la densité, la dilatation thermique, le frottement, la tension superficielle et l'indice de réfraction ; mais nous ne savons pas aujourd'hui quelles sont les relations qui unissent le gonflement ou l'imbibition aux forces capillaires, à la réfraction, à la dilatation thermique, etc. Il est donc infiniment probable que des facteurs multiples interviennent simultanément dans le processus osmotique, modifiant la perméabilité de la membrane, ou le degré de son gonflement, ou encore le sens du courant de la veine liquide, etc...

Ces facteurs doivent être multiples ; comment expliquer sans cela pourquoi certaines substances traversent la membrane des cellules épithéliales au niveau de l'intestin, tandis qu'elles sont totalement retenues au niveau de l'épithelium rénal (substances albuminoïdes).

Le problème reste donc à résoudre. En corrélation avec lui se trouve une autre question, savoir où s'effectue l'élaboration des substances nécessaires à la vie cellulaire, en d'autres termes où est le laboratoire de la cellule ? Dans son milieu interne ou au niveau de sa membrane. Les recherches de WARBURG démontrent que la levure est beaucoup plus active que le suc exprimé, au point de vue de son pouvoir fermentatif. La supposition que nous développons plus loin, que des phénomènes d'absorption spécifiques ont lieu au niveau de la membrane, semble donc justifiée.

Si donc le mécanisme de l'osmose nous est totalement inconnu, il n'en est pas de même en ce qui concerne la pression osmotique, coïncidant avec la phase d'équilibre qui suit la période mouvementée de l'osmose. L'étude de la pression osmotique a été rendue fructueuse, après les recherches de TRAUBE sur les membranes hémiperméables, poursuivies ensuite par PFEFFER. Appliquées à la physiologie par de VRIES et par HAMBURGER, les notions sur les phénomènes de pression osmotique ouvrent une ère nouvelle à la biologie. En se basant sur les résultats de PFEFFER, VAN'T HOFF a émis une hypothèse cinétique sur la pression osmotique, en laissant de côté le mécanisme de l'osmose.

D'après VAN'T HOFF la substance se comporte en solution étendue comme un gaz ; tout comme les molécules d'un gaz, les particules de cette substance ont tendance à se répandre et, par conséquent, produisent une pression sur les parois du vase. Si cette paroi est hémiperméable, c'est-à-dire imperméable pour la substance dissoute, mais perméable pour le solvant, les particules solubles vont exercer une pression qui est analogue à la tension des gaz ; cette pression a été nommée par VAN'T HOFF, pression osmotique. Comme pour les gaz, chaque molécule exerce une pression osmotique identique ; en d'autres mots : les solutions équimoléculaires sont iosoosmotiques.

En réalité, il n'en est pas de même pour toutes les substances ;

aussi des solutions équimoléculaires de sucre et de chlorure de sodium ne possèdent nullement la même pression osmotique.

C'est pourquoi la conception de Van't Hoff a été très vivement combattue, surtout par Schreber.

Ces difficultés d'explication ont été aplanies par Svante Arrhenius grâce à son hypothèse de dissociation électrolytique. Le savant suédois admettait que dans les solutions aqueuses, les substances sont en partie dissociées en ions ; ce n'est pas le cas du sucre et d'autres non électrolytes. Van't Hoff a modifié alors sa conception, en ajoutant que chaque ion exerce la même pression osmotique qu'une molécule non-dissociée. Dans les solutions salines, le nombre des particules osmotiquement actives devrait être plus grand que dans les cas des non-électrolytes et, en particulier, avec le sucre et le Na Cl ce rapport devrait être de 3 : 2.

La théorie de Van't Hoff justifiait les coefficients isotoniques de de Vriès, et se trouvait ainsi d'accord avec eux.

Récemment une série de faits a été signalée par différents auteurs qui semble porter tout au moins atteinte à la généralité de l'hypothèse de Van't Hoff et d'Arrhenius ; nous avons signalé ces faits, à propos de l'action des ions H+ sur les différents processus fermentatifs.

Au point de vue général, la conception de Van't Hoff et d'Arrhenius se base sur l'existence des parois hémiperméables. Or, en biologie, ces parois sont à peu près introuvables ; si, de temps en temps, on trouve de ces membranes, c'est qu'elles fonctionnent comme telles, non en raison de leur structure *sui generis*, mais grâce à de conditions spéciales dans lesquelles elles sont appelées à fonctionner. D'autre part, invoquer la raison de la pression osmotique pour le fonctionnement des membranes hémiperméables est illogique, comme cela est soutenu par Martin Fischer ; effectivement, ou bien les membranes ne laissent passer que l'eau, alors on ne s'explique pas comment pénètrent dans le milieu cellulaire, les produits nécessaires à la nutrition ; ou bien ces produits traversent la membrane, alors on ne sait pas comment le mouvement de l'eau peut se produire ?

Il est donc à peu près certain que dans les phénomènes d'osmose, les faits envisagés par la conception de Van't Hoff et d'Arrhenius ne soient pas les seuls à présider aux processus des échanges transmembraneux.

2. **Pression osmotique des colloïdes**. — En résumé la question est loin d'être résolue pour les cristalloïdes ; elle est à peine esquissée pour les colloïdes. Il y a un certain temps, on supposait que les colloïdes n'avaient aucune pression osmotique ; les mesures d'abaissement

du point de congélation n'ont conduit à aucun résultat. J. Duclaux a réussi à mettre en évidence la pression osmotique, faible il est vrai, de l'hydrosol d'hydrate de fer, en suivant une technique particulière (osmose contre les liquides intermicellaires, obtenus par ultrafiltration). Il est aujourd'hui certain que la méthode d'abaissement du point de congélation ne peut point révéler des variations de la pression osmotique des colloïdes ; elle est trop peu sensible. En effet, un abaissement de 0,01°C produit une différence d'environ 1 mètre de pression osmotique et par conséquent, en dehors d'autres considérations théoriques, ces mesures ne peuvent donner aucune indication sur les poids moléculaires des colloïdes.

La méthode de mesure directe de la pression osmotique, appliquée par un nombre considérable d'auteurs, a donné des résultats permettant dès aujourd'hui de conclure que, sur ce point, aucun parallélisme ne peut être envisagé entre les colloïdes et les cristalloïdes.

Ainsi les mêmes substances colloïdales préparées par des moyens différents, montrent une pression osmotique différente ; sur cette pression influent également l'agitation, l'âge du colloïde, etc. Voici une série d'expériences de Reid, particulièrement intéressantes ; elles démontrent que la teneur en sels et la pression osmotique ne sont pas liées, ce qui devrait arriver si l'on considérait avec d'autres auteurs les colloïdes comme des combinaisons chimiques des micelles avec les ions qui les entourent.

		Cendres	Pression osmot d'une solut 1º/º	en Hg m/m
Albumine d'œuf :	2 fois cristallisée.			
	Une fois lavée.	o.12o º/º		3.38
»	Lavée plusieurs fois.	o.267 º/º		o.oo
»	Précipitée et lavée une fois.	o.312 º/º		4.82
»	Précipitée et lavée une fois.	b en o.22o º/º		15.71

D'après la théorie de Van't Hoff, la pression osmotique est proportionnelle à la concentration moléculaire. Dans le cas des colloïdes, cette loi ne se vérifie pas toujours.

Il en est de même au sujet de l'influence de la température sur la pression osmotique. D'après la loi de Gay-Lussac, l'une doit être proportionnelle à l'autre. Avec les colloïdes, les résultats sont tout à fait contraires.

Finalement, lorsqu'on étudie l'influence des impuretés sur la pression osmotique (sels, alcalis, acides, non électrolytes) on peut constater, d'après de nombreuses recherches, qu'on est loin d'une action purement additive, comme cela s'observe rigoureusement avec les gaz et en partie seulement avec les cristalloïdes. L'étude de l'action de ces impuretés sur la pression osmotique, sur le gonflement et sur la viscosité a permis de constater entre eux des analogies frappantes (Wo. Ostwald.

En résumé, il n'y a aucun parallélisme entre les pressions osmotiques des substances moléculairement et micellairement dispersées. Du reste, une foule de facteurs interviennent dans le cas des colloïdes, tels que le mouvement brownien et le degré de dispersion ; il serait illogique d'en faire abstraction. Effectivement, des recherches de Bayliss ont établi l'influence du degré de dispersion sur la pression osmotique. De plus, les recherches que nous avons à peine effleurées ci-dessus, ont démontré des analogies frappantes entre les alcalis, les bases et les électrolytes, au sujet de la pression osmotique, du gonflement, de la viscosité ; on ne peut nier une étroite parenté entre ces phénomènes ; elle nous conduit à la pensée de modifications colloïdales de la membrane. Il est probable aussi que la forme des micelles colloïdales ait une influence. Théoriquement, il est possible aussi qu'en dehors de la diffusion, le mouvement brownien constitue la force active du phénomène osmotique. Après avoir proposé la conception cinétique du mouvement brownien, établissant des relations entre la grandeur des micelles, la viscosité, la diffusion, etc., Smoluchowski a donné une formule de la pression osmotique des colloïdes. D'après cette formule, la pression osmotique est inversement proportionnelle à la troisième puissance du rayon des micelles.

$$\frac{P^1}{P^2} = \frac{(r^2)^3}{(r^1)^3}$$

L'avenir montrera, si la vérification expérimentale de cette formule sera aussi rigoureuse que celle du mouvement brownien.

3° **Technique expérimentale**. — L'étude de la pression osmotique des colloïdes nous permet de constater qu'on ne peut pas l'identifier à la pression osmotique des cristalloïdes. La nature de celle des premiers est de beaucoup plus compliquée ; et surtout il faut se rendre à l'évidence : la pression osmotique des colloïdes ne peut pas être obtenue en valeur absolue, car elle est essentiellement variable.

C'est pourquoi les mesures de la pression osmotique sont difficiles et doivent être entourées de nombreuses précautions. Pendant l'osmose d'un colloïde, non-débarrassé des électrolytes qu'il contient sous forme d'impuretés, on observe une ascension dans l'osmomètre ; cette ascension fait place à un abaissement du niveau du liquide à la fin de l'opération, lorsque le colloïde est débarrassé de la plus grande partie des impuretés qui l'accompagnent. Biltz et Vegesack, en considérant que l'ascension maximale résulte de deux processus d'endosmose et d'exosmose, ont déterminé, en se servant d'un osmomètre spécial, la pression osmotique. D'autres auteurs attendent, par contre, l'établissement de l'équilibre final et notent la pression observée. Cette pression est toujours minime, et à moins de l'observer à l'aide d'un microsmomètre ou d'un microscope latéral, il est très difficile de la mesurer.

Ces deux méthodes ne tiennent pas compte d'une erreur, résultant du fait que la purification des colloïdes par dialyse n'est jamais complète ; il y a parfois des électrolytes qui accompagnent les colloïdes les mieux purifiés. Ainsi Whitney et Blake, en utilisant pour la dispersion électrique de platine, une eau de conductivité $1,1 \times 10^{-6}$ obtiennent, après une dialyse prolongée, un sol de platine ayant une conductivité $2,9 \times 10^{-6}$. Dheré arrive par la dialyse électrique à une conductivité $K = 7,6.10^{-6}$ pour une matière albuminoïde d'une concentration d'environ 16 °/°°. Après 17 jours de dialyse nous avons obtenu l'hydoxyde de fer colloïdal, de conductivité $K = 28,5 \times 10^{-6}$. On peut obtenir des chiffres analogues lorsqu'on mesure la conductivité électrique d'un colloïde et de son liquide intermicellaire, obtenu par ultrafiltration. Ces faits ont servi d'arguments à quelques auteurs pour soutenir que ces électrolytes constituent une partie intégrante du colloïde, voire même sa partie active, le reste ne joue comme combinaison chimique que le rôle d'une masse inerte. Mais de pareilles considérations n'ont aucune base expérimentale, car les pressions osmotiques de certains colloïdes, assez fortes en comparaison de celles de leurs liquides intermicellaires et qui ont été mesurées par J. Duclaux, ne sont pas à l'abri des critiques (Lottermoser). A priori, on peut se demander avec Wo. Ostwald pourquoi on ne peut pas disperser une substance sans participation d'électrolytes ?

D'autre part, les mesures de Duclaux ne peuvent pas être considérées comme évaluant la pression osmotique vraie ; en effet, les particules colloïdales retiennent toujours une portion d'électrolyte ainsi que le démontrent les conductivités du colloïde et de son liquide intermicellaire, et ces électrolytes possèdent une pression osmotique propre et d'autre part, le liquide obtenu par l'ultrafiltration n'est pas le liquide intermicellaire proprement dit ; l'ultrafiltre absorbe toujours.

Il nous reste encore à dire un mot de la méthode qui est peut-être la plus adéquate et qui consiste à mesurer la pression osmotique en présence d'une quantité déterminée d'eau extérieure avant que s'établisse l'équilibre électrolytique des deux côtés de la membrane ; mais cet équilibre ne veut pas dire ici égalité de pression, les phénomènes d'adsorption étant à craindre.

En dehors de ces considérations théoriques, une cause d'erreur a été souvent oubliée : l'influence de la pression hydrostatique sur la marche du phénomène d'osmose, lorsqu'on dispose l'osmomètre verticalement ; cette pression produit alors un courant inverse de filtration.

En tenant compte de toutes ces causes d'erreur, nous décrirons les méthodes, utilisables pour des mesures précises.

Ces méthodes sont, soit directes, soit indirectes. Parmi les premières les unes concernent les mesures de la pression osmotique à travers des membranes hémiperméables (obtenues par précipitation) les autres à travers des membranes, perméables aux cristalloïdes mais imperméables aux colloïdes (collodion). Les membranes hémiperméables appartiennent au passé : nous avons déjà dit que, fort probablement, ces membranes ne se retrouvent pas dans la nature : d'autre part, au point de vue colloïdal, qui seul nous intéresse, on ne doit pas perdre de vue que la structure des membranes naturelles est colloïdale ; donc les méthodes qui n'en tiennent pas compte sont *à priori* à écarter.

Actuellement, tous les auteurs travaillent avec des membranes perméables aux électrolytes et aux cristalloïdes en général, et la membrane le plus souvent utilisée est celle de collodion. Des variétés innombrables d'appareils ont été utilisées ; on peut dire que chaque auteur a employé un appareil de son invention. Voici un modèle, le plus simple et que chacun peut facilement réaliser (fig. 42).

C'est un tube capillaire d'un diamètre de 1 m/m, élargi à sa partie inférieure et supportant un sac de collodion (S) ; on le remplit du colloïde à examiner et on le plonge dans l'eau distillée ou dans l'eau de conductivité ; on le fixe au moyen du bouchon (B) dans un local (A), en mettant au même niveau les deux liquides ; on paraffine le bouchon (B) à l'extérieur. Le tube capillaire est divisé en millimètres ou bien il est fixé sur une planchette portant ces divisions. On peut ainsi, au bout de quelques jours, lorsque l'équilibre définitif est atteint, évaluer directement la pression osmotique en millimètres d'eau ; ou bien on peut relier ce tube par un tube en caoutchouc à un manomètre à mercure [1].

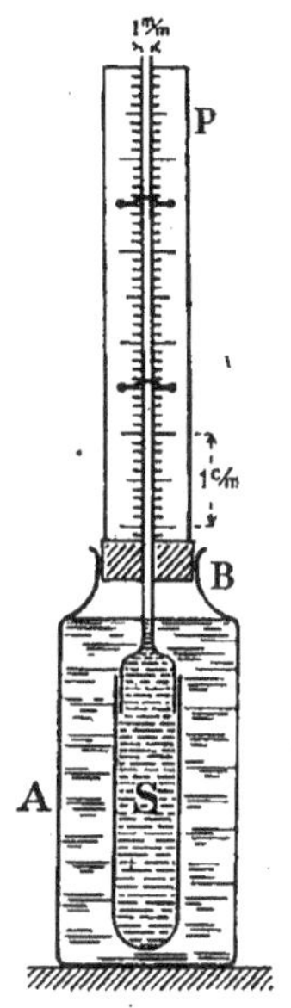

Fig. 42.

Dans cette méthode, on peut employer plusieurs fois le même sac ; pour cela il suffit de souder à la partie élargie du tube capillaire un autre tube, qui servira au remplissage et au vidage de l'osmomètre ;

____

[1]. COGIT et Cie, Constructeurs. Paris.

ce tube doit être, bien entendu, hermétiquement fermé au début de l'expérience.

En utilisant plusieurs fois le même osmomètre, il faut parer à l'éventualité de phénomènes d'adsorption.

Dans ce dispositif, on ne tient pas compte de la pression hydrostatique du liquide et, par conséquent, d'un courant inverse de filtration, qui peut singulièrement influencer les résultats des expériences sur la pression osmotique. C'est pourquoi nous avons construit pour nos recherches, un osmomètre à parois membraneuses disposé verticalement (fig. 43).

Deux cadres en verre C et C' servent à fixer une membrane de collodion ; on obtient une telle membrane, en imbibant un carré de papier-filtre de collodion ou de gélatine, ou bien en versant du collodion sur une plaque de verre bien propre et paraffinée, dont on le détache facilement par immersion dans l'eau chaude ; On place le cadre membraneux M ainsi obtenu dans les rainures d'une cuvette rectangulaire en verre et on assure l'étanchéité au niveau de

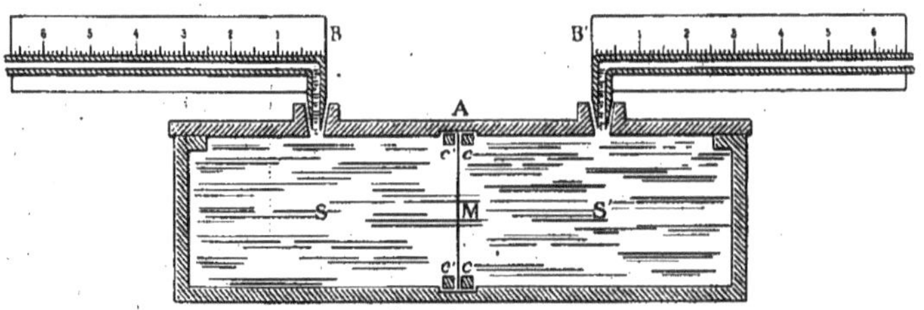

Fig. 43.

ces rainures par badigeonnage avec de la paraffine ou du collodion. On remplit complètement les deux cellules ainsi séparées S et S', l'une avec l'eau de conductivité, l'autre avec le colloïde à examiner, de sorte qu'en appliquant ensuite, par un mouvement rasant, le couvercle A muni de deux tubes capillaires, on chasse tout à fait l'air de ces cellules. On égalise les deux niveaux des tubes capillaires de 1 m/m de diamètre, en prenant comme base les niveaux des deux coudes M. Un de ces tubes porte une planchette avec des divisions au millimètre ou bien est réuni à un manomètre en mercure. Par cet artifice on évite l'influence de la pression hydrostatique [1].

L'appareil serait beaucoup plus complet si on pouvait lui ajouter un mouvement d'agitation, assurant l'homogénéité des deux liquides et une paire d'électrodes, permettant de temps à autre de vérifier la marche de l'osmose et de constater l'équilibre.

Un appareil de ce genre a été réalisé par BILTZ et VEGESACK.

Parmi les méthodes indirectes de mesure de la pression osmotique, il faut distinguer les méthodes physiques et les méthodes biologiques ;

---

(1) COGIT et Cie, Constructeurs. Paris.

examinons ces dernières qui sont au nombre de trois : de *plasmolyse*, d'*hématolyse* et d'*hématocrite*.

Pour mesurer la pression osmotique des cellules et des tissus les méthodes utilisées en biologie sont basées sur le principe suivant : on met les cellules en contact avec des concentrations variées de substances salines, pour lesquelles elles sont, pendant un court laps de temps, pratiquement imperméables et on détermine la concentration coïncidant avec le début de la plasmolyse. On mesure ensuite par une méthode classique (cryoscopie, conductivité électrique, ébullioscopie, osmométie directe) la pression osmotique de cette concentration. La méthode la plus appropriée et, quant à son principe, la plus exacte, est celle hématocrite. Le principe a été indiqué et appliqué par Hedin aux cas où on n'a pas à sa disposition une quantité notable de matières ; dans le cas contraire, les méthodes directes sont préférables et plus précises.

La méthode de *l'***hématocrite** repose sur la constance du volume de la cellule, véritable critérium de son équilibre osmotique. En réalité les mesures des changements de volumes des cellules que donne l'hématocrite ne sont que fortement approximatives. Voici l'hématocrite de Koeppe (fig. 44).

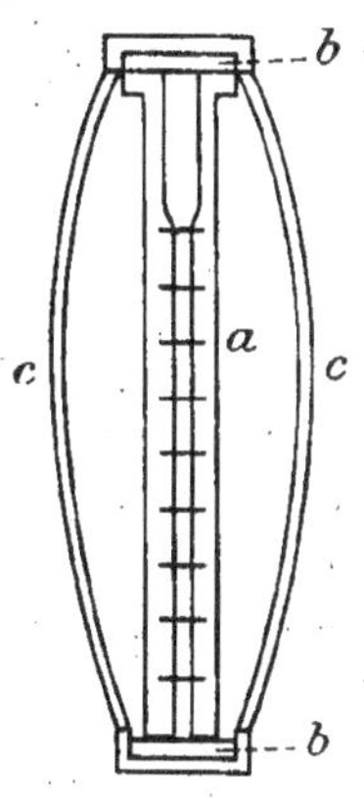

Fig. 44.

C'est un tube capillaire A de 7 cm. de longueur, qui possède un élargissement en entonnoir à sa partie supérieure. Il est divisé en 1.000 divisions et obstrué de deux côtés par des plaquettes en verre ou en caoutchouc (b) dont la bonne fermeture est assurée au moyen de deux disques métalliques, qui les coiffent, et de deux ressorts. On prélève une goutte de sang en piquant l'extrémité d'un doigt, on y ajoute une pellicule d'hirudine pour empêcher la coagulation et on en remplit une série de ces tubes capillaires jusqu'à une division déterminée ; on ferme un tube qui servira de témoin et on ajoute dans les tubes suivants différentes solutions (sucre, glucose, chlorure de sodium, etc.), en concentrations variées. Pour faciliter le remplissage, on peut adapter au tube capillaire une seringue (au moyen d'un petit tube de caoutchouc). On le plonge dans les liquides et on aspire d'abord la suspension cellulaire, puis les solutions salines. On mélange bien le contenu ; on ferme les deux bouts du tube et on centrifuge tous les tubes ensemble, à la vitesse de 3.000 tours à la minute. La solution saline, qui, après la centrifugation dépose le même volume de cellules que le premier-tube témoin, est isotonique.

Une modification de l'hématocrite de Koeppe a été faite par Kottmann.

La méthode suivante, dite d'**Hématolyse**, a été élaborée par Hamburger. Les globules rouges du sang, mélangées à des solutions salines de concentrations faibles, se dissolvent et abandonnent leur matière colorante ; mais pour une certaine concentration de valeur notable, cette hématolyse n'a pas lieu : cette concentration est isotonique. Voici comment on peut réaliser cette méthode :

On mélange un certain volume de chacune des différentes solutions, en concentrations variées, avec le même volume de globules rouges, séparées du plasma par la force centrifuge ; ou plus simplement on peut prélever quelques gouttes de sang du même volume à l'aide de la pipette de Duclaux ou du compte-gouttes normal. On laisse cette série de tubes pendant un certain temps (12 à 24 heures) à une température déterminée, de préférence à 37° C, et on cherche dans lequel le liquide surnageant, se trouve à peine coloré ; la concentration du tube précédent, qu'on précise au besoin, par une nouvelle série de concentrations plus serrées, est isotonique.

La dernière méthode est celle de **Plasmolyse**, introduite par Hugo DE VRIES. Lorsqu'on plonge une cellule dans l'eau, l'eau attire les sels du protoplasma, traverse la membrane de soutien, puis la membrane plasmatique ; le protoplasma se gonfle, fait gonfler la cellule qui devient turgescente et leur volume tend à augmenter. Au contraire, une rétractation du protoplasma s'observe dans les solutions concentrées. DE VRIES a remarqué que ces modifications de volumes ne peuvent qu'être très limitées à cause de l'insensibilité de la membrane cellulaire ; c'est pourquoi il a préféré observer sous microscope le début de la rétractation du protoplasma cellulaire afin de déterminer l'isotonicité des cellules. Le début de cette rétractation, c'est la plasmolyse. Pour apprécier l'isotonicité des solutions examinées, il faut qu'on constate cette plasmolyse dans quelques cellules seulement et non dans toutes. La plasmolyse s'observe plus facilement avec les plantes dont les cellules sont colorées (*Tradescantia discolor, Trianea bogatensis, Hydroharis morsus, Curcuma, Begonia manivata*, etc.).

En se basant sur les travaux de VRIES, on peut, à l'aide des coefficients d'isotonicité, dont l'explication a été donnée auparavant, calculer approximativement la concentration d'une substance isotonique, quitte à la préciser davantage par une méthode quelconque.

Voici les coefficients d'isotonicité que DE VRIES a établis pour des groupements chimiques différents.

Substances organiques, sans ion métallique (sucres, etc.)........... 2

Sels des métaux alcalins des acides monobasiques (NaCl, KCl, KNO³, etc).. 3

Sels neutres des métaux alcalins des acides bibasiques (K², SO⁴, etc.). 4

  «   «   «   «   «   tribasiques (Na³, Bo³, etc). 5

Sels neutres des métaux alcalino-terreux des acides bibasiques (Mg SO⁴) 2

Sels neutres des métaux alcalino-terreux des acides monobasiques (Mg Cl²) 4

Chaque radical acide et chaque atome métallique possède dans toutes ces combinaisons le même cofficient partiel ; ainsi le cœfficient isotonique d'un sel est représenté par la somme de ces coefficients partiels. Ce sont :

Pour chaque radical acide 2
  «   «   atome d'un métal alcalin 1
  «   «   «   «   alcalino-terreux 0

Voici quelques exemples qui vérifient ces coefficients :

$$KCl = (1 + 2) = 3$$
$$K^2 SO^4 = (1 \times 2 + 2) = 4$$
$$Mg\ SO^4 = (0 + 2) = 2$$
$$Na^3 BO^3 = (1 \times 3 + 2) = 5$$

En vérité, les coefficients ne s'expriment pas en chiffres ronds :

Glycérine	= 1.78	K I	3.04
Sucre inverti	= 1.88	K I	3.04
Saccharose	= 1.81	Na I	2.90
Acide malique	= 1.98	Na Br	3.05
Acide tartrique	= 2.02	Acétate de K	2.85
Acide citrique	= 2.02	K Br	3.05
Na Cl	= 3	$K^2 SO^4$	3.90
KCl	= 3	Ca Cl^2	4.05
KNO^3	= 3	Citrate de K	4.74
Na No^3	= 3		

C'est pourquoi les valeurs obtenues avec les coefficients en chiffres ronds ne sont que d'une approximation très limitée. Voici un exemple de calcul, permettant de fixer l'isotonicité d'une substance quelconque, par rapport au Na Cl à 9 °/°°. Prenons l'exemple de la saccharose ; son coefficient d'isotonicité est de 2 ; celui de Na Cl est de 3. Autrement dit, 3 molécules de chlorure de sodium (2 × 58, 5 × 2) sont isotoniques avec 3 molécules de saccharose (342 × 3) ; étant donné que la solution de Na Cl à 0.9 °/°° est isotonique, la concentration isotonique de saccharose sera de :

$$\frac{0.9}{58.5 \times 2} \times (342 \times 3) = 7.89\ °/°.$$

Pour le glucose elle sera de :

$$\frac{0.9}{58.5 \times 2} \times (180 \times 3) = 4.15\ °/°.$$

La même opération permet de fixer les concentrations isotoniques approximatives d'autres substances.

Il nous reste à examiner les **méthodes physiques indirectes** permettant d'établir l'istonicité d'une substance en solution. Elles sont au nombre de trois : la méthode d'abaissement du point de congélation d'une solution par rapport à celui de l'eau : la méthode d'élévation du point d'ébullition par rapport à celui de l'eau et la méthode de conductivité électrique. La seconde méthode est peu employée, car elle conduit à des résultats identiques à ceux de la première ; les deux autres ont une telle importance pratique en physique et en biologie que nous les décrirons dans des chapitres à part.

Nous nous bornerons ici à établir les relations qui existent d'une part entre la pression osmotique et l'abaissement du point de congélation, et d'autre part entre ces derniers ou l'élévation du point d'ébullition et la conductivité électrique.

4° Pression osmotique et conductivité électrique. — Nous avons vu que la pression osmotique ou isoosmoticité ne correspond qu'approximativement à l'équimolécularité. On a reconnu ensuite que, quand on dissout une substance solide, on diminue la tension de vapeur du solvant, et que si ce solvant est incongelable, on abaisse également son point thermique de congélation (RAOULT). Puis, on a établi que ces retards d'évaporation ou de congélation sont en rapport direct avec le nombre de molécules. Ainsi ces deux propriétés étant fonction du nombre des molécules, la concentration moléculaire peut se déduire de chacune d'elles.

La conductivité électrique est également fonction du nombre de molécules. Voici la formule établie par VAN'T HOFF, permettant d'effectuer le passage de la détermination d'un de ces facteurs (abaissement du point de congélation ou élévation du point d'ébullition) à celle de la pression osmotique d'une solution aqueuse.

$$P = 59.2 \ \Delta t \ (\text{ébullition}) \ ; \ P = 12.07 \ \Delta t \ (\text{congélation}).$$

Pour mettre en évidence les relations existant entre la pression osmotique et la conductivité électrique, il nous faut tracer en quelques mots la théorie de dissociation électrolytique de SVANTE ARRHENIUS.

Nous avons déjà signalé que, pour expliquer les discordances entre l'isoosmoticité et l'équimocularité des solutions d'un électrolyte, ARRHENIUS a invoqué l'influence de la dissociation électrolytique des molécules. La solution aqueuse de $Na\ Cl$ contient ainsi des ions positifs Na^+ et des ions négatifs Cl^- ; celle de carbonate de soude, les ions Na^+ et CO^{3--} ; celle de chlorure de calcium les ions Ca^{++} et Cl^-, etc. ; les molécules non-dissociées ne conduisent pas l'électricité, elles sont inactives. Les non-électrolytes ne sont pas dissociés et ne conduisent pas non plus. L'idée d'un dédoublement des molécules en ions mobiles (Ion = Voyageur) avait été déjà exprimée par FARADAY et HITTORF après une analyse minutieuse des modifications ayant lieu aux électrodes ; ces auteurs ont évalué le transport des ions en chiffres. Kohlrausch a établi ensuite que la conductivité électrique d'une solution représente l'addition de celle des cathions et de celle des anions. Mais bientôt on s'est aperçu que cette loi de Kohlrausch souffre beaucoup d'exceptions et n'est valable que pour les solutions très diluées. Ici encore la conception d'Arrhenius intervient : plus la dilution est grande, plus la conductivité est forte et la dissociation en ions est complète. La loi de Kohlrausch :

Ct = Cc + Ca (Conductivité totale = Conductivité des cathions et des anions) n'est exacte que lorsque le coefficient de dissociation, $\alpha = 1$; autrement dit $C \infty = Cc + Ca$; sinon :

Ct = (Cc + Ca) α ; divisons cette dernière équation par la précédente et nous obtenons :

$$\frac{Ct}{C} = \frac{(Cc + Ca)}{(Cc + Ca)} \alpha = \frac{Ct}{C\infty} = \alpha \; ; \; \text{remplaçons } C \infty = Cc + Ca, \text{ alors}$$

$$\alpha = \frac{Ct}{Cc + Ca}$$

La conductivité des ions a été expérimentalement établie pour beaucoup d'entre eux ; il suffit donc de mesurer la conductivité totale d'une solution pour obtenir α — coefficient de dissociation qui a reçu l'autre nom de *constante d'affinité*. Cette notion d'affinité domine aujourd'hui la marche d'un nombre considérable de processus biologiques (fermentation, etc.), comme nous le verrons par la suite.

En combinant sa conception première, basée sur une analogie étroite entre la pression osmotique et la tension des gaz, avec la théorie du degré de dissociation électrolytique, Van't Hoff a été amené de tenir compte de cette dissociation.

En appliquant les lois sur les gaz de Boyle-Mariotte et Guay-Lussac aux phénomènes de pressions osmotiques des liquides, ce savant est arrivé à la formule thermo-dynamique suivante :

$$\text{Const.} = \frac{0.01991 \; T^2}{C}$$

ou T est la température absolue de la congélation. C le nombre de calorie de fusion ; autrement dit, chaque molécule ou ion provoque le même abaissement du point de congélation ou la même élévation du point d'ébullition. Dans le cas de l'eau et d'une molécule gramme, on obtient la constante

$$C = \frac{0.01991}{80}\ 273^2 = 1°85 = Const.$$

En réalité, la dissociation plus ou moins totale en ions nécessite l'introduction du facteur I qui représente le rapport entre les molécules dissociées et les ions.

$$I = \frac{m + nk}{m + xn'} \quad ou \quad \begin{cases} m = \text{molécules non dissociées.} \\ n = \text{molécules dissociées.} \\ k = \text{ions.} \end{cases}$$

On peut alors obtenir la valeur de I d'après la mesure de l'abaissement de point de congélation d'une molécule-gramme.

$$\frac{\Delta t}{1,85} = I \ ;$$ ARRHENIUS a démontré qu'on peut obtenir I à l'aide de la formule suivante : $I = 1 + (K - 1)\ \alpha$; ou α représente le degré de dissociation électrique de la solution ; K le nombre total des parties en lesquelles se décompose une molécule de l'électrolyte. On a, par exemple, $K = 2$ pour $Na+ \ Cl^-$; $K+ \ Cl^-$ etc. ; $K = 3$ pour $Ca+ \ + 2\ Cl^-$; $Mg+ +$; $2\ Cl^-$; $2\ K +$; SO^{4-}, etc. Dans les cas de $K = 3$ on a

$$I = 1 + (3\text{-}1)\ \alpha \ ; \ I = 3\ \alpha$$

De cette façon on peut, à l'aide de la conductivité électrique, déterminer α ; ayant α, on peut établir I ; ayant I, on peut calculer l'abaissement du point de congélation, qui donne la pression osmotique par application de la formule :

$$P = \frac{M.\ \Delta}{Const.}$$

Nous consacrerons les deux chapitres suivants à la pratique de la cryoscopie et de la conductivité électrique.

CHAPITRE VIII

CRYOSCOPIE

1° **Technique cryoscopique**. — Pour déterminer l'abaissement du point de congélation, on se sert le plus souvent de l'appareil de BECK-MANN. Cet appareil (fig. 45) se compose d'un vase externe (V) solide,

muni d'un couvercle métallique (C) et destiné à être rempli du mélange réfrigérant. Le couvercle est percé de trois trous et d'un espace ovale, par lequel passe l'agitateur (A). Le trou central sert à introduire dans le vase un mandrin (M), dans lequel on place le tube cryoscopique (E) ayant une branche latérale (b). Dans le bouchon du tube cryoscopique passent — le thermomètre spécial (T), portant des divisions au 0.01° C (permettant d'évaluer à la loupe 0.002° C) et un agitateur dont l'extrémité ronde est en platine (a).

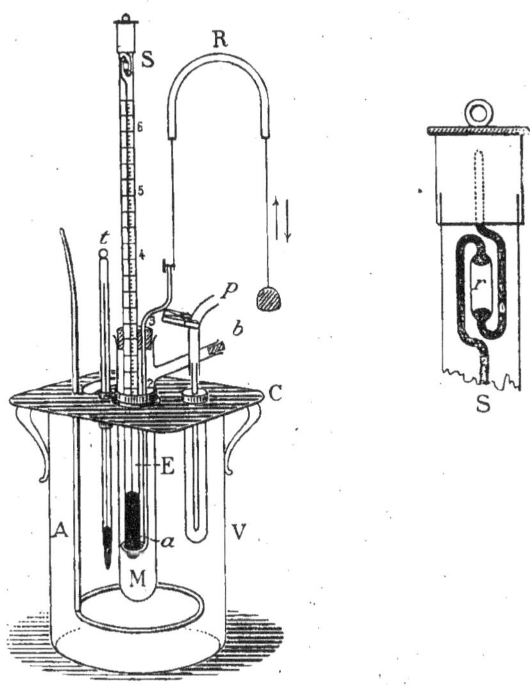

Fig. 45.

Les deux autres orifices reçoivent un thermomètre (t) pour déterminer la température du mélange réfrigérant et un tube contenant un peu d'eau congelée et une petite pipette (p) pour ensemencer, à un certain moment, l'eau ou le liquide refroidi du tube cryoscopique. Voici comment on effectue l'opération.

On prépare un mélange réfrigérant, en ajoutant petit à petit de la glace finement pilée à du chlorure de sodium ; on agite bien et on mesure, en différents points du mélange, la température. On ajoutera ainsi du Na Cl jusqu'à ce que la température du mélange soit égale à 6 ou 7° au-dessous de zéro.

On remplit complètement jusqu'au bord le vase extérieur du cryoscope et on complète avec de l'eau salée qui se trouve au fond de la terrine dans laquelle on a fait le mélange réfrigérant.

On entoure à ce moment le vase d'un tissu épais en laine qu'on fixe avec des bandelettes de caoutchouc. On enfonce le mandrin (**M**) du cryoscope, en ayant soin de le bien dessécher à l'intérieur.

On enlève avec précautions le thermomètre et l'éprouvette cryoscopique dans laquelle on fera la congélation.

D'autre part on refroidit dans un tube 40 ccm. d'eau distillée, bouillie, et on rince avec elle l'éprouvette cryoscopique et le thermomètre ; on met ensuite dans l'éprouvette environ 20 ccm. d'eau distillée, on entoure le thermomètre de façon que son réservoir plonge complètement dans l'eau, on place l'éprouvette dans le mandrin et on agite doucement. On verra le thermomètre descendre lentement. On le laissera ainsi descendre environ à 0,5 au-dessous de zéro, puis on projettera par la tubulure latérale une petite parcelle de glace, en continuant à agiter régulièrement. Le thermomètre commencera à monter, car au moment de la solidification, de la chaleur sera libérée, on verra la colonne thermométrique s'arrêter à un niveau fixe — c'est ce point qui correspond à la température de congélation de l'eau.

Si on refait exactement les mêmes opérations avec une solution aqueuse quelconque, on obtient l'abaissement Δ en faisant la soustraction de deux valeurs obtenues.

Cette opération est simple, mais uniquement en apparence.

La difficulté première consiste à déterminer le point 0 pour le solvant employé. La figure (45) nous montre le dispositif spécial dont est muni le thermomètre de Beckmann. Ce dispositif est tel que les chiffres de l'échelle sont purement arbitraires ; le réservoir de mercure est destiné à déplacer le 0 du thermomètre, suivant le point de congélation du solvant. On peut parfois observer, en plongeant le thermomètre dans le liquide congelé, que la colonne de mercure relie les deux réservoirs. Dans ce cas on enlève le thermomètre du liquide congelé, on le laisse pendant un certain temps à la température du laboratoire, puis en le tenant verticalement, on applique quelques petits coups secs mais légers avec le pouce et le médius (chiquenaude) ;

le mercure se détache de la partie supérieure et se réunit à la partie inférieure du réservoir. A présent le ménisque du mercure au moment de la congélation se trouvera au-dessous de ce réservoir.

Mais le cas contraire peut également se présenter, le mercure s'arrêtant au-dessous de toutes les divisions. Il faut alors sortir le thermomètre et après l'avoir réchauffé avec la main pour que la colonne mercurielle pénètre dans le réservoir supérieur, on lui imprime un mouvement de 180° ; quelques petits coups secs permettant alors de faire détacher de la partie supérieure du réservoir une certaine quantité de mercure. En répétant plusieurs fois la même manœuvre il arrive que la colonne se prolonge dans le réservoir. Il faut alors détacher la quantité superflue de mercure et on peut commencer l'opération cryoscopique

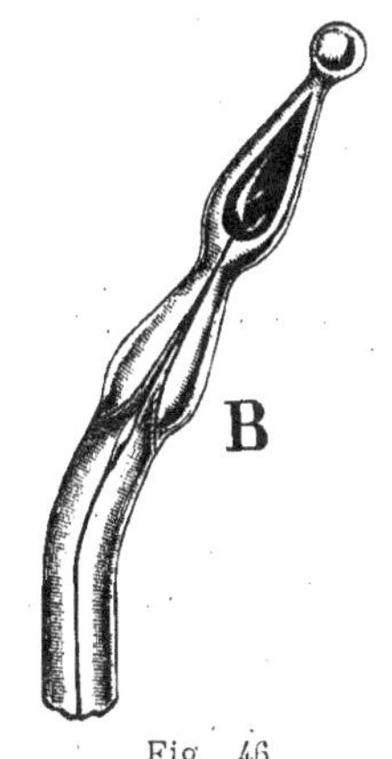

Fig. 46.

Il arrive fréquemment que dans des déterminations successives le point de congélation de l'eau soit déplacé ; celà provient souvent de ce que l'eau s'est chargée d'impuretés (CO_2 de l'air) qui abaissent son point de congélation. On évitera cette source d'erreurs en employant de l'eau redistillée, ou bien de l'eau congelée partiellement et séparée de la glace flottante.

On voit aussi que le point de congélation de l'eau se déplace en dehors de cette cause, peut-être sous l'influence de la pression atmosphérique. Il faut donc le déterminer avant chaque opération.

Malgré toutes ces précautions, les mesures effectuées avec l'appareil de Beckmann sont sujettes à des causes d'erreurs implicables soit à la fabrication du thermomètre (inégalité de l'échelle), soit à l'impossibilité de bien régler la température du mélange réfrigérant ; ou bien à l'absence d'une agitation régulière (l'agitation trop vive, tout comme les petits chocs sur le réservoir, modifient le niveau du ménisque mercuriel.

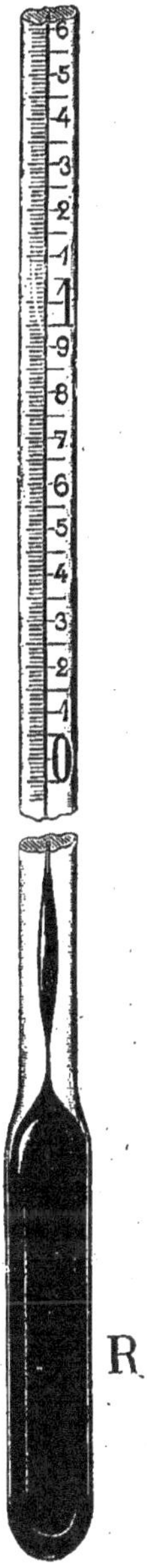

Il faut donc toujours calibrer l'appareil de Beckmann, en déterminant, avant la congélation du liquide examiné, le point cryoscopique de Na Cl à 1°/°. Ce point a été le sujet des nom-

Fig. 47.

breuses recherches de RAOULT, JONES, LOOMIS, ABEGG, NERNST, etc. ;
il est fixé à *0.589*.

Si on obtient un chiffre différent, il faut apporter dans les mesures
effectuées une correction appropriée.

La possibilité de diluer la solution par l'ensemencement avec un
cristal de glace, ne se présente pas, lorsqu'on a soin, dans les déterminations suivantes, de ne pas pousser le réchauffement jusqu'à la fonte
totale de la glace.

Toutes ces difficultés mises à part, on peut éviter les opérations
de détermination du 0 du thermomètre de Beckmann par l'emploi
d'un autre thermomètre. Un excellent thermomètre différentiel donnant facilement à la loupe 1/500° C, a été construit par ROBERTEAU [1].

Voici comment il faut l'utiliser :

Tout d'abord il faut envoyer le mercure au sommet du réservoir B (fig, 46)
en retournant le thermomètre et en donnant un léger choc ; puis il faut redresser
le thermomètre dans sa position. Ces mouvements doivent être exécutés doucement, mais sans aucune précaution spéciale ; on chauffe ensuite le thermomètre
(partie R) jusqu'à ce que la colonne de mercure ait rejoint la masse de mercure
qui est logée au sommet B (fig. 47).

L'instrument étant ainsi amorcé, il faut laisser le thermomètre se refroidir
lentement pendant quelques minutes et le plonger ensuite dans un bain ; puis
on porte ce bain à la température désirée.

Pour les températures au-dessous de 0° il faut additionner à la constante
la température désirée ; soit par exemple la température de 15° C, nous n'aurons
alors :

Température désirée à la graduation de 0......................... + 15 degrés
Degrés indiqués par la constante (gravée sur l'appareil)........   25   »

Le bain doit être porté à la température de ....,....   40 degrés

Pour les températures au-dessous de 0, il faut soustraire de la constante la
température de — 15 degrés, et alors nous aurons :

Degrés indiqués par la constante...............................   25 degrés
Température désirée à la graduation de 0........................   — 15   »

Le bain sera porté à la température de...............   10 degrés

Il faut toujours attendre quelque temps pour que le thermomètre ait pris son
équilibre.

Pour régler le thermomètre, il faut donner un léger coup sur la tige pour faire
tomber le mercure dans la partie inférieure du réservoir B (fig. 48) ; la graduation

---

[1] ROBERTEAU, Constructeur, Paris-Vincennes.

indiquera alors une température de + 15° ou — 10°, correspondant à celle désirée dans l'un ou l'autre des exemples ci-dessus. Une précaution essentielle est encore à prendre pour éviter la rupture de la colonne mercurielle ; pour cela, il faut éviter les changements brusques de température.

Une forme appropriée au thermomètre peut aplanir une autre difficulté pratique, celle qui résulte du volume considérable de liquide nécessité par l'appareillage de BECKMANN. GUY et BOGDAN ont décrit un appareil qui permet d'effectuer une détermination du point cryoscopique avec 1 à 1,5 cc. du liquide ; mais avec leur appareil on ne peut fixer que 0.01° C. Or, une différence de 0.01° C provoque une modification dans la pression osmotique d'environ 120 cm. L'appareil de GUY a été modifié par BURIAN et DRUCKER et permet à présent d'obtenir à la loupe 0.002° C ; on peut donc dire que pratiquement il remplace l'appareil de BECKMANN où 0.001° C' est très difficilement évaluable.

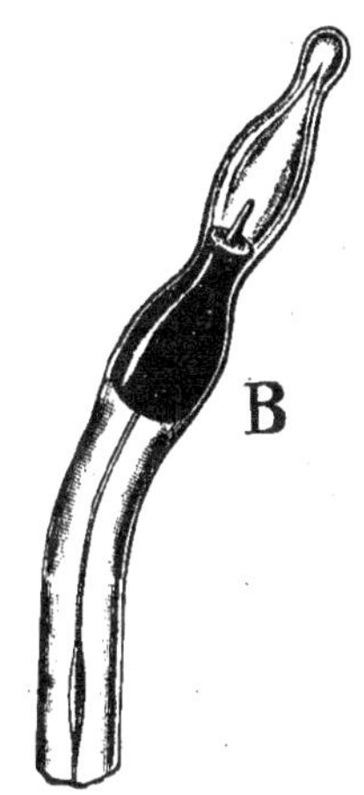

Fig. 48.

Cet appareil permet également de fixer le point de congélation avec 1,5 ccm. de liquide. Les seules modifications sont le rétrécissement de l'éprouvette et l'adjonction d'un thermomètre ayant un bassin mercuriel très volumineux, mais d'une hauteur faible.

Ayant ainsi décrit les appareils cryoscopiques il nous faut rappeler que ces appareils n'auront pas une précision suffisante. Le temps est passé ou on pouvait négliger des pressions osmotiques de 120 cm ; car à chaque instant on s'aperçoit dans les phénomènes biologiques de l'importance des causes infiniment petites, qui provoquent des phénomènes de rupture d'équilibre et entraînent des manifestations inattendues. C'est pourquoi, sans donner une description détaillée de la cryoscopie de précision, il nous faut tout au moins indiquer les sources où, le cas échéant, on puisse trouver les détails nécessaires. Grâce à RAOULT, NERNST et ABEGG nous pouvons déterminer les variations du point de congélation à 0,0002°C près ; il est probable que cette précision sera poussée plus loin encore.

2° **Cryoscopie des produits organiques.** — Disons quelques mots comment on peut effectuer la détermination du point cryoscopique d'un liquide biologique, du sang par exemple. On prélève aseptiquement par ponction veineuse, 4-5 ccm. de sang ; on le met directement dans le petit tube du cryoscope de Burian ; on le défibrine séance tenante ; dans un autre tube pareil on détermine le point de congélation de l'eau

et du chlorure de sodium à 1 °/° (voir ci-dessus). Mais dans les cas
de liquides organiques, il ne faut pas oublier que des recherches récentes ont démontré des modifications du point cryoscopique sous l'influence du dédoublement des substances protéïques ; par conséquent,
l'âge du produit joue ici un rôle capital. Etant donné que l'intervention des microbes ou des ferments protéolytiques peut provoquer la formation de ces produits de dédoublement, on peut s'expliquer ainsi les
chiffres parfois fantastiques obtenus par certains auteurs. De plus, la
façon dont le sang a été prélevé a une grande importance dans la déter-
nation du point cryoscopique. Il en est de même pour les états anor-
maux (narcose, médicaments, etc...) Les mêmes variations s'observent
avec du lait, de l'urine, etc... En effectuant les mesures cryoscopiques
avec des produits biologiques, il faut éviter dans la mesure du possible une production de mousse, qui empêche la régularité de la congélation.

Dans certains cas il est intéressant de déterminer le point de congélation des organes entiers ou de leurs sucs. Les recherches de SABAT-
TANI, URANO, BUGLIA et FRÉDÉRICQ sont, à ce sujet, particulièrement
intéressantes. Mais les résultats obtenus sont passibles de critique.
HOEBER souligne avec justesse qu'on ne peut pas identifier le suc d'un
tissu avec le tissu lui-même, étant données les modifications que la
pression fait subir au tissu musculaire dans la détermination du point
cryoscopique des organes ou des tissus entiers, l'influence du diamètre
des capillaires tissulaires sur la congélation est grande ; les écarts dans
les chiffres, obtenus par SABATTANI allant jusqu'à une demi-atmosphère
peuvent s'expliquer par cette considération. Néanmoins, dans certains
cas, cette méthode peut donner des indications intéressantes.

Pour finir ce chapitre, nous donnons les points de congélation de
différentes substances, qui présentent un intérêt biologique et qui, en
même temps, peuvent servir à la vérification des méthodes et des techniques employées.

3° **Données numériques**

SUBSTANCES	Δ	AUTEURS
Sang total, sang défibriné ou sérum normal.	— 0.517 à —0.562 (moyenne 0.56)	P. Rona.
Liquide céphalo-rachidien	— 0.56 à —0.75	Widal.
Liquide amniotique.	— 0.451 à —0.496	Bottazzi.
Lait.	— 0.495 à —0.630	«
Bile.	— 0.54 à —0.615	Hamburger.
Urine.	— 0.55 à —0.57	

SUBSTANCES	Λ	AUTEURS
Animaux de mer.	— 2.195 à —2.36 (moyenne 2.29)	Bottazzi. Hamburger
Na Cl à. 9 0/00	— 0.589	«
Ca Cl² 15,32 0/00	— 0.1385	«
Na Br 20,46 0/00	— 0.199	«
Na I 29,31 0/00	— 0.196	«
Glycérine 4,72 0/0	— 1.02	«
Sucre 0,684 0/0	— 0.3916	«
Na HPO⁴ 1,42 0/0	— 0.4345	«
Na OH 0,8 0/0	— 0.6814	«

Pour connaître les points cryoscopiques, dans les différents états pathologiques, nous conseillons de consulter les travaux de BUGARSZ-KY, KORANYI, etc...

4° **Les applications** de la cryoscopie sont assez nombreuses.

a) *Les eaux minérales*. — La cryoscopie permet de les identifier. Voici quelques chiffres à cet effet, d'après KOSTKIEWICZ et STRAUSS :

EAU MINÉRALE	Δ
Levico, eaux faibles	-0.007
Evian	-0.02
Marienbad, source Rodolphe	-0.090
Ems	-0.160
Vichy Célestin	-0.200
Franzensbad, source Wiesenguelle	-0.250
Karlsbad, source Sprudel	-0.275
Vals, « Madeleine »	-0.300
Vichy « Hôpital »	-0.320
« Grande Grille »	-0.330
Wiesbaden « Kochbrunnen »	-0.483
Hunyadi-Yanos	-1.015
Kissingen « L'eau amère »	-1.11

b) *Diagnostic des états pathologiques*. — Depuis les travaux de KORANYI et de ses élèves, de CLAUDE, BALTHAZARD, ROTH, TANGL, BU-GARSZKY, ALBARRAN, BOUSQUET, et autres..., la cryoscopie a permis de diagnostiquer certains états pathologiqes. La question n'est pas poussée à fond ; néanmoins, il est définitivemet acquis que, grâce à la cryoscopie, on peut distinguer l'insuffisance cardiaque de l'insuffisance rénale.

Ainsi, dans les insuffisances cardiaques, la pression osmotique du sérum est grande et sa teneur en chlore faible ; de plus, la pression osmotique de l'urine peut osciller entre les valeurs normales (-1,0 à -2,0), mais cette pression osmotique du sérum cède, lorsqu'on soumet le sujet à des inhalations d'oxygène. Par contre, lorsque nous sommes en présence d'une insuffisance rénale, la pression du sérum est également haute, (au-dessus de — 0,58) mais elle ne cède pas aux inhalations d'oxygène ; en même temps la pression osmotique de l'urine est basse, au dessous de -1,0° (à la condition que la diurèse soit normale).

Dans ce dernier cas, il peut arriver que seulement l'un des deux reins soit malade. Alors d'après BOTTAZZI, seule la séparation des urines peut trancher la question et, si l'un de deux reins fonctionne bien, l'opération envisagée peut, par conséquent, avoir du succès.

En déterminant le coefficient de V. KORANYI $\dfrac{\Delta}{Cl}$, on peut non seulement diagnostiquer une insuffisance cardiaque dans le stade de la compensation, mais encore déterminer la somme de travail que le malade peut fournir, sans fatiguer son cœur.

Il faut dans toutes les mesures d'abaissement du point cryscopique de l'urine, employer une urine bien filtrée et débarrassée des urates par filtration à froid (5° C). Certains auteurs conseillent de calculer la densité moléculaire en même temps que l'abaissement du point de congélation de l'urine.

$Dm = \Lambda. v. \alpha$, ou v = quantité d'urines en 24 heures.

La valeur de cette densité n'apparaît pas bien nettement dans les recherches effectuées.

c) *Applications diverses.* — On peut également employer la méthode cryoscopique pour identifier les vins et autres boissons, pour suivre la marche de la dialyse, pour déterminer le degré de fixation des acides par des substances protéiques. Mais toutes ces questions sont tranchées beaucoup plus rapidement et beaucoup plus exactement par les mesures de conductivité électrique.

CHAPITRE IX

CONDUCTIVITÉ ÉLECTRIQUE

1. Principes théoriques. — Les mesures de la conductivité électrique reposent sur le principe suivant :

Lorsqu'on relie deux points par deux conducteurs et qu'on réunit deux points de ces conducteurs tels, que les rapports des résistances successives soient égaux, le courant ne passe pas sur le parcours ainsi créé : un galvanomètre placé sur ce parcours n'accusera pas de courant. On réalise ainsi le pont de Wheatstone (fig. 49).

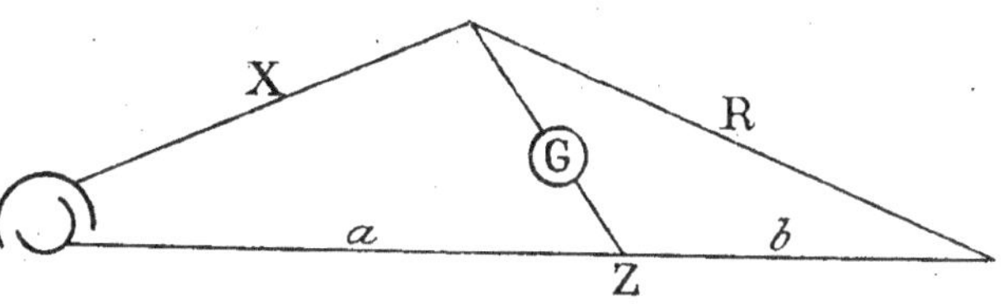

Fig. 49.

Par conséquent, s'il faut déterminer la résistance X d'un fil métallique, il suffit d'introduire dans le schéma ci-dessus une résistance R connue, de remplacer les deux branches a et b par deux fils métalliques, de diamètres égaux et de longueur connue, et le munir d'une échelle avec des divisions (fig. 50).

Par tâtonnement, on fixera le point x ou le gavalnomètre reste immobile, alors $\dfrac{x}{R} = \dfrac{a}{b}$, d'où $X = \dfrac{a}{b}$. R. La proportion $\dfrac{a}{b}$ étant connue ainsi que R, on obtient X. La conductivité étant l'inverse de la résistivité, on obtient $\dfrac{1}{X}$ ou la conductivité électrique C du fil X.

Ce schéma, applicable aux conducteurs métalliques n'est pas applicable aux solutions d'électrolytes, car, par le passage du courant électrique, l'électrolyte est décomposé et, par conséquent, sa résistance est modifiée. Pour éviter ce phénomène de polarisation. KOHLRAUSCH a proposé d'employer le courant alternatif et il a remplacé le galvanomètre, peu sensible à ce courant, par le téléphone. Le schéma est donc celui de la figure suivante (fig. 51).

Cette figure peut également servir au montage des appareils. Dans ce schéma A B représente un fil de platine irridié d'un mètre de longueur divisé en millimètres ; T le téléphone ; E un accumulateur de 2 volts : I une bobine d'induction ; F l'interrupteur de courant ; C le vase destiné à recevoir le liquide à examiner ; R une boîte de résistance, variable de 1 à 10.000 ohm Ayant établi le point x où le courant induit ne provoque presque aucun bruit

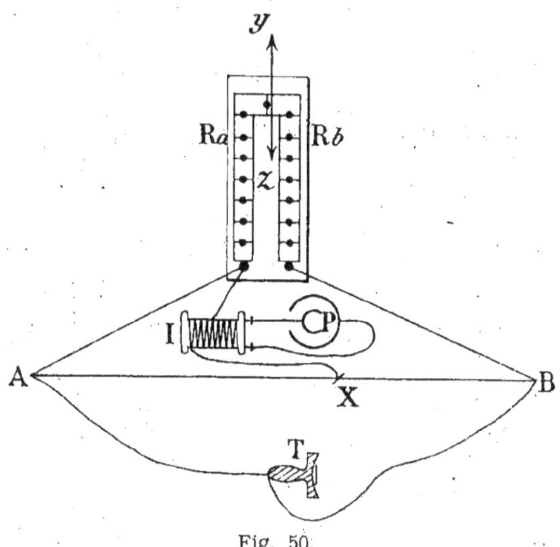

Fig. 50.

dans le téléphone, nous avons le rapport $\dfrac{AF}{FB}$, d'où $C = \dfrac{AF}{FB} R$.

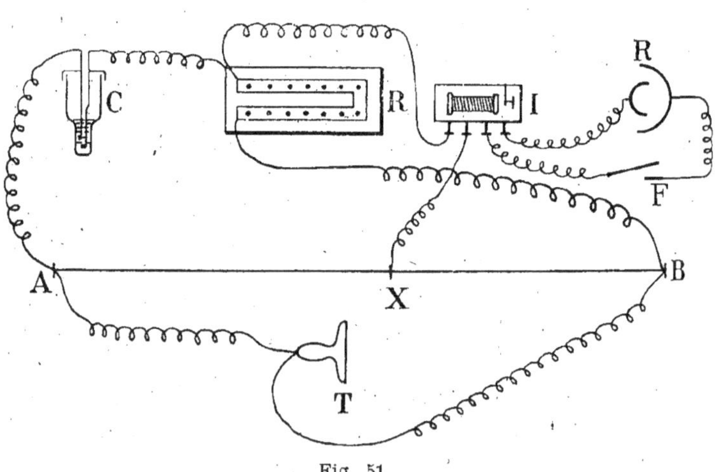

Fig. 51.

Décrivons les appareils nécessaires pour effectuer une mesure de conductivité électrique ainsi que les précautions à prendre pour se mettre à l'abri des erreurs.

2° **Technique Expérimentale** [1]. — Les appareils nécessaires, tel que l'accumulateur, l'interrupteur de courant, la bobine d'induction, le téléphone et la boîte de résistances variables, ainsi que le fonctionnement d'un thermostat, sont supposés connus. Néanmoins, leur mise en marche nécessite des précautions que nous signalerons plus loin. Les appareils spéciaux sont la cellule, destinée à recevoir le liquide à examiner, le pont de Kohlrausch et le régulateur très sensible de température, à toluène.

La Cellule. — Il en existe un nombre considérable de modèles ; les plus courants sont celui de Kolrausch et celui d'Arrhenius ; ce dernier pour des petites quantités et pour des recherches sur des solutions aqueuses (fig. 52).

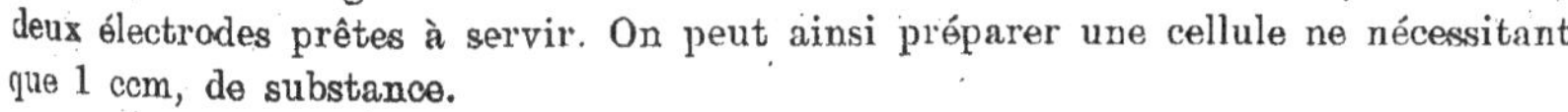

Fig. 52.

Ces cellules sont faciles à construire, surtout les secondes. La cellule d'Arrhenius peut être modifiée pour que la tige de l'une des électrodes puisse glisser à travers un trou dans l'autre, et de cette façon on peut varier la distance entre les électrodes et diminuer la quantité de liquide employé ; mais il faut alors, au moyen de deux vis, fixer solidement la position de deux électrodes (fig. 53).

Voici comment on peut préparer soi-même une cellule pour les petites quantités de liquides, sur lesquelles on opère le plus souvent dans les recherches biologiques.

On prend un tube de verre vert de 1 cm. de diamètre, à paroi assez épaisse ; on l'étire au milieu et on le courbe régulièrement à l'aide d'un bec de gaz, dit papillon ; on rode à la flamme les deux orifices. D'autre part, on découpe deux petits disques en platine de 0,5 m/m à 1 m/m d'épaisseur et on les soude aux deux fils de cuivre à l'aide de borax et d'une pièce de monnaie d'argent. On passe chacun de ces fils de cuivre dans un tube en verre capillaire de 2 m/m auquel on le soude. En remplissant ces tubes de mercure propre et en plongeant dans ce mercure deux nouvaux fils de cuivre, on obtient

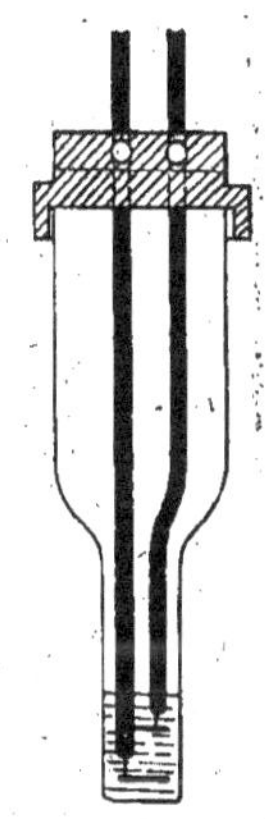

Fig. 53.

deux électrodes prêtes à servir. On peut ainsi préparer une cellule ne nécessitant que 1 ccm. de substance.

Etant donnée cette faible quantité de liquide, le courant y provoque assez rapidement une élévation de température, c'est pourquoi, avec cette cellule surtout, il faut opérer dans un thermostat bien réglé et faire la détermination le plus vite possible. D'autre part étant données les petites dimensions des électrodes, il faut les platiner soigneusement. Cette opération a pour but d'en augmenter la surface.

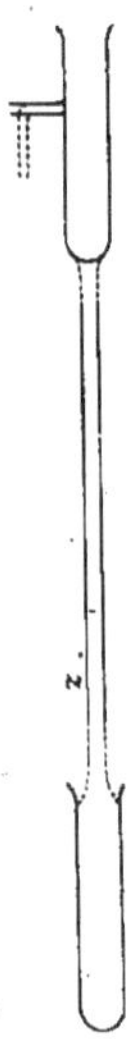

Avant l'existence du procédé de la platinisation des électrodes, leur surface devait être assez notable (3-4 cm. de diamètre) pour éviter l'influence de la polarisation ; actuellement, les électrodes de 1 cm. et même plus petites sont suffisantes, à condition qu'elles soient bien platinées.

LUMMER et KURLBAUM ont indiqué un procédé facile pour pour exécuter cette opération.

On nettoie tout d'abord les électrodes avec de l'acide nitrique et de l'alcool, puis avec de la soude et de l'eau, ou bien avec un mélange d'acide sulfurique concentré et du bichromate de potasse à chaud, enfin avec de l'eau ; puis on les plonge sans les toucher avec les doigts, dans une solution aqueuse à 3 °/° de chlorure de platine additionnée de 0,025 °/° d'acétate de plomb ; on les réunit à une batterie de deux accumulateurs ; par électrolyse, on obtient sur le cathode un précipité noir uniforme ; au bout d'une minute on change les pôles, l'anode se couvre à son tour de ce précipité. En répétant cette opération plusieurs fois on obtient au bout de 10 à 15 minutes, deux électrodes parfaitement platinées. Il faut veiller à ce que la production des gaz soit faible et au besoin, employer un seul accumulateur. Après la platinisation, il faut soigneusement enlever les particules solides de platine déposées. Sinon elles se détacheraient à la longue et à un certain moment elles produiraient des modifications de la résistance des solutions examinées. Pour cela on plonge les électrodes dans une solution diluée d'acide sulfurique et on fait de nouveau passer le courant. A la fin on les nettoie à plusieurs reprises avec de l'eau chaude.

Fig. 54

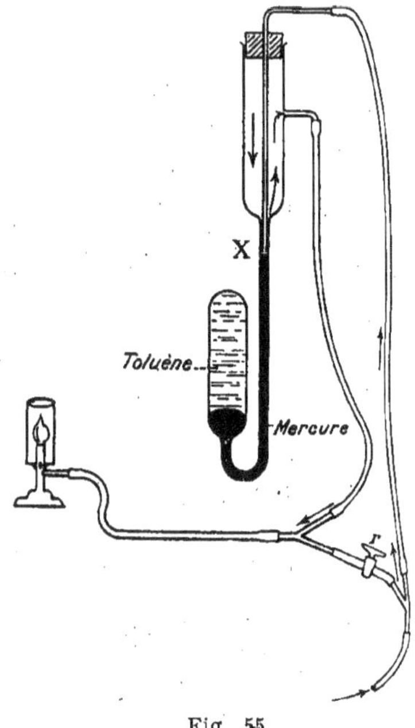

Fig. 55.

La cellule lorsqu'elle n'est pas en usage, doit être complètement remplie d'une eau de faible conductivité.

Pour les liquides, dont la résistance est grande, il est préférable d'utiliser des électrodes non platinées, mais bien propres. Le thermostat a une très grande importance, car il assure une température constante pendant l'exécution des mesures. En principe, c'est une boîte en tôle ou mieux, une marmite émaillée, remplie d'eau et munie d'un agitateur assurant une répartition homogène du liquide. Mais il est préférable d'avoir un thermostat rectangulaire dont les deux faces sont en verre, de sorte qu'en éclairant la face postérieure on peut parfaitement bien observer les instruments plongés dans l'eau. Un pareil thermostat sert au laboratoire pour toute une série de déterminations (mesure de la viscosité, marche d'une hémolyse, détermination de la tension superficielle, etc....).

Pour régler la température d'un thermostat, le bec chauffant est muni d'un régulateur. Un régulateur beaucoup plus sensible que ceux à mercure est celui à toluène d'OSTWALD. En effet, le coefficient de dilatation du toluène est environ six fois plus grand que celui du mercure.

Voici comment il fonctionne et comment on peut le préparer soi-même (fig. 54 représente les phases successives des opérations).

On soude convenablement deux tubes à essai à un tube de verre qu'on recourbe à la flamme (papillon) au niveau de Z.

On le remplit ensuite de toluène puis de mercure, comme l'indique la figure. On bouche, et à travers le bouchon on fait passer un tube capillaire horizontal rodé à son extrémité inférieure.

Le fonctionnement de ce régulateur s'explique par la figure (fig. 55) : lorsque la température monte, le toluène se dilate et la colonne de mercure monte et obstrue l'orifice capillaire X ; le robinet R légèrement entr'ouvert assure le passage du gaz et la flamme persiste quoique fortement diminuée ; quand la température du thermostat baisse, le toluène est contracté, le niveau du mercure baisse ; la flamme s'agrandit, la température monte, et ainsi de suite. Parfois la petite flamme qui reste après l'obstruction du capillaire X, peut être encore trop grande pour donner la température voulue ; il faut dans ce cas faire passer dans le thermostat un courant d'eau froide au moyen d'une spirale.

Finalement, pour le fonctionnement parfait de cet appareil une agitation continuelle et lente doit être assurée ; on peut la produire au moyen d'un moulinet à ailes larges et longues en aluminium convenablement inclinées. Elles tournent grâce à la dilatation de l'air produite par un petit bec de gaz, placé au-dessous. A l'extrémité inférieure de la tige sur laquelle est fixé ce moulinet, on fixe de petites ailes qui suffisent à assurer l'homogénité de température du liquide [1].

---

[1] Un pareil thermostat a été construit sur nos indications par les Etablissements Cogit et Cie, Paris.

Le Pont mensurateur. — Il en existe deux modèles ; l'un droit d'un mètre de fil et l'autre rond de 10 mètres de fil faisant 10 tours en spirale.

Le pont rotatoire possède l'avantage de permettre une plus grande précision ; néanmoins le contact qu'il assure est parfois défectueux. Avant d'exécuter les mesures, il faut calibrer le pont, c'est-à-dire vérifier si les divisions sont justes, en comparant avec la boîte de résistance, celle-ci supposée exacte.

Le calibrage s'effectue très simplement ; la boîte de résistance peut être séparée, (ligne y-z) par rupture du contact au milieu, en deux groupes de résistances, Ra et Rb, choisis de telle sorte qu'ils nécessitent des déplacements de X à X1, de X1 à X2, etc., du contact glissant du pont (fig. 50).

Le point X (A X) est exprimé alors par la formule $X = \dfrac{Ra}{R\,a + R\,b}$

On peut, pour les différents points X déterminés, construire une courbe qui permettra alors d'interpoler les corrections nécessaires, sur les chiffres obtenus sur la règle. Pour avoir des mesures très exaces il faut toujours opérer de telle façon que le point silencieux du téléphone se trouve sensiblement au milieu du pont ; les corrections sont alors facilitées.

Interposons par exemple les résistances Ra = 500 Ohm et Rb = 502 (pour une boîte de 10.000 Ohm). Alors

$\dfrac{Ra}{Rb} = \dfrac{Ax}{xB}$, étant donné que $Ax + xB = 1.000$, on aura

$xB = 1.000 - Ax$; de sorte que

$\dfrac{Ra}{Rb} = \dfrac{Ax}{1.000}$ et , dans l'exemple choisi, $\dfrac{500}{502} = \dfrac{499}{501}$

Le point xB doit donc se trouver à la division 499. Si cette division est obtenue, notre pont est exact pour elle. Malgré que le fil soit en platine irridié, par conséquent très résistant et d'un diamètre supposé constant, il faut continuer la vérification pour quelques autres points, en modifiant les groupes de résistance Ra et Rb.

Si la division, correspondant au point silencieux du téléphone n'est pas la même que celle qui a résulté du calcul précédent, il faudra apporter, chaque fois qu'on l'obtiendra dans les mesures ultérieures, la correction appropriée.

Il nous reste à présent à compléter cette description de l'appareil, par des remarques concernant le fonctionnement et l'emploi d'autres appareils que nous avons considérés comme accessoires.

Bobine d'induction. — On peut employer les petites bobines du commerce ; mais, pour éviter l'usure rapide du fer, il faut souder à la plaquette du marteau une petite rondelle de platine et à l'extrémité de la vis régulatrice, un bout de platine. Il est préférable ensuite de régler la bobine pour les sons élevés qui sont mieux perçus au téléphone que les sons graves (300 à 500 interruptions par seconde) ; on obtient ainsi une hauteur rappelant celle du bruit des moustiques. Pour ne pas entendre directement la bobine, il est recommandable de la placer sur un carré de feutre, de la couvrir d'une boîte et de placer celle-ci dans une autre plus grande. En ayant la précaution de mettre dans l'oreille libre un bout de coton ou une boule de verre ou de métal de dimensions appropriées, on peut exécuter la mesure dans un endroit relativement peu silencieux ; il est toutefois préférable d'employer un téléphone biauriculaire.

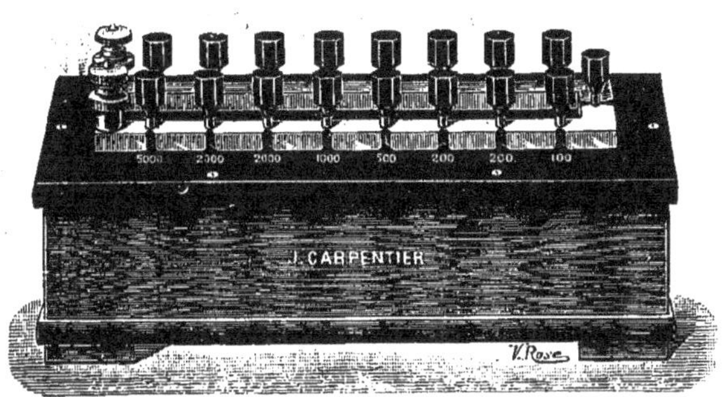

Fig. 56.

Remarquons, pour finir, qu'il est difficile, surtout pour les liquides peu conducteurs, d'obtenir le point tout à fait silencieux, ou de le bien préciser. Parfois une nouvelle platinisation des électrodes remédie à ce défaut. Etant donné que, dans la lecture, une différence de 1 mm. provoque une erreur dans la conductivité de 0.4 °/°, ce détail n'est pas sans importance. Aussi, pour éviter de grandes erreurs, il faut toujours obtenir le point silencieux au milieu du pont, ce qui est facile grâce au jeu des résistances, et il faut prendre ensuite la moyenne d'au moins trois déterminations.

La boîte de résistance. — Celle qu'on trouve actuellement dans le commerce comporte une exactitude de 1 à 3 °/°°° ; de temps à autre il est nécessaire de la comparer à une autre boîte neuve contrôlée et n'ayant pas servi. Pour les liquides d'une résistivité grande (10^{-6}) il faut avoir, soit deux boîtes de 5.000, soit une de 10.000 ohm. Les boîtes de résistances rotatoires sont excessivement pratiques (fig. 56).

Les plus grands soins doivent être apportés à la propreté des clefs, formant les contacts des groupes de résistances ; il est donc recommandable de ne pas les laisser traîner, de les déposer dans une boîte ayant des supports appropriés et de les nettoyer de temps en temps avec du pétrole. Une clef malpropre peut offrir une résistance d'un milliohm.

Les fils de branchage offrent, dans l'appareil décrit, une certaine résistance non négligeable ; mais cette influence est écartée lorsque, des deux côtés, leurs longueurs et leurs diamètres sont égaux.

Il est donc préférable d'employer des fils conducteurs courts et de même diamètre, qu'on coupe en deux, puis en quatre, etc. Pour effectuer la correction nécessaire, on peut noter qu'un fil de cuivre de 1 mètre sur 1 m/m de diamètre a une résistance de $\frac{1}{50}$ ohm, un fil de platine, celle de $\frac{1}{7}$ ohm (calculé d'après la formule : R (longueur en mètres) = 50. d² (diamètre).

Pour connaître la résistance des fils employés, il faut se rappeler que le fil de cuivre d'un mètre de longueur et pesant un gramme, possède un diamètre de $\frac{M}{2.6}$ mm, et le fil de platine un diamètre de $\frac{M}{625}$ mm.

Afin d'éviter le montage des appareils et différentes sources d'erreur, nous avons établi un modèle pour les recherches biologiques où

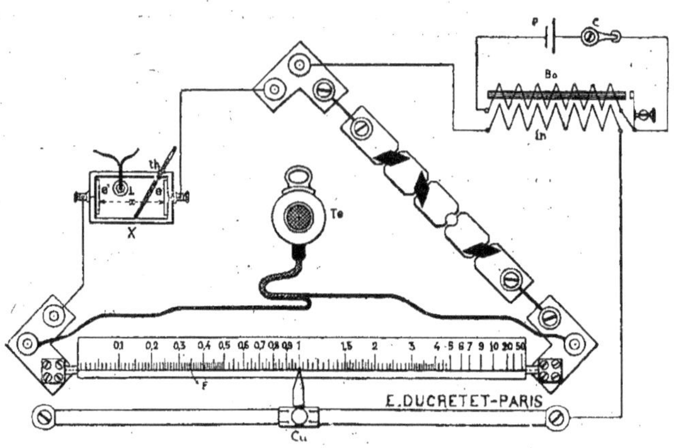

Fig. 57.

tous les appareils sont réunis et en connexion ; mais il faut dans cet appareil portatif tenir compte des variations de température et en y apportant à des chiffres obtenues de corrections appropriées (fig. 57).

Avant de commencer la détermination de la conductivité électrique d'une solution, il faut étalonner la cellule employée. On conçoit aisément que cette cellule, suivant les dimensions et la distance des électrodes, peut présenter des variations de résistance.

Il faut donc l'étalonner au moyen de la résistance électrique rigoureusement déterminée d'une substance étalon, généralement une solution saline normale.

Dans ce but, on emploie l'acide sulfurique (206 ccm. p. litre), le sulfate de magnésie (424 gr. p. litre), la solution saturée de chlorure de sodium (3c0 gr. p. litre) le gypse (1 gr. p. litre), ou les différentes solutions de chlorure de potassium. Les trois premières substances ont cet avantage que, pour des concentrations appropriées, elles possèdent une conductivité maxima, que de faibles écarts de la concentration ne font pour ainsi dire pas varier ; le gypse permet d'éviter la pesée. Mais la substance la plus employée est le chlorure de potassium ; sa conductivité a été déterminée, en concentrations différentes et à des températures variant de 0 à 27°C ; c'est donc elle qui nous servira. Voici néanmoins la conductivité des autres étalons mentionnés ci-dessus, à 18° (d'après KOHLRAUSCH).

H_2SO_4	0, 73980
$MgSO_4$.....................	0, 04922
NaCl......................	0, 21610
$CaSO_4$	0, 00189
KCl normal	0, 09827
» 1/10...................	0, 011203
» 1/50...................	0,0023992
» 1/100	0,0012243

Le chlorure de potassium chimiquement pur doit colorer à peine en jaune la flamme d'un bec de Bunzen ; il ne doit pas réagir avec l'acide sulfurique ; au besoin, on peut le recristalliser d'une solution aqueuse chaude. Avant de le doser, il faut le chauffer et le laisser se refroidir dans l'exciccateur. On prépare la solution normale en pesant 74 gr. 555, pour un litre (compléter la solution à un litre) à 18°C ; pour chaque écart de température de $\pm$ 1° C il faut $\pm$ 0,3 cm d'eau.

Voici les conductivités d'une solution 1/50 normale à des températures différentes ;

10°	0,001994	20°	0,002501
11	2043	21	2553
12	2093	22	2606
13	2142	23	2659
14	2193	24	2712
15	0,002243	25	0,002765
16	2294	26	2819
17	2345	27	2873
18	2397	28	2927
19	2449	29	2981
		30	0,003036

Supposons que, par la mesure à 25° C de la résistance de la solution de chlorure de potassium 1/50 normale dans notre cellule, nous avons obtenu le chiffre de 101 ohm ; d'après la formule

$$X = R.\frac{a}{1000-a}$$

Voici comment il est possible de déterminer la constante du vase C. D'après les mesures de Kohlrausch, la conductivité de notre solution doit être de 0, 002765 à 25° C. Désignons par C la résistance que possède *dans notre cellule* la solution 1/50 normale de KCl à la même température et posons sa conductivité égale à 1 ; alors le rapport de la conductivité vraie K = 0, 002765 à 1 sera égal à l'inverse du rapport des résistances $\frac{101}{C}$. x soit $\frac{C}{101.}$, c'est-à-dire : K $\frac{: 0,002765}{1} = \frac{C}{101.X}$

d'où C $= 0,002765 \times 101 = 0,279$.

Pour déterminer la conductivité électrique d'une solution quelconque, nous nous servirons de la formule,

$$K = \frac{C}{R\frac{a}{(1000-a)}} \cdot \text{ Si nous désignons } \frac{a}{R\,(1000-a)} \text{ par x}$$

on aura K $= \frac{C}{X}$ ou $\begin{cases} C = \text{constante de la capacité de la cellule.} \\ X = \text{résistance de la solution examinée (en ohm)} \end{cases}$

Cette formule dérive des équations précédemment établies.

$$X = R\,\frac{a}{(1000-a)}; \quad X = \frac{C}{K} : \text{d'ou}$$

$$\frac{C}{x} = R.\,\frac{a}{1000-a} = X \text{ et } K = \frac{C}{k}$$

Pour faciliter les calculs OBACH a déterminé toutes les valeurs de $\frac{a}{1000-a}$ et en a dressé la table que nous donnons à la fin de l'ouvrage.

Il existe également des appareils dont le pont de Kohlrausch porte des divisions, donnant directement les valeurs de $\frac{1000-a}{a}$.

La conductivité ainsi obtenue est la *conductivité spécifique*, c'est-à-dire celle d'une couche de liquide de 1 cm² de base et de 1 cm. de hauteur ; c'est à cette conductivité de la solution 1/50 normale de KCl que nous avons ramené la capacité de notre cellule ; c'est cette conductivité spécifique qu'on mesure le plus fréquemment. KOHLRAUSCH a introduit la notion de conductivité électrique équivalente ; dans le cas des ions monovalents, elle est identique à la précédente, elle est multiple dans le cas des ions polyvalents. Pour obtenir la conductivité moléculaire, il suffit de multiplier la conductivité spécifique par le facteur 1/m, où m représente le nombre de grammes de substance dans 1 ccm.

3° **Données numériques.** Nous donnons ci-dessous un certain nombre de valeurs de la conductivité spécifique pour des substances qui ont une importance dans les recherches biologiques ; ces chiffres peuvent servir de point de repère pour des exercices de mesure de cette constante.

Jusqu'à présent, les auteurs ont effectué ces mesures à des tempé ratures variables, 18° ou 25° C pour la plupart ; les mesures de conductivité des substances biologiques à la température de 37° C sont rares, quoique ce soit la température la plus appropriée pour étudier les liquides des animaux à sang chaud, et de l'homme en particulier. Pour interpoler les chiffres obtenus avec ceux correspondant à 37° C, on peut se servir de la formule de Kohlrausch :

$$Kt = Ko (1 + C T) \text{ où}$$

Kt, est la conductivité à la température voulue,

Ko, » trouvée,

T, est la différence de température entre t et to, et C est le coefficient de température, déterminé par KOHLRAUSCH, pour diffrentes substances anorganiques.

Ce coefficient de température établi pour une variation de 1° C est pour les substances anorganiques d'environ 0,02 °/° et pour les acides organiques 0,01 °/°.

Afin d'obtenir les 0 pour les substances peu conductrices, on a l'habitude d'exprimer les valeurs en prenant comme unité $\dfrac{1 \text{ ohm}}{10^1}$ ou $\dfrac{1 \text{ ohm}}{10^6}$

Substances	K en 10^{-6} (unités Ohm.) (1)	Auteurs
H^2O absolument pure (théorie).	0,038	Calculé p. Kohlrausch.
H^2O la plus pure obtenue.	0,0425	Kohlrausch.
H^2O de la glace fondue.	2,13	«
H^2O purifiée par congélation.	4,8	Nernst.
» distillée bouillie.	110,0	Hamburger.
» » saturée de $Co2$.	43,5	Knox.
Sérum humain (moyen. de 181 mesures).	$109-111 \times 10^{-4}$ (femme) - (homme)	Kopaczewski.
» de cheval (» 27 »).	119×10^{-4}	«
» de porc (» 4 »).	123×10^{-4}	«
» d'autres animaux.	97,2-109	Bugarszky et Tangl.
Liquide céphalo-rachidien.	$130 \text{ à } 157 \times 10^{-4}$	Kopaczewski.
Urine.	137, 8 - 325, 9	Steyern.
Lait de vache.	95,4	Koeppe.
Sérum de vache.	107,5	
NaCl à 9 °/°°.		
Eau de Royat » Vélleda ».	$3,7.10^{-4}$	Kopaczewski.
» « César ».	$32,2.10^{-4}$	«
» « Eugénie ».	$55,1.10^{-4}$	«
» « St-Mart. »	$58,2.10^{-4}$	«
» » St-Victor »	$59,6.10^{-4}$	«

(1) Pour obtenir ces unités, il faut multiplier par 1,063 les données de certains auteurs calculés en unités de Siemens.

4° **Applications**. — Les applications de la conductivité électrique sont nombreuses ; on ne peut pas concevoir aujourd'hui un laboratoire sans l'appareillage correspondant. Voici quelques unes de ces applications.

a — *Titration.*

Lorsqu'on neutralise un acide par une base, la conductivité électrique présente d'après SJOGVIST une variation brusque au point neutre (baisse, puis nouvelle élévation). Voici comment on peut procéder :

On met dans la cellule, 10 c.c. de HCl 1/10 normale et 1 goutte de phénolphtaléine. On mesure la résistance électrique. Puis on ajoute goutte à goutte de la soude normale, on agite après chaques deux gouttes, et on mesure la résistance électrique. On continue ainsi jusqu'à ce que la solution devienne rouge (alcaline). On aura toute une série de valeurs de la résistance électrique. On construit la courbe, en portant en abcisses les quantités de soude ajoutées et en ordonnées les valeurs de la résistance mesurée (ou de la conductivité spécifique si on l'a calculée).

SJOGVIST a utilisé cette méthode pour déterminer le pouvoir de l'albumine de se combiner aux acides.

b — *Diffusion et dialyse.*

La marche de la purification d'un colloïde par dialyse peut être suivie par la mesure de la conductivité électrique.

On mettra dans un dialyseur en collodion une solution de NaCl à 8 °/°° et l'on plonge dans l'eau distillée ; on marque l'heure et la température, après avoir mesuré préalablement les résistances électriques de l'eau distillée et de la solution de NaCl à 8 °/°°

Après 30 minutes, on prélève dans le dialyseur 10 ccm. et on mesure la résistance électrique, ainsi que celle du liquide extérieur. On fait ainsi des déterminations de demi-heure en demi-heure et on déduit facilement les variations de la résistance électrique et la vitesse avec laquelle se produit la diffusion de NaCl. Avec un colloïde, on constatera à un certain moment que la conductivité de l'eau extérieure ne diminue plus : la dialyse est donc terminée.

c — *Résistance des globules rouges. Leur teneur en sels.*

DUNCAN en 1867 a constaté que les globules rouges d'un anémié perdent leur matière colorante dans une solution saline, telle, que chez l'homme normal cette hémolyse ne s'observe pas.

MALASSEZ en 1872 a entrepris des recherches systématiques pour fixer la résistance globulaire. Aujourd'hui nous savons que dans certaines conditions physiologiques, les globules offrent encore une résistance dans une solution de 0,5 °/° de NaCl.

Chez l'homme, les globules sont plus résistants que chez la femme, chez l'adulte plus que chez le vieillard ou chez l'enfant.

Dans tous les états pathologiques, sauf dans les ictères ou dans l'anémie saturine, il y a une diminution de résistance.

On observe une augmentation après absorption de quinine (MAY, CHANEL).

A côté de la méthode de HAMBURGER, que nous avons décrite dans le chapitre de l'osmose, la mesure de la conductivité permet de fixer le moment où le contenu globulaire diffuse dans le liquide inter-globulaire et augmente par conséquent sa conductivité.

On lave les globules rouges avec une solution de saccharose à 70 $^o/^{oo}$ isotonique au sérum physiologique). On met dans six tubes 20 c.c. d'une solution de Na Cl variant de 4 $^o/^{oo}$ à 9 $^o/^{oo}$. On ajoute dans chaque tube 2 c.c. de la purée de globules lavés dans une eau distillée de conductivité connue ; on agite et on mesure les résistances électriques de ces solutions ; puis on calcule les conductivités électriques correspondantes.

La conductivité électrique du tube contenant Na Cl à 9 $^o/^{oo}$ permet de calculer la teneur saline des globules rouges. Les conductivités-électriques des autres tubes indiquent les proportions de sels qui ont diffusé des globules rouges pour se répandre dans le liquide sucré.

d. — *Mesure du volume des globules rouges.*

L'expérience précédente, basée sur les recherches de STEWART, OKER BLOOM, TANGL, BUGARSZKY et BENCE nous permet de constater que la conductivité électrique des globules est excessivement faible ; les globules rouges de sang de cheval ont une conductivité $1{,}63 \times 10^{-4}$ tandis que son plasma a celle de 105×10^{-4} environ. De cette constatation on peut déduire que les globules rouges sont pour ainsi dire imperméables aux sels du plasma. STEWART a établi la formule suivante, qui est une modification de la formule d'OKER-BLOOM

$$p = \frac{Ks}{Kgl}(180 - Ks - \sqrt{Ks})$$

ou p est le nombre de ccm. de sérum pour 100 ccm. du sang. La différence donne évidemment le nombre de cm3 de globules rouges. Voici comment on peut procéder :

On mesure la conductivité électrique du sang de cheval défibriné, puis du sérum de ce sang, obtenu par centrifugation, et enfin du sérum de caillot.

La différence des conductivités du sang total et du sérum de centrifugation peut servir à la détermination de la quantité de globules contenus dans ce sang. On évalue la précision de cette méthode, par les expériences suivantes :

On prend du sang de cheval défibriné et on le centrifuge pour séparer le sérum des globules. On fait des mélanges contenant 1 centimètre cube de globules et 8 centimètres de globules avec 2 ccm. de sérum.

En mesurant les conductivités électriques : du sérum, des deux mélanges et du sang défibriné, on peut, en comparant ces nombres, déduire la teneur en globules du sang défibriné et comparer les résultats avec ceux obtenus par la formule précédente. Cette méthode permet d'étudier le phénomène suivant.

  e. — *Variation de la proportion des globules du sang* (d'après V. HENRI).

L'injection du peptone produit une diminution de la partie liquide du sang, sans amener de variations de la concentration saline.

  On injecte à un chien une solution de peptone à 10 °/° (0 gr. 5 de peptone par kilogramme d'animal) ; dix minutes après, on prend du sang et on mesure sa conductivité électrique ; on centrifuge ce sang et mesure la conductivité électrique du sérum obtenu.

  La comparaison avec les valeurs obtenues par le sang de chien normal montre qu'après l'injection de peptone, la conductivité du sang total diminue et la conductivité du sérum ne varie pas sensiblement, par conséquent, la concentration du sérum ne change pas, tandis que la proportion de sérum dans le sang total diminue.

  f. — *La vitesse de réaction* (d'après V. HENRI).

  Pour suivre la vitesse d'une réaction au moyen de la conductivité électrique, on prendra au choix l'un des procédés suivants :

  a) Vitesse d'acidification du lait par le ferment lactique ou

  b) Vitesse d'hémolyse des globules rouges par la saponine.

  On opère, dans chaque cas, de la façon suivante :

On met dans la cellule 20 cc. de lait ou d'émulsion de globules ; on attend l'équilibre de température et on mesure la résistance électrique. Puis, à un moment exactement déterminé, on ajoute 1 cc. d'une solution de ferment lactique ou de saponine préalablement chauffée à 25° C ; on agite et on mesure immédiatement la résistance, puis on recommence de 5 minutes en 5 minutes, en agitant chaque fois avant de faire la mesure.

  On devra, avant de faire l'expérience, déterminer d'une façon qualitative les doses convenables de ferment lactique (1 ccm. de ferment à 1 °/°° dans 100 ccm. de lait) ou de saponine (1 cmc. de saponine à 1 °/°° pour 10 ccm. d'une suspension à 1 °/° de globules rouges, lavés par des centrifugations successives dans une solution isotonique).

  g. — *Conductivité électrique des tissus.*

  Les premières recherches sur cette question ont été faites par GALÉOTTI. L'auteur s'est servi de l'appareil suivant qui est très pratique : (fig. 58).

  La figure est suffisamment explicite et permet de construire facilement cet appareil. Le support B est en métal ; la partie A est en ébonite, et se visse dans le support. Pour déterminer la constante de capacité de cet appareil, on ajuste un anneau de verre sur l'électrode b, de diamètre exactement égal et d'une hauteur d'environ 1,5 cm ; on remplit avec une solution 1/10 normale de KCl ; par capillarité le liquide remplit l'espace compris entre deux électrodes. On peut aussi, pour le fixer, poser l'anneau sur la plaquette d'ébonite et mouiller avec du collodion tout le pourtour. On détermine ainsi la capacité, pour des distances variables des électrodes. Pour faciliter le fonctionnement de l'appareil, la tige peut porter des divisions en m/m.

Les recherches de GALÉOTTI ont démontré que la conductivité des différents tissus varie, non seulement suivant leur nature, mais pour le même tissu, suivant la position, la perméabilité des membranes entrant dans la composition de ces tissus. Ainsi, pour les muscles du chien, la conductivité peut varier de $K = 93,2.10^{-5}$ à $K = 245,1.10^{-5}$ (à 12° C), suivant qu'on le dispose parallèlement ou perpendiculairement aux électrodes.

Une constatation vraiment intéressante, faite par GALÉOTTI, est celle de la diminution de la conductivité électrique des tissus frappés

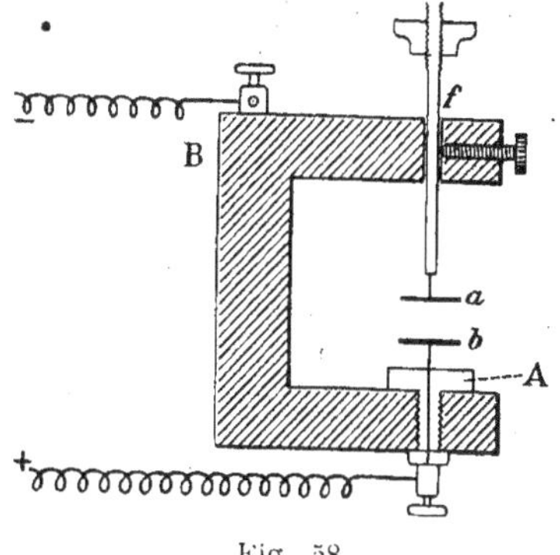

Fig. 58.

par la mort ; après un certain temps, cette conductivité recommence à augmenter. Cet auteur a également établi que pendant la coagulation fermentative du sang, la conductivité diminue ; le fait ne s'observe pas dans la coagulation par la chaleur.

h. — *Conductivité électrique dans les états pathologiques.*

Si l'on excepte les recherches de VIOLA, ce sujet n'a pas été abordé. VIOLA a signalé que la conductivité électrique varie d'un sujet à l'autre (entre $99,96.10^{-4}$ et $118,28.10^{-4}$ à 25° C) ; l'état de digestion ne l'influence pas considérablement :

$K = 99,96.10^{-4}$ à 11 heures.

$K = 99,73$ » à 15 —

$K = 101,35$ » à 17 —

Dans certains états pathologiques, VIOLA a trouvé des variations assez notables $K = 98,29.10^{-4}$ (Urémie) jusqu'à $K = 142,01.10^{-4}$ (pleurésie).

Les mesures que nous avons eu l'occasion d'effectuer nous ont montré que dans la syphilis (13 mesures) dans le cancer (7 mesures) et dans l'azotémie (3 mesures) la conductivité ne diffère pas sensiblement de celle observée dans l'état normal. Cela ne veut pas dire qu'il en soit de même dans d'autres états pathologiques ; au contraire, l'étude de la conductivité électrique doit probablement être instructive dans les états morbides accompagnés de déminéralisation des tissus (tuberculose).

CHAPITRE X

CONCENTRATION IONIQUE

1° **Acidité et titration**. — Lorsqu'il s'agit d'étudier, dans les réactions vitales, l'action des différents ions, on ajoute des substances appropriées aux liquides organiques et on note l'effet produit ; et lorsqu'il s'agit de sels en solutions aqueuses qui sont toujours fortement dissociés, la quantité ajoutée correspond assez exactement à la concentration ionique. Il n'en est pas de même avec les acides et les bases dont beaucoup n'ont, en solutions aqueuses, qu'un faible degré de dissociation électrique. Le même phénomène s'observe également avec les sels, en solutions dans les solvants organiques (huiles, lécithines, etc.) ayant une constante diélectrique faible ; dans ce cas, tous les électrolytes semblent peu dissociés. Les études sur la dissociation électrique dans les substances organiques, si importantes à connaître dans les processus vitaux, ont été abordées tout récemment par BEUTNER. La question est d'une grande importance, parce que, d'une part, les ions acides ou basiques se trouvent dans toutes les solutions aqueuses et possèdent une activité extrême et que, d'autre part, les réactions vitales s'accomplissent précisément dans le voisinage de la neutralité. Par conséquent, la présence des ions $H+$ ou des ions $OH-$ en concentrations minimes, peut avoir des conséquences appréciables. L'expérience le confirme.

Est-il possible d'évaluer cette concentration par la méthode de titration ?

Non, et voici les raisons :

Lorsque nous titrons l'acide chlorhydrique et l'acide acétique par exemple en concentration N/32, leur degré d'acidité est le même. Les expériences classiques d'OSTWALD ont démontré que le degré d'acidité trouve son expresssion dans le degré de dissociation ; or, le degré de dissociation de l'acide chlorhydrique N/32 est 40 fois plus grand que celui de l'acide acétique qui est un acide faible et faiblement dissocié.

Ajoutons que, le degré de dissociation est influencé par la présence de différentes substances, dans les proportions variant avec l'acide.

On sait que, lorsqu'on titre un acide en présence d'indicateurs différents, on n'obtient pas des résultats concordants.

Un exemple classique pour démontrer ce déplacement apparent de la neutralité est offert par la titration des solutions aqueuses d'acide phosphorique, en présence des deux indicateurs méthylorange et phtaléïne de phénol : il nous faut ajouter juste deux fois plus de soude caustique $\frac{N}{32}$ pour le virage de la phénolphtaléïne que pour celui du méthylorange (comme témoin des nuances de la coloration, on peut se servir d'une solution diluée de phosphate monopotassique avec l'orange de méthyle et d'une autre de phosphate bisodique avec la phénolphtaléïne).

La question se complique davantage dans le cas des liquides organiques où la présence de sels ou de substances protéiques peut pour ainsi dire immobiliser une partie des ions neutralisants. C'est pourquoi toutes les méthodes chimiques de détermination de l'acidité ou de l'alcalinité du sang, de l'urine, etc., sont sans aucune valeur.

2° **Méthodes exactes des mesures du degré d'acidité.** — C'est un des plus grands progrès de la chimie physique d'avoir pu établir une méthode exacte pour la mesure de la concentration ionique et d'avoir offert la possibilité de fixer à chaque instant le degré du déplacement, survenant dans les processus vitaux. Nous disposons actuellement de trois méthodes déterminant la concentration des ions $H+$ et $OH-$, dont l'une permet, en plus, de fixer la concentration de certains cathions et de tous les anions.

La première méthode est celle d'OSTWALD : elle repose sur la mesure de la vitesse de certaines réactions chimiques, soumises aux lois des masses et des concentrations ; ainsi, en étudiant comparativement l'hydrolyse de la saccharose ou la catalyse des éthers-sels, d'une part, par un acide de concentration $H+$ déterminée, et, d'autre part, par un liquide organique, on peut, la concentration et la température étant les mêmes, calculer la concentration en ions $H+$ du liquide examiné. Ainsi l'inversion de la saccharose est, à une température donnée, proportionnelle à la concentration en ions $H+$; cette concentration reste constante pendant la réaction, ce qui a permis à HOFFMANN de déterminer l'acidité du suc gastrique.

D'une manière analogue, on peut fixer la concentration en ions $OH-$, en se servant de réactions telles que : la saponification d'un éthersel (acétate d'éthyle) par la soude caustique (SCHIELD) le dédoublement de l'alcool diacetone par une base (KOELICHER) la transformation de l'atropine en hyoscyamine (BREDIG, OSAKA), etc...

Deuxième méthode. — La méhode suivante, dite des indicateurs ou de Sörensen repose sur le principe suivant : on prépare une fois pour toutes une série de solutions étalons, dont la concentration en ions H+ est déterminée par la méthode électromotrice ; en mélangeant ces solutions étalons, en présence d'un indicateur approprié, on cherche à établir la même nuance que celle présentée par le liquide à examiner.

Troisième méthode. — Son principe consiste en la mesure de la force électromotrice d'une pile de concentration ; il a été introduit par Poggendorf en 1844 ; Van't Hoff et Nernst, en 1888, en donnant la théorie de la pile de concentration ont appliqué le principe de Poggendorf à la détermination de la force électromotrice de ces piles. La méthode devrait donc porter le nom de Poggendorf-Nernst.

De ces trois méthodes la première peut rarement être employée en biologie. En effet, la concentration en ion H+ ou OH− est le plus souvent trop faible pour produire des réactions notables : ainsi Hoeber, expérimentant à 40° pendant 5 jours, n'a pu constater aucune hydrolyse de la saccharose par l'urine. D'autre part, cette première méthode demande beaucoup de temps, des dosages multiples, etc. ; en fin de compte elle est de beaucoup plus compliquée que la méthode électromotrice.

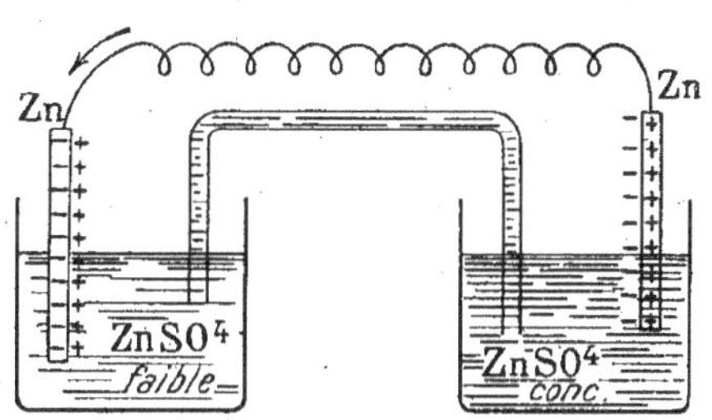

Fig. 59.

La seconde méthode, introduite par Sôrensen, modifiée et complétée par Michaelis, Clark, et autres, offre l'avantage de la simplicité ; mais, en réalité, les solutions-étalons qu'elle emploie doivent être toujours contrôlées par la méthode électrique. De plus, en présence de concentrations notables des électrolytes, elle donne des résultats peu exacts ; cela est concevable, car d'autres ions peuvent également avoir une influence sur la masse des indicateurs. Enfin elle ne peut s'appliquer qu'à des liquides faiblement colorés.

La seule méthode exacte et, au fond, simple et rapide, lorsqu'on en a l'habitude et lorsqu'on l'a mise en marche, est la méthode électrique. Nous la décrirons d'abord.

3° Méthode de Poggendorf-Nernst.

— La mesure de la force électromotrice d'une pile repose sur la théorie de Nernst. Lorsqu'une plaque de zinc plonge dans une solution de sulfate de zinc, les particules métalliques ont tendance à se séparer de la plaque et à passer sous forme d'ions : c'est la *tension de dissolution* entièrement analogue à la pression osmotique. Si la tension de dissolution est plus grande que la concentration et par conséquent plus grande que la pression osmotique, les cathions passent dans la solution qui acquiert, de ce fait, un excédent d'électricité positive ; dans le cas contraire, c'est l'électricité négative qui est en excès. Il se produit ainsi une double couche électrique qui correspond à une différence de potentiel déterminé.

Lorsque nous réunissons deux éléments, ainsi contrairement chargés, il se produit un courant qui dure jusqu'à l'établissement de l'équilibre de concentration, de pression osmotique et de tension de dissolution. C'est une pile de concentration (fig. 59).

D'autres piles de concentration peuvent être construites avec les cathions :

Cu	Cu S O^4	Cu S O^4	Cu
	(faible)	(concentré)	
Ag	Ag N O^3	Ag N O^3	Ag, etc.
	(faible)	(concentré)	
avec les anions :	Hg^2 Cl^2	KCl	Hg^2 Cl^2
		(faible)	(concentré)
	Hg SO^4	K^2 SO^1	Hg SO^4, etc.
		(faible)	(concentré)
avec les gaz :			
H	H Cl	HCl	H ;
	(faible)	(concentré)	
O	NaOH	NaOH	O, etc.
	(faible)	(concentré)	

Ces piles peuvent servir à déterminer la concentration des ions correspondants.

Comment mesurer leur force électromotrice ?

On la compare avec une force électromotrice connue, de telle façon qu'en réunissant les deux sources par leurs pôles homonymes, on compense plus ou moins les deux courants ; il suffit d'intercaler une résistance convenable sur le passage du plus fort pour les annuler ; un galvanomètre, placé dans le pont de WEATSTONE, ainsi obtenu, reste immobile. Connaissant le rapport des résistances de deux branches du pont, on peut calculer la force électromotrice cherchée (fig. 60).

$$\frac{\pi}{FE} = \frac{AX}{AB}, \quad \pi = FE \frac{AX}{AB}$$

Mais dans ce dispositif nous ne pouvons déterminer la force électromotrice de notre cellule que par comparaison avec celle de l'accumulateur FE ; cette dernière ne représente pas une force bien déterminée (erreur d'un millivolt), surtout parce qu'on la mesure pendant que les sources débitent. Il faut donc remplacer l'accumulateur par

un élément, dont la force électromotrice soit très stable et bien définie. Cependant, cette pile normale ne peut pas remplacer tout à fait l'accumulateur, car pendant la mesure qui demande un certain temps, l'élément débite également de l'électricité et à la longue sa force électromotrice diminue. Il est donc indiqué de

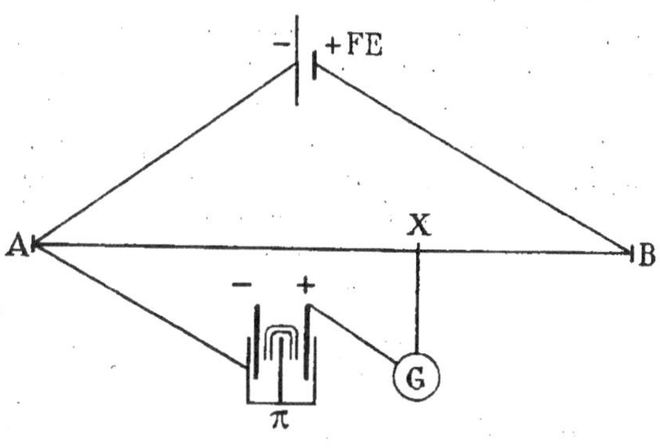

Fig. 60.

brancher tout d'abord un accumulateur, d'établir grossièrement le zéro du galvanomètre et, alors seulement, de préciser davantage à l'aide de la pile normale ; de cette façon la pile normale travaille le minimum du temps nécessaire. Le schéma suivant rend la manipulation compréhensible (fig. 61).

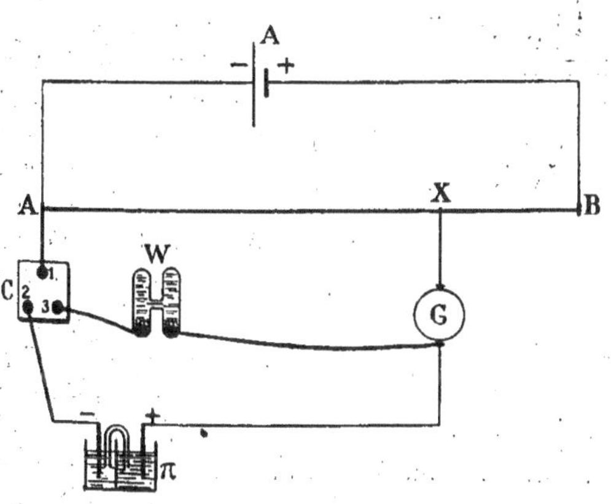

Fig. 61.

En réunissant 1 et 2 on détermine grossièrement la force électromotrice ; on la précise ensuite, en branchant un élément normal W et en établissant le contact entre 1 et 3 par le commutateur C.

Dans les schémas précédents, nous nous sommes servis d'un pont de KOHLRAUSCH pour établir le zéro du galvanomètre. Ce pont, pour donner des résultats valables, doit avoir une longueur beaucoup plus grande que pour la mesure de la conductivité. C'est pourquoi BOUTY a proposé de le remplacer par deux boîtes de résistance absolument identiques. Le schéma précédent sera donc modifié définitivement de la façon suivante (fig. 62).

Avant de commencer la mesure, on enlève toutes les chevilles de la boîte a, tandis que toutes celles de b sont en place ; ayant intercallé l'un des éléments, par exemple W, on commence à enlever des chevilles dans b pour les placer dans les trous correspondants de a, jusqu'à ce que le galvanomètre G n'indique plus le passage du courant ; soit alors r résistance de a. Comme on le voit dans ce transport de chevilles, la résistance totale du circuit reste égale à a + b et, par suite, l'intensité du courant ne varie pas non plus ; seul, le rapport des résistances a et b change. Si on opère de même avec une pile de concentration π on trouve qu'il y a absence de courant dans g, quand la résistance de a est égale à r^2 par exemple ; on a donc :

$$\frac{\pi}{W} = \frac{r^2}{r^1}$$

On peut également utiliser une autre méthode de détermination de π. On donne à l'avance à la résistance de a une valeur d'environ 1000 ohms ; il faut alors que dans le circuit entre a et b passe un courant de 10^{-3} ampères pour que la chute de potentiel le long de a compense la force électromotrice connue, de l'élément normal. Cela est possible grâce à la résistance R et à l'ampèremètre AM ; on ferme d'avance le commutateur pour brancher la pile normale W ; la force électromotrice est déjà presque entièrement compensée et une légère variation de la résistance R amène la compensation totale.

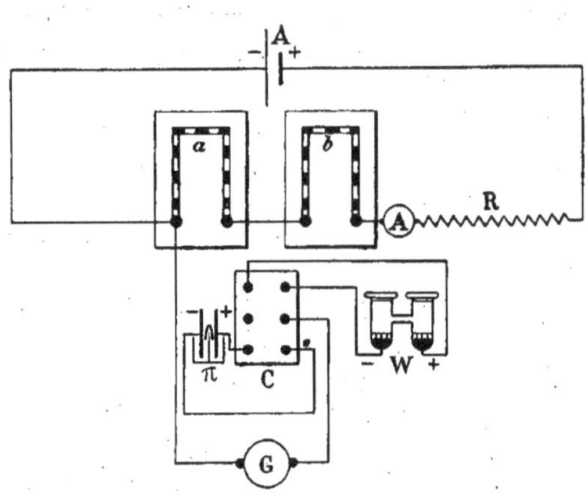

Fig. 62.

On intercale alors la pile de concentration, on cherche la résistance r^2 qui compense la première et on obtient $\pi = 10^{-3}\, r^2$.

Cela facilite énormément les calculs et réduit sensiblement le temps de débit de l'élément normal.

Néanmoins, étant donnée la rapidité de polarisation de la pile normale, il faut toujours placer, en série avec elle, une grande résistance (environ 10.000 ohms) qu'on laisse dans le circuit jusqu'à ce que la résistance de compensation soit trouvée. Quand le galvanomètre n'indique plus de courant, on enlève la résistance de 10.000 ohms et on trouve finalement la valeur de la résistance de compensation.

Ainsi pour faire une mesure de la concentration ionique il nous faut :

1 — une pile normale.

2 — un électromètre capillaire.

3 — des piles de concentration.

4 — deux boîtes de résistance identiques.

5 — un accumulateur.

6 — des commutateurs et des interrupteurs de courant.

7 — des fils conducteurs.

8 — des rhéostats à curseur.

9 — un ampéremètre.

Décrivons parmi ces appareils, les plus essentiels[1] :

a) *La pile normale* qui nous servira à faire la comparaison entre sa force électromotrice et celle de la pile de concentration, doit répondre d'après JAEGER aux desiderata suivants :

Tout d'abord, il doit être possible de la construire suivant un modèle défini ; les substances qui entrent dans sa composition doivent être nettement caractérisées ; elle doit posséder une force électromotrice déterminée très exactement et dont les variations sous l'influence de la température soient parfaitement connues ; cette force électromotrice ne doit pas varier lorsque l'élément normal est traversé par un courant d'une intensité maxima établie d'avance. Pour remplir ces conditions, aucune modification chimique ou physique (par exemple une variation de concentration) ne doit survenir.

Le grand mérite de LATIMER-CLARK, en 1872, a été d'introduire une telle pile ; puis, une autre a été construite par CZAPSKI, en 1884, et améliorée ensuite en 1892, par WESTON. Cette dernière pile fonctionne très régulièrement entre 0 et 40° C ; sa force électromotrice peut donc être considérée comme indépendante de la température ; elle sert à étalonner le volt international. C'est cette pile qu'il faut employer pour la mesure de la concentration ionique. Voici comment on peut la construire soi-même.

Habituellement l'élément normal a une forme en H (fig. 63), mais cette forme nécessite la soudure d'un fil de platine dans le verre ; le verre contient toujours des traces de plomb, qui, à l'endroit de la soudure, peuvent agir sur le mercure et sur le cadmium ; on évite la sou-

---

[1] Tous les appareils concernant la concentration ionique sont construits par la Société des Etablissements Ducretet, Paris.

dure par l'emploi de la forme en W (fig. 63), quoique la forme en H assure une plus grande solidité.

Avant de remplir le vase, il faut le soumettre à un nettoyage soigné ; à l'alcali chaud, au mélange de bichromate de potasse et d'acide sulfurique ; puis à l'eau, à l'alcool et à l'éther ; ensuite il faut le sécher convenablement. Toutes les substances employées doivent être chimiquement pures. Le cadmium doit être rigoureusement exempt de Zinc : par le chauffage dans une capsule ouverte, on le liquéfie ; si le métal ne contient pas plus de 0,01 °/° de Zinc, il se forme des anneaux colorés d'oxyde. Dans le cas contraire, le métal ne peut pas être employé. Le mercure doit être purifié suivant la méthode de HULETT : le mercure pur et distillé du commerce est agité pendant un quart d'heure avec une solution à 1 °/° de $Hg\,NO^3$ additionné d'une goutte de HNO^3 : on le nettoie ensuite à maintes reprises avec de l'eau distillée et finalement on le sèche à l'aide

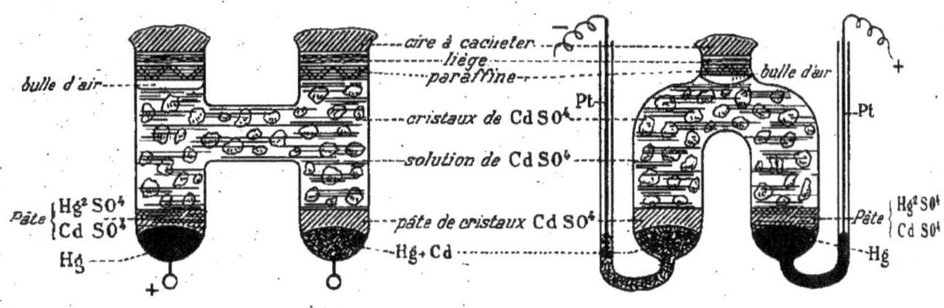

Fig. 63.

d'un tampon de papier-filtre ; on peut le filtrer à travers un filtre en papier en faisant quelques trous dans le fond avec une très fine aiguille. *Le sulfate de mercure* H^2SO^4 doit être débarrassé des sels solubles par triturations répétées avec du sulfate de cadmium, en rejetant chaque fois la solution surnageante ; de plus, il ne doit être ni acide (*vérifier la réaction*) ni mélangé de sels basiques (coloration jaune nette au lieu d'une légère nuance jaune). La trituration bien conduite purifie suffisamment ce sulfate de mercure.

Le sulfate de cadmium du commerce, dit chimiquement pur, peut être acide (*vérifier la réaction*) ; dans ce cas, il ne peut être employé, car pour le libérer de l'acide, il faut procéder à des opérations multiples et très compliquées (digestion avec l'hydroxyde de cadmium ; filtration, addition de $Hg\,SO^4$, jusqu'à disparition de la coloration noire : filtration, cristallisation par évaporation lente).

La solution de $Cd\,SO^4$ doit être saturée ; pour cela on triture des cristaux pendant une ½ heure dans un mortier ; on sépare le liquide surnageant, on ajoute encore quelques cristaux et on laisse 24 heures, en agitant de temps en temps ; la pâte cristallisée qui en résulte est alors prête à être employée.

L'amalgame de cadmium est préparé par le chauffage d'une partie de ce métal avec 4 parties de mercure ; après refroidissement, on verse l'amalgame dans un bras de l'élément normal et on marque tout de suite le pôle correspondant, comme négatif ; dans l'autre bras on verse une quantité égale de mercure et ce pôle sera le positif. Puis on prépare la pâte de la manière suivante : le sulfate de mercure lavé comme il est indiqué, est additionné de quelques gouttes de mercure et de 1 ccm de la solution de sulfate de cadmium ; on mélange intimement l'ensemble jusqu'à obtention d'une pâte grise ; on verse cette pâte sur la surface du mercure (*pas sur l'amalgame*) pour former une couche de 0.5 cm. Sur l'amalgamme, on verse une couche de la même épaisseur de la pâte cristallisée de $Cd\ SO^4$ résultant de la préparation précédente.

Ensuite on remplit les deux bras de l'appareil avec des cristaux de $Cd\ SO^4$ sans trop les entasser ; on verse par dessus une solution saturée du même sel ; on chasse les bulles d'air à l'aide d'une aiguille de platine. On verse de la paraffine sur l'un des orifices, on chasse l'air dans l'autre et on s'arrange, en l'obturant avec de la paraffine, de façon à y laisser une bulle d'air dans le tube.

On ferme par deux rondelles de liège, en les enfonçant un peu et on bouche le tout avec de la cire à cacheter.

La pile normale ainsi construite est prête à servir et possède une force électromotrice

$$E = 1.0185 \text{ volts, (entre } 0° \text{ et } 40° \text{ C) ;}$$

on vérifie cette force avec la pile étalon de Weston et, suivant la pureté et le degré de purification, on constate, au plus, une différence maxima de $\pm 0,0002$ volts.

La force électromotrice de notre pile reste stable, à la condition expresse qu'elle ne débite pas de courant, c'est-à-dire qu'on ne l'emploie que pour des comparaisons de forces électromotrices dans un circuit déjà à peu près compensé. S'il arrive un court-circuit, sa force électromotrice peut faiblir de plusieurs m/m volts ; elle revient après des heures ou des jours à son taux primitif.

Par prudence, il faut soumettre périodiquement la pile construite au contrôle d'un Weston standard dont $E = 1.0186$ volts. Cet élément étalon ne doit jamais être mis en circuit sous une faible résistance, même pour un instant ; sinon sa F. E. baisse sensiblement. Pour éviter l'action de la lumière sur $Hg\ SO^4$, il faut conserver la pile à l'obscurité.

b) *Electromètre capillaire de Lippmann.*

Pour constater la présence ou l'absence du courant électrique, on peut se servir d'un électromètre à quadrant, d'un galvonomètre ou d'un électromètre capillaire de Lippmann qui le construisit en 1873.

Ce dernier instrument est le plus employé, car il est sensible au $1/10000$ volts ; sa commodité et sa simplicité permettent à obtenir des résultats rapides enregistrables par la photographie. Il perd sa sensibilité et doit être reconstruit complètement, si on ne s'en sert pas couramment ; dans ce cas un galvanomètre est plus indiqué car, une fois le montage fait, son installation est définitive.

Dans les recherches biologiques, l'on effectue le plus souvent des mesures de longue haleine ; l'électromètre capillaire est donc plus indiqué. C'est le seul que nous décrirons.

Voici son principe, d'ailleurs déjà mentionné à propos de la tension superficielle. Versons dans un tube, étiré en capillaire à sa partie inférieure, de l'eau légèrement acidulée puis du mercure propre : pour un capillaire approprié, ni trop large, ni trop étroit (0,01 m/m) le mercure ne s'écoule pas, même sous une pression assez notable, lorsqu'on plonge la pointe dans un vase contenant du mercure et de l'eau acidulée (une partie pour 5 p. $H^2 SO^4$) il se forme dans le tube capillaire un ménisque qui s'élève à une hauteur variable, lorsqu'on réunit le mercure du vase au pôle positif, et le mercure du tube capillaire au pôle négatif d'une pile. Ce phénomène, dit DE LIPPMANN, est facile à observer avec un microscope grossissant 60 à 100 fois ; il est d'une sensibilié extrême, comme nous le verrons dans la suite (fig. 64).

En somme, dans l'électromètre capillaire de LIPPMANN, la seule difficulté consiste en la préparation d'un bon tube capillaire dont le diamètre doit être constant, et l'étirement presque insensible.

Voici comment on peut le construire :

Des tubes capillaires de 3 m/m de diamètre et de 1 m/m d'épaisseur, sont coupés en morceaux de 30 c/m environ, puis plongés dans de l'eau régale pendant quelques jours, enfin lavés et séchés. On chauffe à la flamme à 10 c/m de distance et on fait tout d'abord épaissir les parois de telle sorte que le diamètre intérieur n'ait pas plus de 1 m/m ; on tire légèrement pour donner au capillaire une forme conique et on diminue encore le diamètre du tube jusqu'à 0,25 m/m ; alors on baisse la flamme du chalumeau, on tourne régulièrement le tube et lorsqu'il est bien mou, on tire brusquement, en lui donnant

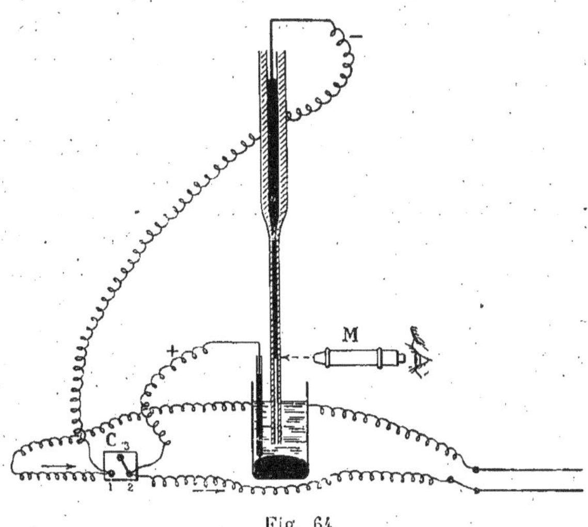

Fig. 64.

nant toujours un mouvement de rotation régulière. Le capillaire refroidi, on lui adapte un tube de caoutchouc très propre à parois épaisses et d'une longueur d'un 1/2 mètre, qui communique avec un vase rempli de mercure, propre et fraîchement distillé ; on tient le tube capillaire l'effilement en haut, on hausse lentement le vase de mercure pour éviter la formation de chapelets de gouttes qui rendraient le tube capillaire inutilisable. On retourne le capillaire la pointe en bas, et on le fixe. De l'autre côté, on remplit un vase étroit à parois parallèles avec du mercure, on fixe l'électrode de platine (tube de verre, mercure, et dans le fond, un fil de platine) et seulement à ce moment, on verse de l'acide sulfurique à 20-25 °/° ; de cette façon, nous éviterons le contact entre le platine et l'acide et ainsi une différence de potentiel secondaire. En fixant le microscope au niveau approprié, l'électromètre est prêt à fonctionner après la stabilisation du ménisque.

L'appareillage décrit permet également de photographier les oscillations du ménisque, souvent importantes à connaître dans les cas de chutes brusques du potentiel ou de variations de sens du courant, notamment chez les êtres vivants ; cet appareillage est du reste le plus sensible.

OSTWALD a construit un électromètre capillaire plus maniable (fig. 65).

En outre, les précautions suivantes doivent être scrupuleusement observées : le mercure doit être très propre, purifié selon la méthode sus-indiquée. Lorsque l'instrument n'est pas en état de service, le commutateur C doit être en court-circuit, c'est-à-dire que les bornes 1 et 2 doivent être réunies. L'instrument ne peut être employé qu'au moins 24 heures après sa préparation, car auparavant, le ménisque ne s'est pas encore fixé définitivement. Il ne faut jamais faire subir à l'électromètre des chutes de potentiel supérieures à 0.3 volts,

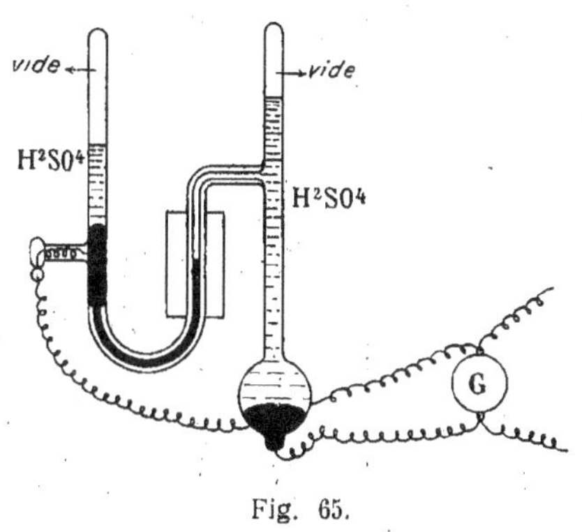

Fig. 65.

sinon il se forme des substances solides et des bulles de gaz, et le tube capillaire devient inapte à servir. Si l'instrument n'a pas servi pendant plusieurs jours, il faut éliminer le sulfate de mercure qui s'est formé par quelques pressions et succions, effectuées avec une poire de caoutchouc appliquée sur l'orifice supérieur. Pour vérifier l'appareil, on peut faire les deux expériences suivantes :

On ouvre le court-circuit de l'électromètre pendant une fraction de seconde ; le ménisque doit rester immobile ou tout au moins sans mouvements appréciables, on produit alors un très faible courant, le circuit de l'électromètre étant ouvert ; le ménisque doit alors jouer librement. On obtient un courant approprié, lorsqu'on

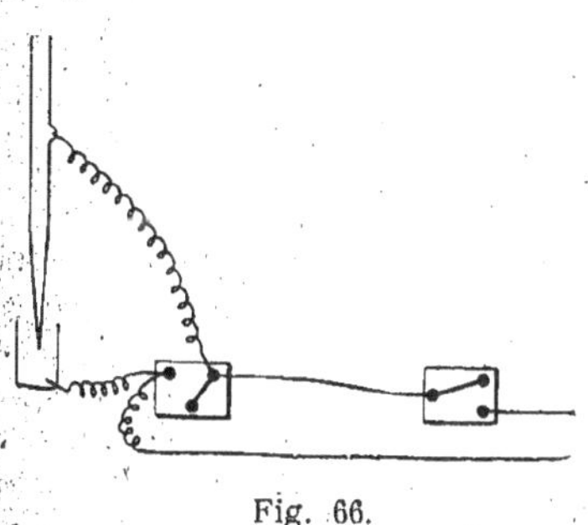

Fig. 66.

prend deux gros fils de deux métaux différents, de fer et de cuivre par exemple, qu'on fixe sur les deux bornes du circuit de l'électromètre, à la place des deux fils conducteurs du courant et qu'on touche avec deux doigts : le ménisque accuse alors des oscillations nettes ; on doit fermer aussitôt le courant de l'électromètre (fig. 66).

Lorsqu'on a constaté que le ménisque n'est pas suffisamment mobile, on peut rendre l'appareil plus sensible en faisant passer un courant, obtenu comme il vient d'être dit, pendant quelques minutes ; toutefois le sens du courant doit être choisi de telle sorte que le ménisque se meuve de bas en haut (au microscope de haut en bas) car, dans le cas contraire, il se produirait de l'hydrogène et l'appareil deviendrait inutilisable.

Un électromètre capillaire dont on prend bien soin peut servir plusieurs mois. Il en existe d'autres formes, mais pour OSTWALD lui-même, la forme primitive de LIPPMANN est la plus parfaite.

c) Nous allons décrire à présent les *piles de concentration*.

L'une d'elles permet de mesurer la concentration en ions Cl ; elle a déjà été mentionnée (fig. 67), elle est constituée par deux électrodes impolarisables au calomel d'OSTWALD, qui plongent dans une solution 1/10 N de KCl et constituent une pile de concentration. Les points délicats sont l'amalgamation du fil de platine et le lavage du calomel. La première opération s'effectue de la façon suivante:

On plonge l'électrode de platine, bien nettoyé avec de l'acide sulfurique, dans une solution à 1 °/° de sulfate de mercure additionné de quelques gouttes d'acide nitrique ; un fil de platine joue le rôle de l'autre électrode ; on fait passer alors un courant de deux volts pendant

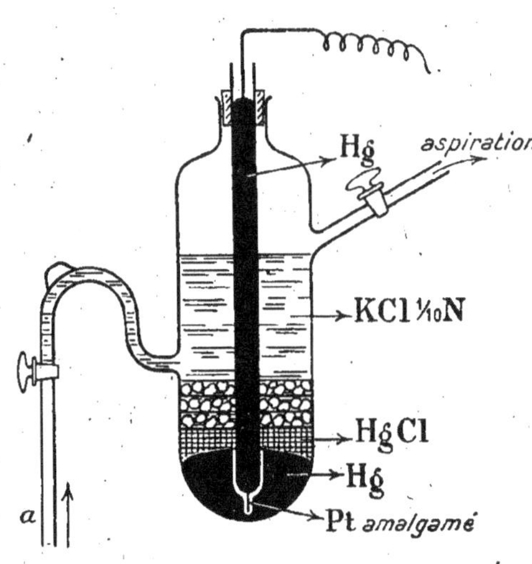

Fig. 67.

60 à 90 secondes jusqu'à l'apparition d'une couche grise de mercure, en gouttelettes très fines ; on nettoie à l'eau. Si cette opération est mal conduite, le courant étant fort ou trop longtemps fermé, la force électromotrice de l'électrode impolarisable sera notablement influencée.

Le lavage du calomel pur s'effectue par triturations répétées avec une solution 1/10 N de KCl ; cette solution doit être préparée avec KCl chimiquement pur, et légèrement calciné, puis refroidie dans un dessicateur (7 gr. 456 par litre).

Après avoir mis du mercure propre au fond du vase, on place l'électrode, puis on verse une couche de 0,5 cm. de calomel lavé ; en aspirant par le tube latéral, on remplit l'électrode sans qu'aucune bulle d'air soit emprisonnée. Une autre électrode identique reste à préparer, mais au lieu de KCl elle contiendra le liquide, dont la concentration en ions Cl est à déterminer ; dans ce cas, on doit laver le calomel avec de l'eau à plusieurs reprises, puis deux ou trois fois avec le liquide à examiner.

L'ensemble des deux électrodes dont les orifices a et a' plongent dans la solution de KCl à 1/10 N constituent une pile de concentration. Ces deux électrodes peuvent être construites en des dimensions telles qu'elles permettent de faire les mesures avec deux ou trois ccm du liquide.

Une électrode d'OSTWALD peut servir de comparaison pour la mesure de la concentration en différents ions. Mais dans ce cas, elle doit être remplie d'une solution saturée de KCl à laquelle on ajoute des cristaux de KCl pur ; on établit ensuite une différence de potentiel entre cette électrode et l'électrode à l'hydrogène ; cette différence de potentiel, si elle est constante, permet d'employer la pile pendant longtemps.

L'étalonnage avec l'électrode à hydrogène s'effectue, suivant MICHAELIS, avec des solutions-type d'acétates, ainsi que nous le verrons plus loin.

Pour mesurer la concentration en ions $H+$, l'autre électrode doit être à hydrogène. Il existe un grand nombre de formes de ces électrodes ; nous en décrirons une seule, celle de HAMBURGER, simple, pratique, facile à préparer et de petites dimensions (fig. 68).

Pour la construire, les opérations les plus délicates sont la platinisation et la fixation de l'hydrogène.

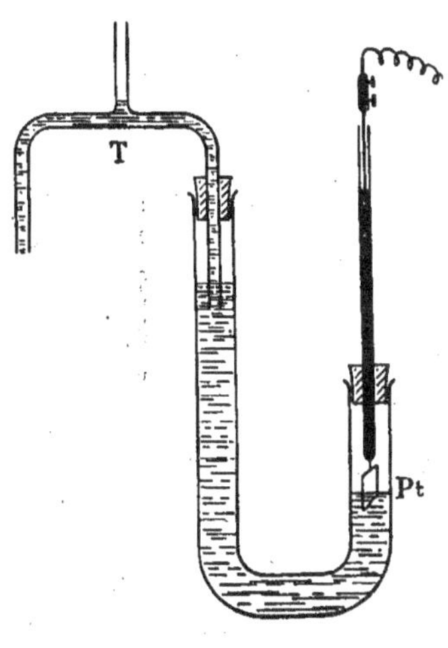

Fig. 68.

La première s'effectue exactement de la même manière que pour les électrodes de la cellule de la conductivité électrique, mais ici son importance est capitale ; suivant le soin apporté à cette platinisation, l'hydrogène se fixe en quantité plus ou moins grande sur l'une des électrodes et forme alors, quoique les deux électrodes soient absolument identiques, une pile de concentration, ce qui ne devrait pas avoir lieu.

Il faut donc tout d'abord plonger pour le nettoyage les électrodes de platine (neuves) dans de l'eau régale (3 vol. HCl conc. + 1 vol. HNO^3 conc.) durant quelques minutes ; après des lavages à l'eau, à l'alcool, à l'éther et à l'alcool absolu, on platinise, mais en ayant soin de faire passer le courant exactement pendant le même temps (chronométré) pour l'une que pour l'autre. Les électrodes peuvent être, soit des fils de platine, soit des carrés de platine. On nettoie le tube en L (avec du bichromate, de l'eau, etc.) et on remplit le bras court avec de l'eau ; on fixe une des électrodes au moyen d'un bouchon. On donne naissance, d'autre part, à un courant d'hydrogène pur (appareil de KIPP) à l'aide d'acide sulfurique pur dilué, additionné de quelques cristaux de sulfate de cuivre et des limailles de zinc, libre d'arsenic ; on le lave, en le faisant passer à travers une solution de $KMnO^4$ à 20 °/° et à travers une solution concentrée de sublimé, et l'on laisse sortir le gaz par un tube effilé et deux fois recourbé. Puis, lorsque l'hydrogène a complètement chassé l'air de l'appareil et du tube, on plonge ce tube effilé au rond en L par le bras resté ouvert, et on fait passer un courant assez vif d'hydrogène. Le gaz sature le liquide, puis le chasse du bras court ; on prolonge le passage du gaz jusqu'à ce que le liquide arrive juste au-dessous de l'électrode de platine, puis on l'arrête. L'hydrogène est absorbé par le platine platiné et le liquide monte de nouveau ; s'il remplit plus qu'un quart de la hauteur occupée par l'électrode, il faut faire passer une nouvelle quantité d'hydrogène, jusqu'à saturation. On opère de la même façon pour l'autre électrode. L'hydrogène étant ainsi absorbé par le platine platiné, il faut s'assurer ici, si les deux électrodes n'accusent pas de différence de potentiel ; pour cela on les place toutes les deux dans un tube en U, rempli d'une solution 1/10 N de KCl et on les réunit à un électromètre capillaire ; si le courant passe, une des électrodes doit être légèrement chauffée pour perdre un peu d'hydrogène. Lorsque, finalement, on obtient les deux électrodes n'accusant pas de chute de potentiel, on les nettoie avec les liquides dans lesquels elles seront plongées (dont l'un est acide HCl et l'autre le liquide à examiner) et on les place chacune dans un de ces liquides. On fait passer le courant d'hydrogène jusqu'à ce que le liquide atteigne le quart de la hauteur de l'électrode ; on remplit le bras resté ouvert avec le liquide correspondant et on réunit les deux électrodes par le tube horizontal T rempli d'une solution à 3 °/° (obtenue à chaux) de gélose dans l'acide chlorhydrique à 1/10 N. Nous avons ainsi une pile de concentration permettant de déterminer la concentration en ions H +.

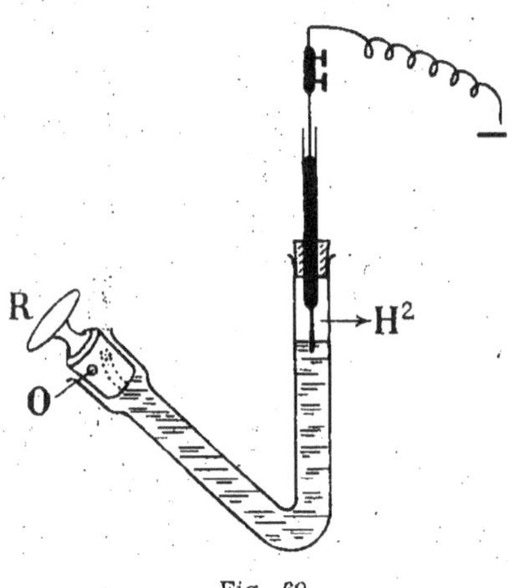

Fig. 69.

Comme cela a été dit plus haut, une des électrodes peut être au calomel, mais il est plus simple de se servir de deux électrodes identiques du type mentionné ci-dessus, si maniable et si pratique.

Avec une telle pile de concentration, on peut également déterminer la concentration en ions OH—, suivant la formule que nous donnerons plus bas.

Pour la mesure de la concentration en ions, dans les liquides organiques, certaines précautions sont nécessaires.

Voici comment on procède, d'après MICHAÉLIS, pour déterminer la concentration en ions du sérum, du sang ou des liquides chargés de bioxyde de carbone. Il faut d'abord donner à l'électrode une autre forme (fig. 69).

Lorsqu'un des bras de l'électrode est rempli d'hydrogène, comme l'indique la figure, et l'autre bras du liquide à examiner, on fait passer une bulle d'hydrogène une cinquantaine de fois à travers le liquide ; puis, pour établir l'équilibre des pressions, on tourne le robinet R quand la bulle d'hydrogène se trouve à l'extrémité du platine, de telle sorte qu'une communication passagère s'établisse par l'orifice O entre l'électrode et l'extérieur. Puis on enlève le bouchon R et on le remplace par un tube courbé rempli de gélatine ou de gélose à 3 °/° dissous dans KCl à 40 °/°, et dont l'extrémité inférieure plonge dans une capsule remplie de KCl saturé.

Pour exécuter une mesure avec le sang, MICHAÉLIS, en s'inspirant des principes de HASSELBACH, opère de la façon suivante :

On fait bouillir longtemps une solution à 0.85 °/° de Na Cl pour chasser l'acide carbonique et on la laisse refroidir en vase clos. On remplit de cette solution le bras court de l'électrode décrite, de manière que la moitié de l'autre bras reste vide ; on y projette alors une petite paillette d'hirudine, puis on complète le bras vide avec du sang, on place le robinet R et on balance le tube pour que la bulle d'hydrogène traverse plusieurs fois le liquide. L'opération est à recommencer s'il se forme le moindre caillot à l'électrode.

Dans cette détermination, on se base sur le fait suivant : le mélange du sang avec une solution à 0.85 °/° de Na Cl, libre de CO_2, n'altère pas sa concentration en ions $H+$.

d) Boîte de résistance.

Nous avons montré pourquoi, dans les mesures de la force électromotrice, il est préférable de se servir, au lieu d'un pont de KOHLRAUSCH, de deux boîtes de résistance identiques formant le pont.

Il existe plusieurs variétés de boîtes de résistance.

Le système ordinaire permet d'effectuer une grande quantité de combinaisons, avec un nombre réduit de bobines. Dans ce système, à chaque bobine correspond une fiche du

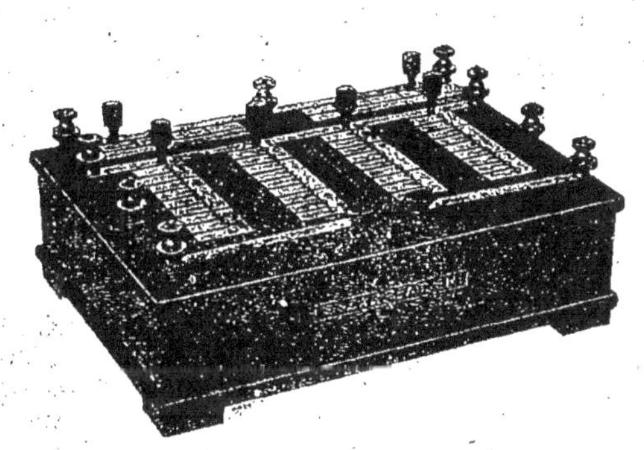

Fig. 70.

combinateur, et chacune des résistances est mise en circuit par l'enlèvement de sa fiche : la résistance totale est donnée par la somme des résistances partielles, dont les fiches ont été enlevées (fig. 70).

Deux boîtes identiques réunies forment un pont. Très pratiques et très exactes sont les boîtes à décades (fig. 71).

Une décade se compose de dix bobines semblables ; toutes ces bobines sont montées en tension, et reliées à un combinateur, disposé de telle sorte que la manipulation d'une seule fiche permette de réaliser toutes les combinaisons de 1 à 10. Cette disposition, très avantageuse pour l'exactitude des mesures, élimine presque totalement les causes de variations dues aux contacts des fiches.

Dans ce système, une simple lecture donne, immédiatement, et sans calcul, la résistance totale intercalée.

Toutes les boîtes, formant le pont de Wheastone sont munies d'une clef de pile et d'une clef de galvanomètre. Il existe deux formes de boîtes de résistance à décades droites et rondes.

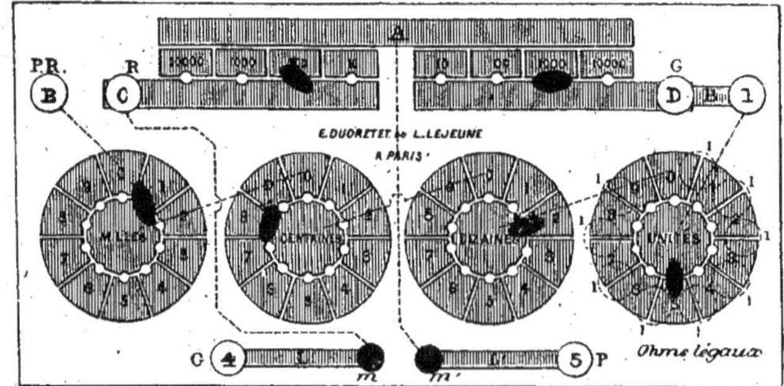

Fig. 71.

On construit actuellement des boîtes de résistance qui, tout en donnant aussi par lecture directe sans calculs, la résistance branchée, sont basées sur un principe différent, permettant de diminuer le nombre des bobines de résistance, ce qui rend leur prix sensiblement moins élevé.

Voici comment on se sert de deux boîtes de résistances formant pont :

On enlève toutes les fiches d'une boîte (du modèle courant) en laissant sur place celles de l'autre. Si la résistance totale de la boîte est de 11111.1 Ω, nous avons opposé cette résistance au courant. Lorsqu'on retire une fiche d'une boîte et qu'on la place dans une autre, la résistance totale ne varie pas, seul le rapport entre les deux fractions du pont change ; cela seul nous importe.

On replace donc les fiches d'une boîte dans les places correspondantes de l'autre jusqu'à obtenir l'immobilité du ménisque de l'électromètre capillaire.

Supposons que pour obtenir ce résultat, on ait reporté une résistance de 5656 Ω d'une boîte dans l'autre, on a alors :

$$\frac{FEX}{FE} = \frac{RX}{R} = \frac{5656}{11111,1} = \frac{1.0189}{FEX} \; ; \; FEX = 2.0060 \text{ volts,}$$

Pour la commodité des calculs, on peut, en se basant sur la méthode indiquée plus haut, s'arranger de façon que le report d'un ohm corresponde à une chute de potentiel d'un millivolt ; pour cela, étant donnée la force électromotrice de la pile de cadium $\pi = 1.0185$, on déplace d'une boîte à l'autre 1018,5 ohm ; on branche alors une résistance à curseur dans le circuit établi entre l'accumulateur et le pont de WEATSTONE ; en déplaçant le curseur, on obtient facilement l'immobilité de l'électromètre ; *la position correspondante du curseur doit être respectée.* De cette façon, on n'a même pas besoin de connaître la force électromotrice de l'accumulateur ; on détermine pour chaque mesure la position des fiches des boîtes de résistance et la résistance à curseur est telle que chaque déplacement d'un ohm réponde à 1 m/m volt.

e) Comme *source de courant* on emploie un ou deux accumulateurs ou à défaut, une pile de DANIELL ou LECLANCHÉ également assez constantes. Dans la plupart des cas, un accumulateur est suffisant, mais la force électromotrice employée doit être toujours supérieure à celle de l'élément normal (1.0185 volts). On ne doit employer que des accumulateurs ayant quelque peu servi, car immédiatement après le chargement, ils accusent une force électromotrice plus grande et variable. Cela est important à noter, car les erreurs de mesures sont souvent attribuées à tort à d'autres sources, généralement introuvables d'ailleurs.

f) L'appareillage des mesures de la force électromotrice comprend aussi des *interrupteurs et des commutateurs.* Il est facile de les préparer.

Un bon commutateur se prépare avec une boîte de PETRI remplie de paraffine dans laquelle on enfonce 3, 4, 5, 6, etc. bouchons de caoutchoucs mouillés ; après la solidification de la paraffine, on retire les bouchons ; on remplit avec du mercure le fond des godets formés et au moyen de fils de cuivre courbés on établit les branchements voulus.

Pour la pile normale, qui ne doit être employée que pour un temps excessivement court, il est commode de se servir de l'interrupteur suivant :

C'est une bascule ayant à une extrémité un contre-poids C. P., et à l'autre, un bouton ; en appuyant sur le bouton B on établit le contact ; en le lâchant le contre-poids le rompt immédiatement.

Pour l'électromètre capillaire, c'est un interrupteur inverse qu'il faut : en appuyant sur le bouton on interrompt le circuit propre de l'électromètre, alors, le courant à examiner va vers l'électromètre ; en lâchant le bouton, le courant est rétabli. C'est, en somme, une clef de MORSE renversée.

g) Il nous reste un mot à dire sur les *fils conducteurs* ; tous les fils doivent être soigneusement isolés avec de la gutta-percha. Les bouts des fils doivent être soigneusement nettoyés avec du papier de verre ; tous les contacts doivent être mouillés avec une goutte de pétrole

Nous pouvons maintenant, en présence de tous les appareils, montrer leur ensemble d'après le schéma suivant (fig. 72).

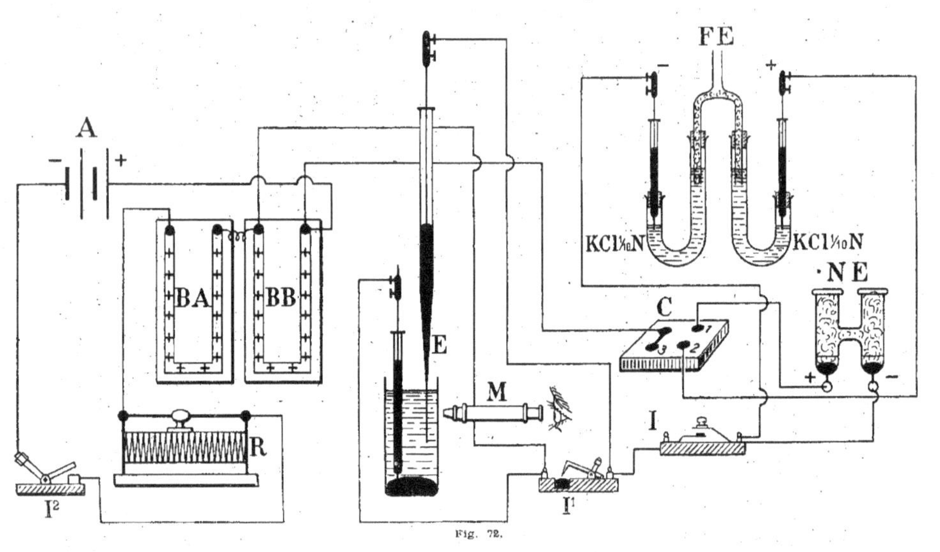

Fig. 72.

A = 2 accumulateurs.

BA et BB = 2 boîtes identiques de résistance.

E = électromètre capillaire.

M = microscope de l'électromètre.

NE = pile normale.

FE = pile de condensation.

C = Commutateur.

1, 1', 1'' = interrupteurs.

(N.-B. — Attention au sens des branchages entre les pôles.)

Voici un exemple d'exécution d'une mesure de force électromotrice.

Il s'agit de déterminer la force électromotrice d'un élément de concentration :

Hg	HgCl	KCl 1/10N	KCl 1/10N+KNO³ (libre de Cl) 1/10N	HgCl	Hg
1	2	3	4	5	6

la solution 4 a été choisie de telle sorte qu'elle possède la même concentration en ions K+ que la solution 3, et une concentration 10 fois plus faibles en ions Cl.

Toutes les connexions étant établies et la force électromotrice de notre pile normale étant vérifiée exacte, (π = 1.0185 volts) on déplace d'une boîte de résistance à l'autre des fiches correspondant à = 1018,5 ohms, on ferme le contact 1² et on place le curseur de la résistance R au milieu ; on établit le courant 0-1 par le commutateur C, on ouvre un instant l'interrupteur du circuit propre de l'électromètre et on observe si le ménisque reste immobile durant 2 ou 3 secondes. Dans l'affirmative, on ferme le circuit commandé par l'interrupteur I pendant une seconde, tout en regardant dans le microscope ; sitôt le mouvement des ménisques constaté, on rompt le courant et on ferme le circuit propre de l'électromètre. On a noté pendant ce temps le sens et le degré de déplacement du ménisque, ce qui est possible grâce à l'échelle du microscope.

On déplace légèrement le curseur du rhéostat R et on répète la même opération , si le ménisque se meut plus rapidement et donne des oscillations plus grandes, on recommence l'opération, mais en déplaçant le curseur dans le sens contraire ; s'il donne des oscillations de moindre importance, on continue le déplacement commencé jusqu'à ce que l'électromètre n'accuse plus aucun passage de courant ou plutôt jusqu'à ce que les deux déplacements successifs aient donné soit un abaissement, soit une ascension très légère du ménisque. Avec un électromètre sensible, les oscillations du ménisque ne doivent pas dépasser 2-3 divisions de l'échelle de l'oculaire microscopique.

Au moment où les oscillations du ménisque deviennent très faibles (3 à 5 divisions par exemple), on peut fermer plus longtemps le circuit et procéder de la façon suivante : on ouvre le circuit propre de l'électromètre et on établit le courant I pendant 3-4 secondes ; on observe le ménisque et brusquement on ferme le circuit propre de l'électromètre : le ménisque se stabilise immédiatement et la détermination est plus nette ; on rompt le courant I tout de suite après celle-ci.

De cette façon, grâce aux positions des fiches des boîtes de résistance et du curseur du rhéostat (1 millivolt correspond à 1 ohm) la force électromotrice de l'accumulateur nous est ainsi indifférente. On branche cette fois, au lieu de la pile normale, la pile de concentration dont le pôle positif correspond à la solution la plus concentrée (position du commutateur $C = 0-2$). En fermant le courant principal $1-2$ et en variant la résistance par le jeu des fiches, on arrive de la même façon à déterminer l'immobilité du ménisque de mercure dans l'électromètre capillaire.

Comment calculer cette force électromotrice et, d'après elle, la concentration en ions ?

La force électromotrice d'une pile de concentration est donnée par la formule développée par NERNST :

$$\pi = 0,0577 . \log 10 \frac{C}{c} \text{ volts.}$$

ou C et c sont les concentrations en ions, produisant le courant. Dans notre exemple, ces concentrations en ions Cl sont en rapport $10 : 1$, donc le logarithme de $\dfrac{C}{c} = 1$ et $\pi = 0,0577$ volts.

Ce chiffre doit être obtenu à 18° C.

$$\text{D'autre part } \frac{FE}{FEx} = \frac{R}{Rx} \text{ ; d'où } FEx = FE \frac{Rx}{R} = 1.0185 \frac{R.x}{R} \text{ ;}$$

étant donné que $R = 11111,1$ et $Rx = 577.8$, le rapport $\dfrac{R}{Rx} = 0,052$;

il est immédiatement donné par la lecture des résistances de boîtes.

Donc, lorsque une des concentrations en ions Cl est inconnue, nous pouvons la trouver :

$$FFx = FE\frac{Rx}{R} \text{ ; } FEx = 1.0185 . 0.052 = 0.0577 \text{ et}$$

$$0.0577 \text{ volts} = 0.0577 . \frac{\text{Log C}}{x} \text{ volts}$$

$$\log \frac{C}{x} = 1 \text{ ; } \frac{C}{x} = 10 \text{ ; } \frac{0.1N}{x} = 10 \text{ ; } x = \frac{10}{0.1N} = 0.01N.$$

En réalité, et dans l'exemple choisi, ce ne sont pas les ions Cl qui produisent le courant, mais les ions Hg+ provenant de la dissolution du calomel ; cette dissolution de calomel est inversement proportionnelle à la concentration en ions Cl ; (les électrodes de deuxième degré).

Avec les électrodes que nous avons décrites, on a la possibilité de déterminer la concentration en ions H+ et cette détermination permet à son tour de fixer la concentration en ions OH⁻ de la manière suivante :

H+ . OH⁻ = K ou K est la constante de la dissociation de l'eau, bien connue depuis les travaux de KOHLRAUSCH. Cette constante est :

K = 0.85 × 10⁻¹⁴ à 18° C, et K = 3. 2 × 10⁻¹⁴ à 37° C

Ainsi, lorsque nous avons déterminé la concentration en ions H+ à 37° C, nous obtenons par le calcul celle en ions OH⁻

$$\text{OH}^- \ (\text{à } 37° \text{ C}) = \frac{3.2 \times 10^{-14}}{\text{H}+}$$

Si on a choisi arbitrairement les pôles, on obtient dans les calculs des chiffres négatifs. Il est convenu depuis SÖRENSEN d'employer au lieu des chiffres de la concentration en ions H+ ou en ions OH⁻, leurs logarithmes.

pH ou p OH qu'on appelle exposants hydrogénique ou hydroxylique

$$\text{pH} = -\log 10 \ \text{H}+ = \log \frac{1}{10} \ \text{H}+$$

$$\text{pOH}^- = -\log 10 \ \text{OH}^- = \log \frac{1}{10} \ \text{OH} \ ;$$

par conséquent pH+ + pOH⁻ = pK ; mais pK à 18° C. = 14.14 et pK à 37° C. = 13.50. Ainsi, pOH⁻ = pK — pH+ = 14.14 — pH+, à 18° C.

Pour terminer, nous donnerons la description d'une installation qui permet d'éviter l'établissement de tous les contacts, qui donne la lecture directe des résultats, et qui diminue d'une façon très notable les résistances dues aux fiches, etc. et qui par conséquent malgré son prix assez élevé, fait gagner beaucoup de temps et permet d'éviter les erreurs de calcul.

C'est le *potentiomètre*, introduit par FRIEDMANN, en Angleterre, et dont Carpentier a construit un modèle excellent (fig. 73.74).

Voici sa description détaillée.

Un jeu de cinq commutateurs à manette permet d'obtenir, avec ces résistances, toute l'échelle potentiométrique.

Le rhéostat de réglage a une résistance totale de 22.220 ohms ; ce rhéostat est constitué par quatre séries de 10 résistances ayant chacune 2.000, 200, 20 et 2 ohm.

Une manette K commande la cléf du galvanomètre ; dans sa position de repos, le galvanomètre est mis en court-circuit ; dans sa position moyenne, le circuit du galvanomètre est bien établi, mais à travers une résistance de protection de 100.000 ohms P ; cette résistance auxiliaire a pour but d'éviter le débit de la pile étalon, tant que le réglage du circuit de compensation n'est pas parfait. Cette résistance de protection est mise en court-circuit, et le galvanomètre reste seul en communication, lorsque la manette est abaissée à fond de course dans sa troisième position.

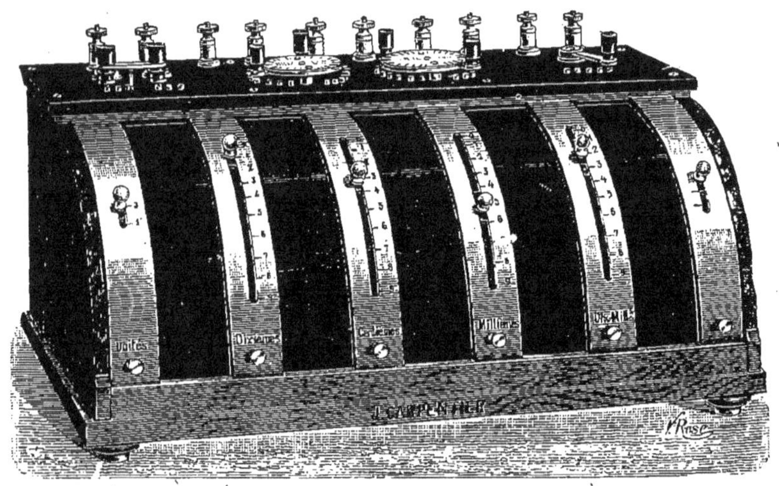

Fig. 73.

L'appareil est complété par un commutateur double à trois directions S qui permet, sans changer aucune connexion, de placer le circuit dérivé, soit sur les contacts E auxquels est relié l'étalon, soit sur les contacts x et X auxquels sont reliées les forces électromotrices à mesurer.

Les bornes x sont utilisées pour les forces électromotrices inférieures à 2 volts; les bornes X pour les forces électromotrices supérieures ; à cet effet, le circuit correspondant à X passe par un réducteur de potentiel Q dont la résistance totale a une valeur de 300.000 ohms, et dont les pouvoirs multiplicateurs sont 3-10-30-100-300.

Pour faire de ce potentiomètre un appareil à lecture directe, il suffit de faire traverser le circuit total par un courant connu ; si ce courant a une intensité de 0,0001 ampère, la différence de potentiel aux extrémités de la bobine de 10.000 ohms A sera de 1 volt et les différences de potentiel correspondant à chacune des divisions des séries de résistance B b C c seront respectivement 0,1 — 0,01 — 0,001 et 0,0001 volt.

Pour faire ce réglage, on place aux bornes marquées E une pile étalon de force électromotrice connue : soit 1,434 volt, et, à l'aide des manettes, on inscrit ce chiffre comme s'il s'agissait d'une machine à calculer. On relie aux bornes « pile » une pile auxiliaire de 2 à 4

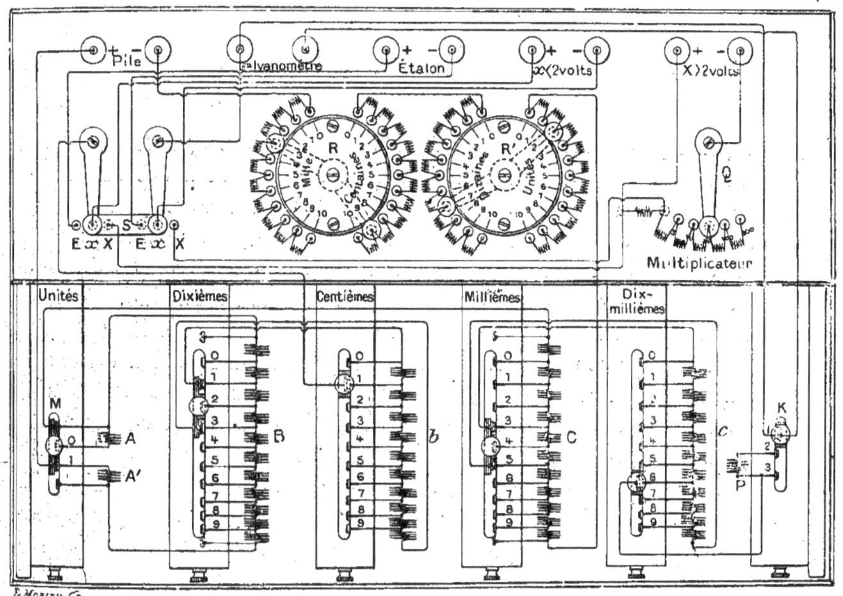

Fig. 74.

volts ; cette pile se trouvant en opposition avec la pile étalon, on règle son débit au moyen des rhéostats R, R', jusqu'à ce qu'elle équilibre la pile étalon, c'est-à-dire jusqu'à ce que l'on ne constate plus aucune déviation du galvanomètre lorsque l'on appuie sur la clef K.

L'appareil étant gradué, on substitue à l'étalon, au moyen du commutateur S, la force électromotrice à mesurer ; si cette force électromotrice est plus petite que 2 volts, elle est reliée aux bornes x ; si elle est supérieure, aux bornes X. Le commutateur S est placé dans la position correspondante.

Il suffit alors de manœuvrer les commutateurs A, B, b, C, c, dans le sens convenable jusqu'à ce que le nouvel équilibre du galvanomètre soit atteint, pour obtenir la force électromotrice cherchée par la simple lecture des chiffres indiqués en regard des manettes.

Dans le cas d'une force électromotrice supérieure à 2 volts, le réducteur de tension Q permet de ne mettre, aux extrémités du circuit potentiométrique, qu'une fraction de cette force électromotrice inférieure à 2 volts ; la position de la manette indique, dans ce cas, le rapport de la fraction mesurée à la force électromotrice totale ; dans ces conditions, l'équilibre une fois établi, la lecture faite sur le potentiomètre sera multipliée par ce rapport.

Ce potentiomètre permet de mesurer des différences de potentiel variant de 0,0001 à 600 volts.

4. **Méthode de Sörensen**. — Nous décrirons maintenant la méthode de mesure de la concentration en ions $H+$ et OH^- par la *méthode dite des indicateurs*.

Le principe de cette méthode est le suivant : le virage de la nuance, ou de la couleur des différents indicateurs correspond à des concentrations en ions $H+$. Le tableau de la page 179 en rend compte.

Ajoutons à un liquide de concentration ionique inconnue un des indicateurs dont le virage corresponde à des valeurs moyennes de celle-ci, par exemple du rouge d'alizarine : si la réaction est acide, on essaie un indicateur dont le virage acide corresponde à une concentration plus faible en ions $H+$, le tournesol, par exemple ; si la réaction est encore acide on l'essaie avec le rouge neutre. Supposons que cette fois la réaction soit faiblement alcaline ; donc la concentration en ions $H+$ de notre solution se trouve entre $pH = 7.1$ et $pH = 8.3$.

Pour la préciser davantage, on a alors recours à des régulateurs, c'est-à-dire à des substances qui permettent, par des mélanges appropriés (d'obtenir les différentes concentrations voulues en ions $H+$. On prépare donc une série plus ou moins dense, qu'on resserre, suivant les résultats ; aux solutions de ces régulateurs on ajoute la même quantité d'indicateurs et on compare les nuances observées : quand celle du liquide examiné et celle du régulateur sont pareilles, la concentration en ions $H+$ est la même.

Comment obtenir les régulateurs ?

Pour les réactions extrêmes — acides ou alcalines, il suffit d'ajouter, soit un acide fort, soit un alcali fort ; étant donné leur grand degré de dissociation, les erreurs commises sont négligeables ; voici les chiffres pour l'acide chlorhydrique et pour la soude caustique.

	$H+$			$Na\ O\ H$	$(OH)^-$
0. I. N..........	0.91	$\times\ 10^{-1}$	0. I. N..........	0.89	$\times\ 10^{-1}$
0.01 ».........	0.96	$\times\ 10^{-2}$	0.01 ».........	0.95	$\times\ 10^{-2}$
0.001 ».........	0.98	$\times\ 10^{-3}$	0.001 ».........	0.98	$\times\ 10^{-3}$

	1.10^{-3}	1.10^{-4}	1.10^{-5}	$1.10^{-5.4}$	$1.10^{-6.2}$	$1.10^{-6.8}$	$1.10^{-7.1}$	$1.10^{-7.7}$	$1.10^{-8.3}$	$1.10^{-9.2}$	1.10^{-10}
Rouge Congo . .	bleu	violet	rouge								
Méthylorange . .	jaune-rouge	jaune	jaune	jaune pur							
Rouge d'alizarine	jaune	»	»	jaune orangé	rouge						
Acide rosolique .	jaune-pâle	jaune-pâle	jaune-pâle	jaune-pâle	jaune-rougeâtre	rougeâtre	rouge				
Tournesol . . .	rouge	rouge	rouge	rouge	rouge	rouge-violet	violet	violet-bleu	bleu-violet	bleu pur	
Rouge neutre . .	rouge	rouge	rouge	rouge	rouge	rouge	rouge	orange	jaune	jaune pur	
Phtaléine du phénol	incolore	incolore	incolore	incolore	incolore	incolore	incolore	incolore	rose	rouge	rouge pur

Il n'est pas de même pour les acides faibles et pour les alcalis faibles où il faut tenir compte du degré de dissociation électrique. Voici les chiffres de la constante de dissociation à 18° et à 37° C pour l'acide acétique et pour l'ammoniaque (d'après LUNDEN).

	à 18° C	à 37° C
$CH_3\,OH$	1.85×10^{-5}	1.82×10^{-5}
NH_3	1.88×10^{-5}	1.96×10^{-5}

C'est pourquoi dans le cas de ces acides et de ces alcalis la concentration moléculaire et la concentration en ions $H+$ ne sont point identiques.

$CH_3\,OH$	$H+$	$N\,H_3$	$H+$
I. N	0.42×10^{-2}	I. N	$0,58 \times 10^{-11}$
0.1 »	0.13×10^{-2}	0.1 »	1.8×10^{-11}
0.01 »	0.42×10^{-3}	0.01 »	0.58×10^{-10}
0.001 »	0.13×10^{-3}	0.001 »	0.18×10^{-10}

Grâce aux régulateurs nous pouvons déterminer à volonté des concentrations ioniques jusqu'à 10^{-4} et même à 10^{-10} ; les concentrations intermédiaires, particulièrement intéressantes pour les physiologistes, manquaient jusqu'alors.

Cette lacune a été comblée par les études de FELS, SÖRENSEN, SZILI, HENDERSON et MICHAELIS sur les mélanges des acides faibles et de leurs sels. Le principe sur lequel se sont basés ces auteurs est celui de l'abaissement de dissociation électrique des acides faibles en présence de leurs sels. Ainsi les mélanges d'acides acétique et d'acétate, ceux de phosphate primaire et de phosphate secondaire, où ce dernier fonctionne comme sel par rapport à l'autre acide, et, finalement, ceux d'ammoniaque et de chlorure d'ammonium, ont été successivement employés.

Ci-dessous nous donnons les concentrations en ions $H+$, que les mélanges précédents permettent d'obtenir et qui ont été déterminées une fois pour toutes par la méthode électromotrice.

Disons que, malgré la dilution d'un acide par les sels, aucun changement dans la concentration en ions $H+$ ne peut être observé. Ceci paraît être une hérésie titrimétrique, car si en diluant, par des solutions un de ses sels, un acide faible, on diminue sa concentration, on affaiblit aussi son degré de dissociation électrique ; la seule chose importante est le rapport entre les doses de sel et d'acide.

Ces rapports sont les suivants :

Concentration	à 18° C			à 37° C	
	Acide acét.* $\frac{}{}$ Acétate de Na	NH^4 Cl. $\frac{}{}$ NH^3	Na H^2 PO^4 $\frac{}{}$ Na^2 HPO^4	NH^4 Cl. $\frac{}{}$ NH^3	Na H^2 PO^4 $\frac{}{}$ Na^2 HPO^4
32/ 1	$5{,}76 . 10^{-4}$	$0{,}64 . 10^{-5}$	$1{,}02 . 10^{-8}$	$0{,}77 . 10^{-5}$	$4{,}19 . 10^{-8}$
16/ 1	$2{,}88$ »	$0{,}32$ »	$0{,}51$ »	$0{,}38$ »	$2{,}10$ »
8/ 1	$1{,}44$ »	$0{,}16$ »	$0{,}26$ »	$0{,}19$ »	$1{,}05$ »
4/ 1	$0{,}72$ »	$0{,}80 . 10^{-6}$	$0{,}13$ »	$0{,}96 . 10^{-6}$	$0{,}52$ »
2/ 1	$0{,}36$ »	$0{,}40$ »	$0{,}64 \; 1 0^{-9}$	$0{,}48$ »	$0{,}26$ »
1/ 1	$1{,} 8 . 10^{-5}$	$0{,}20$ »	$0{,}32$ »	$0{,}24$ »	$0{,}13$ »
1/ 2	$0{,}90$ »	$1{,} 0 . 10^{-7}$	$0{,}16$ »	$1{,} 2 . 10^{-7}$	$0{,}65 . 10^{-9}$
1/ 4	$0{,}45$ »	$0{,}50$ »	$0{,}80 . 10^{-10}$	$0{,} 6$ »	$0{,}33$ »
1/ 8	$0{,}22$ »	$0{,}25$ »	$0{,}40$ »	$0{,} 3$ »	$0{,}17$ »
1/16	$0{,}11$ »	$0{,}12$ »	$0{,}20$ »	$0{,}15$ »	$0{,}82 . 10^{-10}$
1/32	$0{,}56 . 10^{-6}$	$0{,}61 . 10^{-8}$	$1{,} 0 . 10^{-11}$	$0{,}75 . 10^{-8}$	$0{,}41$ »
1/64	$0{,}28$ »				

*) et pour 37° C.

Pour les recherches biologiques, les trois mélanges ci-dessus indiqués importent seuls, car ils permettent de préciser la neutralité des
liquides.

Le point neutre est en effet ainsi caractérisé :

à 18° la concentration en ions H+ ou (OH)− est de $0{,}76 \times 10^{-7}$
à 25°   »   »   1,02   »
à 37°   »   »   1,60   »

On voit donc que dans la détermination de la concentration en
ions il faut tout d'abord choisir un indicateur approprié, puis préparer
un mélange régulateur convenable et effectuer finalement la comparaison des nuances.

En ce qui concerne le choix des indicateurs, voici comment on
procède :

Dans une première série de tubes à essais, on verse une solution d'acide
(H Cl 1/10 N) et une solution d'alcali ; dans une autre Na OH 1/10 N ; puis
dans les tubes des deux séries on ajoute quelques gouttes de chacun des indicateurs, virant dans les limites présumées. A la même quantité du liquide à examiner, on ajoute le même nombre de gouttes de ces indicateurs ; on verra qu'un
seul parmi ces tubes témoins correspond à une nuance acide ou alcaline nette ;
c'est celui-là qui doit être utilisé ; nous avons déjà indiqué une autre manière
de le trouver.

Nous pouvons à présent ajouter à une quantité déterminée de notre liquide
un nombre de gouttes approprié de l'indicateur choisi et préparer une série de
10 tubes de diamètre égaux et de même verre ; dans ces tubes nous verserons

la même quantité des mélanges régulateurs (au compte-gouttes normal de Salleron ou de Duclaux).

Voici comment on prépare le mélange des phosphates, le plus important à connaître :

Une solution 1/15 M de phosphate monopotassique d'après Sörensen) s'obtient en dissolvant 9.078 gr., dans un litre d'eau redistillée libérée d'acide carbonique (ébullition pendant 1/4 d'heure dans un ballon étamé, puis fermeture avec un tube rempli de chaux).

La solution, préparée autant que possible à l'abri de l'air, est versée dans un flacon de Wulff, dans lequel on plonge une burette automatique et un tube de verre réuni à une poire de caoutchouc. Les mesures s'effectuent donc à l'abri de l'air.

On prépare de la même façon une solution 1/15 M de phosphate disodique (d'après Sörensen) en dissolvant 11. 870 gr. de ce sel dans un litre d'eau.

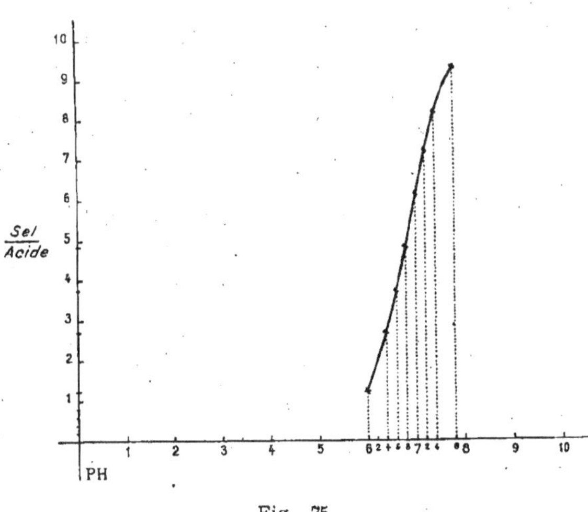

Fig. 75.

Les détails de la préparation des solutions d'ammoniaque, de chlorure d'ammonium, d'acide acétique et d'acétate de sodium et d'autres mélanges se trouvent dans les travaux de Fels, Sörensen et Michaelis.

Nous pouvons à présent préparer une série de mélanges, par exemple la série : 1/1, 1/2, 1/4, 1/8, 1/16, pour le cas où, les rapports de deux composants du mélange étant de 1/1, la réaction s'est montrée acide, ou bien la série 2/1, 4/1, 8/1, 16/1, dans le cas contraire ; mais toujours le volume pris pour unité doit être celui du liquide examiné (pour 10 ccm. le rapport 1/4 = 2 cc. + 8 ccm.).

On trouvera ainsi deux tubes — un à réaction acide, l'autre à réaction alcaline ; il faut trouver entre ces deux concentrations du mélange régulateur celle qui donnera une nuance pareille à celle du liquide examiné. Alors la concentration de ce mélange des phosphates sera établie par les chiffres que nous avons donné plus haut ou par la courbe de Sörensen (fig. 75).

Le point délicat de cette méthode est l'appréciation de la nuance, surtout avec les liquides troubles ou colorés par eux-mêmes. On peut alors, soit filtrer les liquides, soit les diluer, soit les additionner d'une matière colorante, mais non-indicatrice ; au lieu de filtrer on peut également produire dans les mélanges un trouble égal à celui du

liquide examiné, par exemple au moyen d'une suspension de sulfate
de baryum (mélange de 2 ccm. de chlorure de baryum, 0,1 N avec
2 ccm. K²SO⁴ à 0,1 N).

Pour plus d'exactitude dans l'appréciation de la nuance, il faut
se servir d'un comparateur de WALPOLE : il s'agit là de comparer les
nuances l'une à travers l'autre. Le moyen en est très simple et très
commode. Voici comment on peut soi-même construire un comparateur.

Dans un bloc en bois on pratique 3 rangées de deux trous chacune ; la distance entre les deux trous d'une rangée doit être très petite (2-3 millimètres) ;
au milieu de chaque perforation, et perpendiculairement à son axe, on fait trois
trous à travers le bloc entier. Les tubes à essais avec les liquides colorés sont
placés verticalement dans les trous perforés ; le bloc en bois est teint partout
en noir mat. Lorsqu'on examine par les trous horizontaux (perpendiculaires à
l'axe des tubes) les couleurs des deux liquides, l'un placé derrière l'autre, on
détermine facilement la nuance exacte de l'indicateur. De cette façon, la lumière latérale est éliminée et on peut faire l'examen toujours avec la même
source lumineuse (fig. 76).

Malgré sa simplicité et la rapidité de son exécution la méthode de
Sörensen ne saurait en aucun cas prétendre à l'exactitude. Les multiples
causes d'erreur y sont inhérentes :

En dehors de l'appréciation très subjective des couleurs et de leurs nuances, en dehors du changement rapide de ces dernières dans certains indicateurs, il faut noter
l'influence capitale des sels, des antiseptiques et des substances protéiques sur la production du virage. MICHAELIS et RONA ont
souligné le premier point, SORENSEN les deux
autres. Il s'ensuit de leurs travaux que les
concentrations en sels, supérieures à 0,3
— 0,5 N (avec mauvéine, violet de gen-
tiane, et vert de méthyle, même en concen-

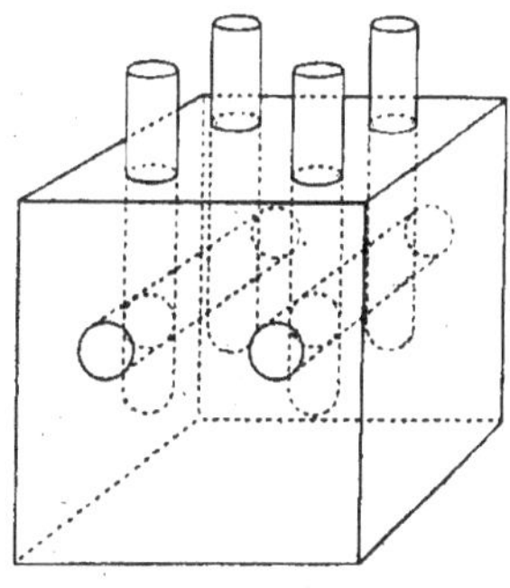

Fig. 76.

trations moindres), l'emploi du chloroforme (avec les indicateurs précédents et analogues) ou de toluène (avec les indicateurs du groupe
azoté), la présence de matières albuminoïdes ou de leurs dérivés (avec le
groupe azoté et le rouge du Congo) sont des contre-indications formelles
pour l'emploi de la méthode.

Ainsi la méthode colorométrique ne saurait être qu'une première
et grossière approximation, utile certes, mais insuffisante dans les
recherches physiologiques où une précision rigoureuse est absolument
nécessaire — étant donnée la complexité habituelle des problèmes.

Signalons toutefois qu'un véritable progrès de cette méthode a été récemment réalisé par CLARK. Cet auteur a désigné une série d'indicateurs dont le virage est net.

En voici le tableau complété de quelques indicateurs usuels :

INDICATEURS	VIRAGE	p H	SOLUTION ALCOÒLIQUE A %
Thymolsulfophtaléïne . . .	rouge-jaune	1,2-2,8	0,04
Tropéoline 00	jaune-rouge	1,4-2,6	0,01
Extrait de betterave rouge. .	bleu-rouge	2,0-4,5	extrait alcool à parties égales (2 jours), filtré.
Tétrabromophénolsul-fophtaléïne . .	jaune-bleu	3,0-4,6	0,04
Rouge Congo	bleu-rouge	3,0-4,8	»
Méthylorange	jaune-rouge	3,1-4,4	0,01 (aqueuse)
Méthylrouge.	»	4,4-6,0	0,02
p.-Nitrophénol	jaune-incolore	4,0-6,1	0.1 gr ds 15 ccm alc. + 235 cc.
Rouge d'alizarine. . . . :	jaune-rouge	5,0-7,1	H2O.
Dihromo-o-crésolsul-fophtaléïne. .	jaune-pourpre	5,2-6,8	0,04
ac. rosolique	jaune pâle-rouge	5,4-7,1	»
Dibromo-o-Thymolsul-fophtaléïne. .	jaune-bleu	6,0-7,6	»
Tournesol.	rouge-bleu	6,2-9,2	I % (aqueuse)
Rouge neutre	jaune-rouge	6,5-8,0	0,1 g. ds 500 cc. alc. + 500 cc H2O
Phénolsulfophtaléïne. . .	»	6,8-8,4	0,02
o-Cresolsulfophtaléïne . . .	»	7,2-8,8	»
Thymol » »	jaune-bleu	8,0-9,6	0,04
o-Crésolphtaléïne. . . .	incolore-rouge	8,2-9,8	0,02
Phénolphtaléïne	»	8,3-10,0	0,1 g ds 100 cc. alc. + 100 cc. H2O
Thymolphtaléïne	bleu-incolore	9,3-10,5	» 125 » 125
Jaune d'alizarine. . . .	rouge-jaune	10,1-12,1	0,01 (aqueuse)

MICHAELIS et GYEMANT ont décrit tout récemment une méthode colorimétrique directe, évitant l'emploi des régulateurs ; elle repose sur le principe suivant : certains indicateurs virent graduellement, et à chaque concentration acide ou alcaline correspond une nuance plus ou moins foncée ; il y a une concentration maxima, passée laquelle la nuance ne s'assombrit plus. Il s'agit donc de déterminer combien il faut ajouter d'indicateur pour obtenir avec cette concentration maxima, établie d'avance, (O.O 1 N de Na OH pour les indicateurs suivants α^{-}, β^{-} dinitrophénol, m— et p— nitrophénol) la même nuance qu'avec la substance analysée. Ce rapport, multiplié par une constante, différente pour chacun des indicateurs examinés, donne le degré de concentration en ions H+. Nous n'avons pas eu l'occasion d'expérimenter cette méthode et nous renvoyons au mémoire original de Michaelis pour les détails. Mais en tous cas, elle ne constitue qu'une approximation, une indication — la véritable méthode de recherches étant celle de la mesure de la force électromotrice. Afin de simplifier, industrialiser pour ainsi dire, cette méthode de la mesure de la force électromotrice, on a cherché à construire des appareils permettant d'évaluer immédiatement cette force en millivolts ; de sorte qu'en remplaçant tous les appareils néces-

saires pour établir le zéro d'électromètre capillaire, par un millivoltmètre, on a réduit la mesure de la concentration en ions à une simple
lecture au millivoltmètre. Un schéma très simple a été tout récemment
proposé par KLING. Mais il est compréhensible que cette simplification
porte une atteinte considérable à l'exactitude rigoureuse de la méthode ;
elle est néanmoins à recommander dans les recherches industrielles approximatives.

5. Résultats acquis. — Quels sont les résultats obtenus aujourd'hui
par la mesure de la concentration virtuelle des ions ?

a) La première conquête de cette méthode a été la démonstration
nette de l'inutilité totale des méthodes chimiques dans les mesures de
l'acidité ou l'alcalinité des liquides biologiques ; les recherches de
RHOBER établissant que l'acidité disimétrique de l'urine humaine est
10.000 fois plus forte que celle donnée par la mesure de la force électromotrice, doivent convaincre les plus récalcitrants. Les expériences
de HOEBER, JANKOWSKI et FOA ont pleinement confirmé les recherches
de RHORER. Néanmoins les auteurs peu au courant des progrès de la
science continuent aujourd'hui encore à inventer des méthodes chimiques
de mesure de l'alcâlinité ou de l'acidité du sang, de l'urine, etc. Ces mesures peuvent servir uniquement à déterminer le degré de fixation des
des acides et des alcalis par les substances albuminoïdes ou autres qui se
trouvent dans les liquides biologiques ; mais elles ne donnent aucune
idée au sujet du degré de la concentration en ions et par conséquent au
sujet du degré de l'équilibre physiologique des liquides.

HOEBER trouve dans la néphrite aiguë une concentration en ions
$H+ = 2.20 . 10^{-5}$ tandis que la titration donne 0.022×10^{-5}, dans la néphrite chronique la première est de $0,67 = 10^{-5}$, la seconde $0,050 \times 10^{-5}$.

b) Les recherches de SÖRENSEN, MICHAELIS, etc. ont montré l'influence capitale de la concentration en ions $H+$ sur tous les processus
fermentatifs ; d'où la possibilité de déterminer la concentration opti-
male pour l'activité d'un fermant. Grâce à l'emploi des régulateurs
il est facile d'opérer toujours dans les conditions les plus favorables.
C'est un résultat d'une grande portée pratique en brasserie et en d'autres
industries fermentatives. Les travaux de nombreux auteurs ont prouvé
que dans la sédimentation des suspensions, dans la floculation des sols,
dans la coagulation et dans l'agglutination la concentration en ions
$H+$ est un facteur primordial.

c) Les mesures de la concentration en ions ont permis à J. LŒB et
à BEUTNER de constater l'existence d'une différence de potentiel dans
les tissus vivants et la dépendance entre cette chute et la concentration
des solutions, au contact de ces tissus.

D'un jour à l'autre la place que prend dans la physiologie la concentration en ions H+, devient plus importante ; sa détermination devient indispensable pour la compréhension des processus biologiques.

A titre d'exemple et comme contrôle nous donnons ici des chiffres de concentration en ions H+ pour quelques liquides organiques.

. 6. Données numériques.

Substances	H		Auteurs
Sérum humain (véineux).	pH+ = 7,6 - 7,7		Michaelis
	7,3 (moyenne)		
Urine humaine.	pH+ = 5 - 7	»	Michaelis
»	» = 4,o - x 1o⁻⁷	»	Hoeber
Lait (6 mois post partum).	C = o,214 x 1o⁻⁷	»	C. Foa
Sueur humaine	»	o,757 »	
Larmes »	»	o,644	
Salive.	»	o,6o1 »	
Sang de chien.	»	o,776 »	
Sérum »	»	o,767 »	
Liquide céphalo-rachidien de chien	»	o,597 »	
Sang de cheval.	»	o,478	
Sérum »	»	o,475	
Urine »	»	o,oo48	

7. Mesures de la concentration en différents ions. — En terminant l'énumération des résultats acquis par la méthode de mesure des concentrations en ions H+, il faut attirer l'attention sur un problème dont la solution reste à chercher, savoir — la possibilité de mesurer les concentrations en d'autres ions que les ions H+ (OH)− Cl−, Br− SO⁴−, etc., dont nous nous sommes occupés. Les recherches inaugurées par A. Gauthier en France, sur le rôle des quantités infinitésimales de métaux dans les phénomènes vitaux, doivent nous guider vers ce dernier ; leur dosage, effectué autrement que par l'analyse chimique, donnerait probablement aussi la concentration potentielle au lieu de la concentration virtuelle. Il est facile de construire des piles de concentration avec les métaux lourds ; pour les métaux légers K, Na, Ca, Mg, etc. on n'a pas encore pu établir des méthodes convenables et pourtant leur rôle dans la vie est très important.

8. Applications. — Les applications de la méthode de mesure des concentrations ioniques sont ainsi que nous l'avons vu, déjà nombreuses. Décrivons en quelques-unes avec plus de détails, à titre d'exercice pratique.

a) Influence de la concentration en ions $H+$ sur la floculation des colloïdes et la sédimentation des suspensions. — Prenons comme exemple la floculation du sérum, longtemps dialysé, par l'alcool et en présence de concentrations variables en ions $H+$, ou bien l'agglutination dans les mêmes conditions des bacilles typhiques.

Le sérum humain dialysé dans des conditions d'aseptie parfaite, pendant 5-6 jours et séparé par centrifugation des « globulines » est additionné des mélanges régulateurs suivants (d'après PAULI).

					Tubes				
Régulateurs	1	2	3	4	5	6	7	8	9
$CH^3\ COONa\ \dfrac{n}{10}$	1cc	1cc	1cc	1cc	1cc	1cc	1cc	1cc	1cc
$CH3\ COOH\ n$	0,62	1,25							
» $\dfrac{100}{n}$			0,25	0,5	1,0	2,0	4,0	8,0	
» $\dfrac{10}{n}$									1, 6
» $\dfrac{n}{1}$									
H^2o	7,38	6,75	7,75	7,5	7,0	6,0	4,0	0	6, 4

Puis on ajoute dans tous les tubes de l'alcool à 95°

Les résultats suivants sont obtenus après 15 minutes :

Degré du trouble	o	o	$\pm$	+	+++	+++	$\pm$	o	o
Concentration pH+	6.0	5.7	5.4	5 1	**4.4**	**4.7**	4.1	3.8	3.5

Ainsi le maximum de la floculation du sérum dialysé est compris entre PH = 4,4 et PH = 4,7 ; or, le point isoélectrique du sérum est aux environs de PH = 4,7. Donc la floculation du sérum dialysé par l'alcool se trouve au point isoélectrique.

La même expérience peut être réalisée avec de la gélatine purifiée par congélations successives : elle démontrera que c'est au point isoélectrique : PH = 4,7 qu'il est le plus facile de la floculer.

Etudions l'influence de la concentration en ions $H+$ sur l'agglutination des bacilles typhiques par les acides (d'après MICHAELIS.)

On gratte deux cultures de 24 heures de bacilles typiques sur gélose et on les suspend dans 30 ccm d'eau distillée ; on obtient une suspension blanche assez homogène (on peut tuer les bacilles par 5 ccm de phénol à 5 °/°). On prépare la série suivante :

Régulateurs	Tubes					
	1	2	3	4	5	6
NaOH 1/N	5 cc.	5cc.	5cc.	5cc.	5cc.	5 cc.
CH³ COOH 1/N	7,5 cc.	10 cc.	15cc.	25cc.	45cc.	85 cc.
H² O	87,5	85	80	70	50	10
pH	5,0	4,7	4,4	4,1	3,8	3,0

On ajoute à 1 cc. de chacun de ces mélanges :

	1	2	3	4	5	6
Suspension des bac. typhique.	3 cc.	3 cc.	3cc.	3 cc.	3 cc.	3 cc.

On place à l'étuve à 37° pour 15 minutes, puis au laboratoire.

RÉSULTATS :

Degré d'agglutination.	+	+ +	+ + +	+ +	+	+

Ici également le degré d'agglutination dépend d'une concentration déterminée en ions H+. Les résultats sont plus constants et plus nets avec le bacille paratyphique B.

b) *Influence des ions sur l'activité des ferments.* — L'amylase de la salive peut nous servir d'exemple. D'après les travaux de RINGER l'activité de ce ferment dépend des ions Cl— et H+. Mais, s'il suffit d'une trace d'ions Cl—, les ions H+ doivent être en concentration déterminée pour que le ferment développe le maximum de son activité.

Pour le constater, il faut préparer d'un côté, par ébullition, une solution à 5 °/°° d'amidon soluble, additionnée de NaCl à 3 °/°°) qu'on verse dans 7 fioles coniques, à raison de 50 ccm dans chacune et d'un autre côté les mélanges régulateurs suivants :

10 ccm. d'H³ PO⁴ M/1 qui par titration avec NaOH M/1, en présence de méthylorange (2-3 gouttes à 0,2 °/°°) doit exactement virer pour 10 ccm de la base (contrôle avec H² O), sans compter la dernière goutte qui donne le virage en jaune pâle). On prend alors 10 ccm de cet acide et on l'additionne de 10 ccm. de Na OH et de 10 ccm d'eau distillée (phosphate primaire M/3) ; une autre solution est obtenue avec 20 cc de NaOH pour les mêmes quantités des liquides précédents (phosphate secondaire M/3).

On verse dans les fioles coniques les régulateurs suivants :

Substances	Tubes						
	1	2	3	4	5	6	7
Phosphate prim. M/3. .	4,7 cc.	4,4	3,3	2,5	1,7	0,6	0,3
» second. M/3.	0,3	0,6	1,7	2,5	3,3	4,4	4,7

On ajoute toutes les 2 minutes 5 cc. de la salive diluée à 1°/₀.

On prélève alors toutes les 5 minutes 5 cc du mélange N° 4 (concentration moyenne) et on le verse chaque fois dans un tube à essais, contenant 5 cc. d'une solution iodo-iodurée à 1 °/°°, préparée à l'avance. Lorsque la coloration bleue devient, au bout d'un certain temps, rouge, on prélève toutes les 2 minutes dans chaque fiole 5 ccm de liquide qu'on ajoute dans les tubes à essais à la solution iodo-iodurée.

On constate que la coloration rouge apparaît seulement dans la fiole N° 4 qui correspond à pH = 6,8 environ. La coloration rouge est, comme on le sait, l'indication d'un dédoublement d'amidon.

c) *Concentration ionique des liquides organiques.* — Nous avons déjà longuement étudié la méthode et les résultats obtenus. Il nous suffit d'attirer l'attention sur l'importance que peut présenter la continuation de ces études, au point de vue du diagnostic médical.

d) *Concentration ionique des deux côtés de la membrane.* — L'expérience fondamentale en a été décrite par J. LOEB et BEUTNER.

On enlève une calotte d'une pomme (sans aucun endommagement) on la place dans une boîte de PETRI contenant une solution $\frac{M}{1000}$ KCl, la surface de la pomme étant libre. On plonge deux électrodes au calomel — une dans le KCl (positif) ; l'autre dans la surface de la pomme (négatif) : on trouve alors une différence de potentiel de 0,09 volts. Mais lorsqu'on plonge la pomme dans une solution de KCl à 0,01 M ou 0.1 M., la différence de potentiel n'est que de 0,05 volts ou 0,01 volts.

Ainsi la chute de potentiel à travers une membrane dépend de la concentration ionique des solutions qui sont en contact avec elle.

e) *Relation entre la concentration ionique et les propriétés physiques des colloïdes organiques.* — Ce sont les résultats les plus récents de travaux de J. LOEB. Cet auteur croit avoir démontré, ainsi que nous l'avons dit, que toutes les propriétés physiques de certains colloïdes organiques — (caséine, gélatine, albumine) — telles que la floculation, le gonflement, la viscosité la pression osmotique, etc., dépendent uniquement de la concentration en ions H+. Ainsi la gélatine à son point isoélectrique (pH = 4,7) est inerte au point de vue chimique et physique et toutes ses propriétés sont d'autant plus accentuées qu'on s'écarte de cette valeur. Et lorsqu'on opère en présence d'une concentration en ions H+ exactement déterminée, les irrégularités observées dans les phénomènes de floculation ou de gonflement des colloïdes organiques (suites de Hofmeister) disparaissent et certaines réactions des colloïdes peuvent s'expliquer par les lois de la chimie générale.

Les recherches de J. LOEB sont trop récentes pour servir d'exemple pratique ; en outre la technique expérimentale suivie par lui n'est pas à l'abri du critique. Néanmoins, en les vérifiant dans les conditions d'expérimentation de l'auteur, on contribuera grandement à l'explication du mécanisme des réactions colloïdales.

f) Concentration ionique dans les processus morbides. — HOEBER a démontré l'augmentation de la concentration en ions $H+$ dans certaines maladies (néphrite aiguë, jeûne) sa diminution dans d'autres (septicémie). Il est probable que certaines maladies s'accompagnent de variations de l'acidité virtuelle et que dans ce cas les moyens de diagnostic pourraient s'enrichir d'une méthode physique exacte.

g) Des conclusions d'ordre microanalytique se dégagent du principe établi par HASSELBACH et MICHAELIS qui ont pu doser 0,1 à 0,2 milligramme d'oxyde de calcium par détermination de la force électromotrice.

CHAPITRE XI

TRANSPORT ÉLECTRIQUE

1. Principes théoriques :

Ainsi que nous l'avons vu, cette question, reliée à celle de l'existence de la charge électrique des colloïdes, domine la science colloïdale ; elle permettra peut-être un jour de résoudre la question de la nature et de provenance de cette charge et, du même coup, donner la clef de la composition dés colloïdes.

Actuellement, les données expérimentales, peu rigoureuses, ne permettent pas la trancher. Mentionnons quelques faits bien établis.

Les colloïdes retiennent toujours des traces des substances qui composent le milieu disperseur ; ces impuretés sont variables, en quantité et en qualité suivant les conditions de préparation. De plus les propriétés chimiques de ces impuretés sont dans les colloïdes dissimulées.

Les colloïdes électrométalliques possèdent, par rapport au liquide micellaire, une conductivité électrique très faible, presque immesurable (Nordenson). Le liquide intermicellaire, obtenu par ultrafiltration, possède une conductivité électrique plus faible que le colloïde lui-même ; mais les auteurs qui ont tiré de ce fait une conclusion en faveur d'une conductivité relativement forte de la micelle et de son ionisation, ont perdu de vue que, par l'ultrafiltration, une partie considérable des substances solubles du liquide disperseur peut être retenue.

Les colloïdes sont floculés par des quantités variables de sels, sans distinctions de leurs caractères chimiques (Duclaux, Malfitano, et autres). Seules importantes à ce point de vue sònt la valence et la charge des ions (Hardy, Perrin) : ainsi les anions floculent les colloïdes négatifs et vice-versa : les ions à charge double floculent 30 fois plus fortement que les ions à charge simple ; ceux à charge triple, 1000 fois plus.

Les colloïdes positifs sont floculés par les colloïdes négatifs et réciproquement ; avec un excès d'un colloïde, il n'y a plus de floculation.

Lorsqu'on effectue le transport électrique d'un colloïde ou d'une suspension, séparés par une substance poreuse, on assiste à un déplacement double — le colloïde se transporte vers un pôle et l'eau vers l'autre. L'hypothèse, suivant laquelle la charge électrique d'un colloïde provient de ses impuretés, est donc vraisemblable.

Quel est le mécanisme de sa production ?

Les faits précédents semblent permettre d'invoquer les phénomènes d'adsorption pour expliquer la présence dans la préparation des colloïdes de quantités extrêmement faibles de substances étrangères ; cette hypothèse est plausible en raison même de la surface énorme des colloïdes et de la faible dose des impuretés.

Or, ce sont précisément ces deux caractères qui se rencontrent dans les phénomènes d'adsorption. Aucune raison, aucun fait, ne nous force à admettre que l'impureté se fixe sur la micelle colloïdale par affinité chimique. Lorsque J. DUCLAUX nous donne la formule chimique d'une double décomposition entre la micelle et le sel floculant : M (micelle) H (partie active) + Ba Cl² = M²Ba + 2H Cl pour le sulfure d'arsenic, ou bien : F²Cl²,70 Fe²O³ + 3SO⁴K² = F²(SO⁴)³, 70Fe²O³ + 6KCl pour l'hydroxyde de fer, — on est en droit de se demander si on pourrait écrire des réactions analogues avec tous les sels, bases et acides produisant, sans distinction chimique, la floculation colloïdale. Dans l'affirmative on ne s'expliquerait pas pourquoi ces réactions se produisent puisque, dans les colloïdes, on observe la dissimulation des propriétés chimiques des impuretés, cette partie si essentielle du colloïde, suivant J. DUCLAUX. Si on admet une réaction chimique entre l'impureté et les électrolytes pourquoi alors ne pas admettre aussi une réaction chimique entre le granule, qui représente pour cet auteur la partie inerte de la micelle et les mêmes électrolytes ? Pourquoi l'impureté adhérente à la micelle se laisse-t-elle séparer, tout au moins en partie, par la dialyse, si elle est le produit de la réaction chimique ? On pourrait se poser encore un nombre considérable de questions semblables.

A priori, on peut se demander qu'est-ce qui empêche une substance de se disperser dans l'eau, l'alcool, etc., sans que l'intervention d'autres corps provoque une fixation des impuretés ; la conductivité des sols métalliques dispersés électriquement est excessivement faible et ce fait est explicable par la dissolution des traces du métal ou du produit de la réaction dans le liquide disperseur.

Lorsque J. DUCLAUX invoque à l'appui de l'importance de l'impureté fixée sur le colloïde une expérience où le sol d'hydrate ferrique dialysé « a coagulé *spontanément* après quelques jours dans un flacon *incomplètement* bouché », ou une autre où « après plusieurs années ce sol a coagulé dans un ballon en verre spécial inattaquable », cet auteur oublie que l'air de laboratoire contient beaucoup de choses qui peuvent singulièrement changer la composition d'un colloïde et qu'il n'existe pas de verre qui au bout de quelques années ne cède des substances au liquide qu'il contient.

De plus, étant donnée la continuité qui existe entre les suspensions, les sols colloïdaux et les solutions, comment expliquer l'existence de la charge dans les suspensions, sinon par la présence des ions, alors indubitablement adsorbés, ou bien par l'électrisation de Helmholtz, véritablement observée ?

Invoquer l'existence de sels complexes phosphomolybdiques ou luteocobaltiques en faveur d'une molécule colloïdale, formée d'un ion complexe inerte et d'un autre ion actif, est un argument bien faible, puisque la nature acide de ces sels complexes n'est pas totalement dissimulée.

Les recherches récentes de J. Loeb ne semblent pas non plus plaider en faveur d'une conception chimique des colloïdes. Cet auteur, dans une série de notes, a établi, comme nous l'avons déjà dit à propos des phénomènes de floculation, de gonflement, de viscosité et de pression osmotique que les seuls facteurs importants sont la charge électrique et la valence des ions ; et ce qui est surtout important si le fait est vérifié, c'est que toutes ces propriétés physiques sont le résultat de réactions régies par les lois de la chimie générale et, notamment, par celles des proportions stoechiométriques. La gélatine et les protéines se comportent donc comme des électrolytes amphotères ou, suivant l'expression de Michaelis, comme des ampholytes, ayant une concentration en ion hydrogène dépassant 2×10^{-5} et se combinent à cette concentration avec les anions, en formant les sels de la gélatine ; au-dessous de cette concentration ils donnent des gélatinates métalliques et au point isoélectrique aucune combinaison n'a lieu. Loeb voit l'explication réelle de cette action des valences sur les propriétés physiques des protéines dans l'action électrostatique des ions sur la densité de la charge dans la double couche électrique qui se trouve à la limite de deux phases.

L'hypothèse de la double couche électrique a été émise par Helmholtz en 1879 ; elle suppose qu'entre la paroi des petits tubes capillaires que présentent les corps poreux, et les liquides, s'établit une différence de potentiel et qu'il se forme par suite une double couche électrique dont la face positive se trouve du côté du liquide. L'idée en avait été émise auparavant par Zôllner en 1872.

Lorsque le liquide se déplace, il entraîne avec lui en partie la couche d'électricité positive, qui se sépare dans le vase où le liquide s'écoule ; le liquide qui entre dans les capillaires rencontre sur leurs parois de l'électricité négative. Cette électricité négative induit dans le liquide de l'électricité positive tandis que l'électricité négative est chassée dans le vase d'où le liquide part pour se diriger vers la cloison poreuse. Ainsi, dans le cas de l'osmose, la double couche, dont la densité est influencee par les ions bivalents plus que par les ions monovalents, se trouve à la limite entre les solutions et la membrane ; dans le phénomène de gonflement, elle existe entre la substance et le solvant. Les recherches de Perrin sur les modifications de la charge des membranes, suivant la réaction du milieu, ont singulièrement renforcé l'hypothèse d'Helmholtz. En résumé, les travaux de J. Loeb n'établissent nullement une équation chimique de double décomposition, de substitution, etc. ; ils font rentrer les réactions colloïdales dans le cadre des réactions de la chimie physique ; ils suppriment les irrégularités (suites de Hof meister) observées dans les phénomènes d'osmose, de gonflement, de floculation, etc..., et invoqués par différents auteurs.

Les recherches de Langmuir ont la même tendance lorsqu'elles établissent l'importance de la valence dans les phénomènes d'adsorption des gaz par le mica, les verres, le platine, etc...

Toutefois, il faut dire que les recherches de Loeb ne sont pas exemptes de critiques. La voie que cet auteur a choisie est très compliquée, car les colloïdes biologiques ne sont jamais purs et n'ont jamais le même degré d'impureté. Lorsque J. Loeb se contente uniquement de la concentration en ions H+ , sans tenir compte de la présence d'autres substances qui sont fixées sur les protéines expérimentées et dont la conductivité électrique des protéines révèle les doses [1], il oublie que des réactions chimiques secondaires peuvent accompagner les phénomènes étudiés ; ces réactions secondaires ne sont pas forcément les mêmes avec toutes les protéines et avec tous les réactifs employés. Pour établir des relations stechiométriques, il faut se mettre à l'abri des variations de concentrations des réactifs employés ; or, la technique suivie par J. Loeb ne semble pas tenir suffisamment compte des modifications de la dissolution des protéines en poudre suivant la provenance, surtout lorsque ces facteurs ne sont pas rigoureuement précisés.

Finalement, les mesures de pression osmotique, de viscosité, etc., sont-elles à l'abri de toute erreur ? donnent-elles toujours des résultats comparables et permettant de tirer des conclusions d'une si grande importance ? Hélas, ces chapitres de physique, tellement essentiels dans l'étude des colloïdes, ne sont pas encore achevés, ainsi que nous l'avons vu.

En résumé, pour se tenir dans le cadre précis des faits, nettement établis, il faut considérer les colloïdes, comme des dispersions de micelles dans un liquide disperseur, sur lequel des substances peuvent se

---

(1) Nous ne pouvons pas considérer comme le fait J. Loeb une gélatine de $K = 1$ à 3. 10-4 environ (sur le graphique) comme étant « pratiquement égale à zéro », p. 261-273.

fixer ; ces substances proviennent, soit du milieu disperseur directement, soit des produits, se formant pendant la dispersion. Sont-elles des impuretés inutiles ou au contraire des parties essentielles, ou bien en dehors de ces deux extrémités s'agit-il d'adjuvants qui peuvent modifier dans un sens ou dans l'autre les propriétés des colloïdes ? Le mécanisme de leur fixation dépend-il d'une adsorption, ou d'une affinité chimique ? Les recherches ultérieures le préciseront. Mais la voie la plus facile et la seule actuellement possible pour aborder cette étude est celle qui a été choisie par J. DUCLAUX, notamment dans ses recherches sur les colloïdes de synthèse ; dans ce cas nous sommes maîtres des conditions de préparation, et en améliorant notre technique et notre outillage, nous arriverons à des résultats probants.

Les colloïdes possèdent une charge électrique ou peuvent en prendre une sous l'influence de facteurs extérieurs ; cette charge est elle celle de la substance fixée sur le colloïde ou en est-elle indépendante ? Nous ne le savons pas. L'étude de cette charge électrique domine néanmoins les recherches sur les réactions colloïdales.

2. Technique expérimentale.

Comment faut-il étudier la charge électrique des colloïdes ?

Plusieurs méthodes peuvent être appliquées. On peut établir le signe électrique d'un colloïde par la *capillarité*, car, d'après SAHLBOM, les colloïdes positifs n'accusent, contrairement aux colloïdes négatifs qu'une ascension très faible, lorsqu'on y plonge des bandes de papier-filtre. On peut également l'établir à l'aide de la *floculation*, en ajoutant un colloïde positif à un colloïde négatif, à l'aide de *l'adsorption* qui est réglé par le signe électrique des substances en jeu, et finalement à l'aide du *transport électrique direct*. Cette dernière méthode permet non seulement de donner des résultats qualitatifs mais aussi de faire des mesures de la vitesse de ce transport. Quand on l'effectue, il faut avant tout éviter l'électrolyse. Les produits d'électrolyse diffusent en effet rapidement et détruisent l'équilibre électrique du colloïde ; au bout d'un certain temps, on peut assister à un renversement total du signe observé au début de l'expérience. COTTON et MOUTON ont remarqué ce phénomène, en étudiant le transport des micelles colloïdales à l'ultramicroscope. Mais on peut le constater également à l'œil nu. L'expérience que nous avons faite à ce sujet est très instructive : il s'agissait de l'hydroxyde de fer colloïdal (POULENC) dialysé et dilué au 1/10ᵉ ; sa conductivité était $K = 67,9 \times 10^{-4}$; l'expérience a été faite à 15° C. dans un tube en U d'un diamètre 7 $^m/_m$, qui portait des divisions au $^m/_m$; la distance entre les deux électrodes était de 30 cm. Voici les résultats exprimés par une courbe (fig. 77).

En examinant ces courbes, on voit que la décoloration au pôle positif, permettant de supposer l'électropositivité de l'hydroxyde de fer colloïdal, a atteint 4,1 cm, et qu'avec un voltage plus grand elle a disparu rapidement ; puis il s'ensuit une décoloration très rapide au pôle négatif, qui atteint la partie médiane du tube ; on est donc forcé d'admettre l'électronégativité finale de notre colloïde. Et pourtant, nous sommes loin des différences de potentiel que de nombreux auteurs ont employé jusqu'à ces temps derniers.

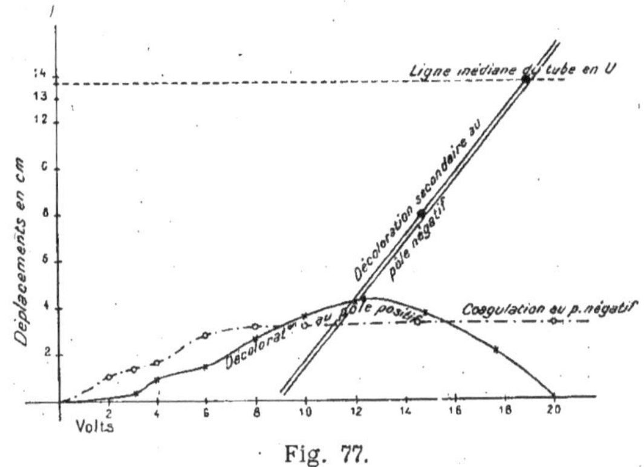

Fig. 77.

Il faut donc déclarer que la plupart des recherches sur le transport électrique et le signe électrique des colloïdes, des ferments, des « toxines », des produits biologiques et des cellules sont nulles et non avenues.

En effet, les auteurs à quelques exceptions près se sont contentés de plonger deux électrodes, pas toujours en platine, dans un tube en U, d'établir de très fortes différences de potentiel et de noter les résultats au bout d'un certain temps. C'est pourquoi nous nous croyons autorisés de faire table rase de leurs résultats.

Comment éviter l'électrolyse lors du transport électrique ?

HARDY en 1905 a observé que, lorsqu'on plonge directement les électrodes dans le colloïde examiné, on observe qu'au passage du courant, le colloïde ne reste pas homogène au niveau des électrodes ; il conseillait de placer les électrodes dans l'eau ou dans une solution saline faible, ayant la même conductivité électrique que le colloïde examiné. Nous verrons comment plus tard MICHAELIS a su utiliser les conseils de HARDY. Mais cette précaution, nous le démontrons, est insuffisante, car les produits d'électrolyse, grâce à leur diffusibilité rapide, viennent bientôt troubler la marche du transport. Le premier qui a utilisé un dispositif vraiment correct a été BECHHOLD. En 1907, il a décrit un appareil constitué par deux cloches réunies par un tube transversal et, dont les orifices étaient obstruées par deux membranes ; ces deux cloches plongeaient dans deux récipients remplis d'eau pure, dans lesquels il plaçait les électrodes. De cette façon les produits d'électrolyse ne pouvaient pas troubler l'équilibre électrique du colloïde.

En nous inspirant du dispositif de BECHHOLD et des travaux de DHÉRÉ sur la dialyse électrique, nous avons construit un appareil qui permet d'effectuer le transport électrique dans l'eau courante, avec de faibles quantités de colloïdes et d'assurer une aseptie parfaite. Cet appareil, déjà décrit à propos de la dialyse, permet en outre la séparation de chacune des trois portions du colloïde qui ont pris naissance pendant le transport. De plus, en supprimant les sacs de collodion, en se contentant d'une simple obstruction des orifices par deux disques de papier filtre collodionnés et en portant des graduations sur les deux branches verticales. on peut à l'aide de cet appareil évaluer la vitesse approximative du transport (fig. 78) (1).

MICHAELIS, en utilisant les conseils de HARDY, a préconisé un appareil d'un emploi assez délicat.

Il consiste en un tube U séparé au milieu de ses deux branches par deux robinets et portant à ses orifices deux électrodes impolarisables ; l'électrode positive est formée d'un fil d'argent, plongeant dans une solution de KCl ou de Na Cl ; l'électrode négative est faite d'un fil de cuivre, plongeant dans une solution de Cu Cl² ; les deux branches sont réunies par un tube horizontal permettant l'égalisation des niveaux.

Nous avons expérimenté l'appareil de MICHAELIS pour l'étude du

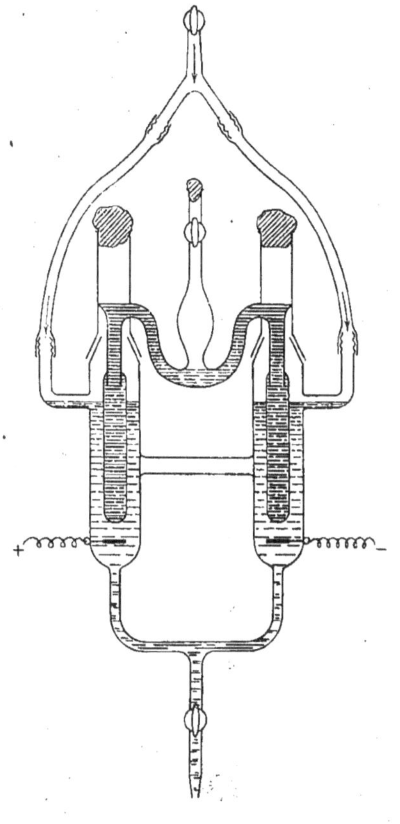

Fig. 78.

transport électrique du sérum, à l'époque ou l'auteur conseillait de remplir les branches latérales avec de l'eau, au lieu de solutions, ayant approximativement la même conductivité que le liquide examiné ; nous avons remarqué qu'avec les voltages qu'il indiquait, (110 ou 220 volts) on ne peut pas empêcher à la longue l'électrolyse du sérum et la diffu-

---

(1) Tous les appareils concernant le transport électrique sont construits par la Société des Etablissements DUCRETET, Paris.

sion des produits d'électrolyse ; par contre, ce dispositif est utilisable pour des expériences de courte durée. Il est probable qu'en remplaçant l'eau par des solutions des conductivités égales, on n'empêcherait pas totalement cette diffusion de se produire au bout d'un certain temps. Mais alors des résultats analogues sont obtenus par n'importe quel dispositif expérimental simple, si on se contente des premières heures d'observation, ou bien si on observe le transport à l'ultramicroscope. Dans ce dernier cas, on doit opérer rapidement et avec des quantités faibles ; cette technique a été bien décrite par Cotton et Mouton en 1904.

On prend comme électrodes deux bandes de platine longues de 1 cm. et épaisses de quelques microns, qu'on fixe en les mouillant sur une lame ; ou bien, comme l'a fait Comandon, on produit sur la lame deux petites bandelettes d'or pur obtenues par pulvérisation cathodique dans le vide ; on laisse un intervalle de 2 centimètres entre les deux bandelettes. D'autre part, on fixe sur la lame quatre bandes de mica ou de verre épaisses de 1 m/m qu'on colle à l'aide de balsam du Canada. On obtient ainsi un cube servant de cuvette pour le liquide examiné ; on le remplit et on le couvre d'une lamelle. On pose sur les extrémités des bandelettes deux petits blocs métalliques et on établit le courant au moment où l'ultramicroscope est réglé. Pour éviter l'électrolyse, on peut, ainsi que cela a été conseillé par Michaelis, plonger dans le liquide deux électrodes constituées par

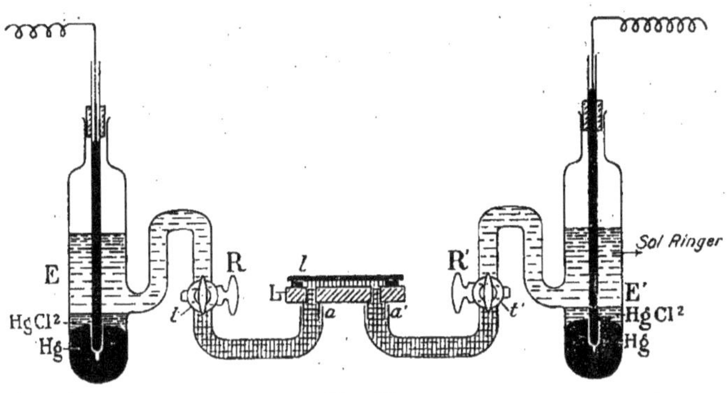

Fig. 79.

des tubes finement effilés, remplis de gélose à 3 °/° dissoute dans une solution de KCl ou Na Cl isotonique de préférence ; les autres extrémités de ces tubes plongent dans deux vases remplis d'une solution de Cu SO⁴ et contenant une électrode en cuivre. Bien entendu, la cuvette ne doit pas être très haute, et peut être constituée par deux bandes de mica ou quatre encoignures de débris de lamelles ; ainsi les extrémités des tubes conducteurs peuvent être placés dans l'excès de liquide de deux côtés. Mais cette amélioration ne permet pas une prolongation notable de l'observation du transport électrique.

Un dispositif un peu plus compliqué mais plus adapté au transport électrique des cellules a été décrit par Hoeber (fig. 79).

L est une lame de verre qui porte en-dessous deux petits tubes a et a', fixés par oodage sur les tubes, deux fois recourbés, de deux électrodes impolarisables d'Ostwald ; à mi-chemin de ces tubes se trouvent deux robinets R et R' à trois voies qui communiquent par de petites tubulures latérales t et t¹. Il faut remplir séparément les électrodes et la branche jusqu'au robinet avec les liquides isotoniques ; puis, en établissant la séparation de cette partie, on peut mettre les liquides examinés dans les branches allant vers la lame et la cuvette, formé par quatre blocs de verre et la lamelle.

L'emploi de tous ces dispositifs pour l'observation microscopique ou ultramicroscopique des colloïdes ou des cellules nécessite un précaution très importante, à savoir, n'observer que la couche médiane de l'épaisseur du liquide. En effet, lorsqu'on néglige cette précaution, les conclusions sont erronées par suite de production de couches à courants inverses, nées de l'électrisation par contact. Cotton et Mouton ont observé ce fait et ils ont établi que dans les couches immédiatement en contact avec le verre le transport des micelles colloïdales se fait en sens inverse ; pour les préparations suffisamment minces toute la couche peut présenter cette inversion ; c'est le cas de l'hydroxyde de fer colloïdal qui dans ces conditions peut se transporter vers l'anode, au lieu de se déplacer vers le cathode.

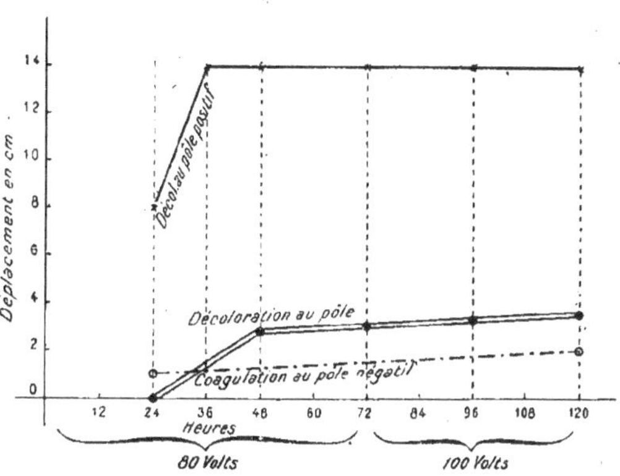

Fig. 80.

En résumé, comme conclusion des recherches effectuées, nous sommes forcés d'employer pour l'étude du transport électrique soit des dispositifs où les produits d'électrolyse, ne peuvent pas venir immédiatement en contact avec les colloïdes (Bechhold) soit des dispositifs où ces produits sont rapidement éliminés (Kopaczewski) ; on peut enfin effectuer le transport avec un colloïde déjà purifié et débarrassé des électrolytes par une dialyse préalable. Il y a encore un moyen que les auteurs n'ont employé que rarement : l'utilisation de faibles chutes de potentiel. Voici à ce sujet quelques expériences que nous avons effectuées avec le fer colloïdal dans les mêmes conditions d'expérimentation que les précédentes, mais avec un liquide dialysé 17 jours, de conductibilité $K = 28,5 \times 10^{-5}$ nous assistons quand même à un phénomène secondaire — le transport inversé (fig. 81). Si pour le même liquide nous appliquons de faibles chutes de potentiel, ce phénomène ne se reproduit pas. En opérant avec le même liquide, on obtient la décoloration en 36 heures environ de la moitié anodique du tube, donc un déplacement de 14 cm., par l'emploi d'une différence de potentiel de 20 volts, soit de 0,66 volt/cm ; en même temps la coagulation au pôle négatif, est infime (couche de 1 $^{m/m}$ à peine) et aucun phénomène ne se manifeste plus (fig. 80).

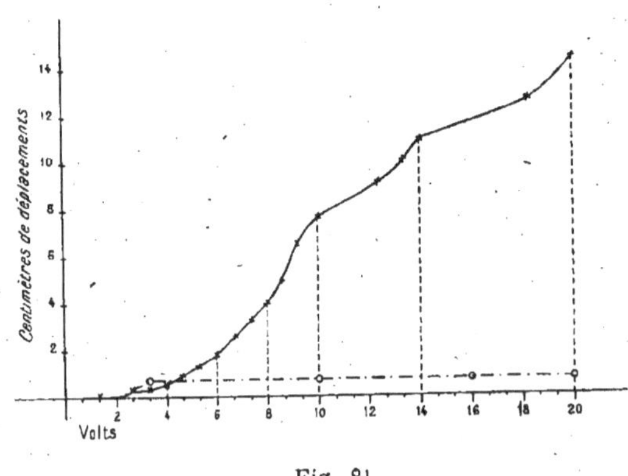

Fig. 81.

C'est pourquoi il nous semble que dorénavant dans toute étude de transport électrique il faut employer de faibles chutes de potentiel ; et comme ce sont justement ces dernières et non l'intensité du courant qui régissent le phénomène, il faut trouver par tatonnement, une différence de potentiel qui, dans un minimum de temps, donne le maximum de transport, sans qu'aucun phénomène secondaire ne s'y manifeste. Dans les cas où il faut être fixé rapidement sur le signe d'un colloïde, on peut appliquer des chutes fortes de potentiel, à la condition d'opérer sur des colloïdes dialysés, et noter le résultat du transport dans les premières heures d'expérience.

On peut simplifier beaucoup la technique de l'étude du transport électrique, en séparant le colloïde des électrodes par des substances coagulables (gélatine, gélose, amidon, blanc d'œuf, collodion, etc...). Voici par exemple la technique, préconisée par Cotton et Mouton que nous

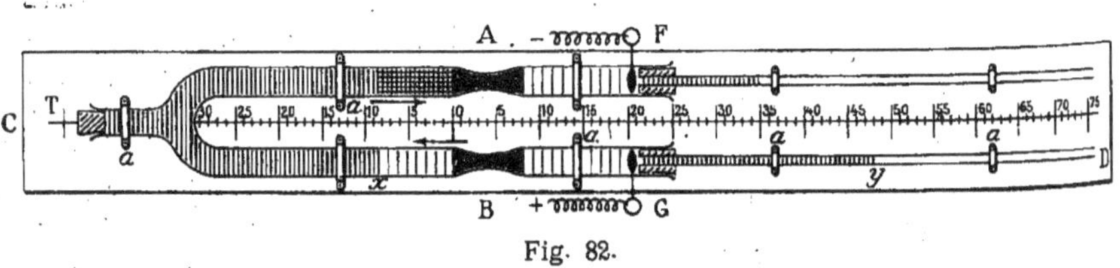

Fig. 82.

avons employé couramment pour mesurer la vitesse de transport, l'influence de la température, de la viscosité et de la pression (fig. 82).

Un tube en U possède deux étranglements A et B et une tubulure au niveau de la courbure ; on dispose dans ce tube deux tampons de gélatine, de gélose, de collodion, d'albumine d'œuf, ou de toute autre substance coagulable. Puis par la tubulure T on introduit le colloïde à étu lier, on ferme l'ouverture, on renverse le tube et par des orifices F et G on le remplit d'eau distillée, puis on obstrue ces deux orifices par deux bouchons dans lesquels passent deux tubes capillaires ; l'un, coudé, sert d'électrode, l'autre, droit, permet de mesurer le déplacement de l'eau et du colloïde sous l'influence du courant, au moyen de l'échelle C.D., sur laquelle repose horizontalement l'appareil.

L'appareil de Freundlich (fig. 83) est également pratique, mais n'est pas aussi facile à construire.

Le tube M possède une membrane et se fixe par rodage sur le tube en U ; la branche B se termine par le capillaire horizontal, et lorsque le robinet est fermé le liquide passe dans ce capillaire et permet d'évaluer le transport de l'eau à travers la membrane.

Mais, dans les expériences du transport à travers les membranes, ces dernières interviennent directement dans le déplacement de l'eau ; il suffit en effet de séparer deux couches d'eau par un tampon quelconque perméable ou même d'effiler en capillaire des tubes contenant de l'eau pour assister à un déplacement sous l'influence du courant. Car il s'établit dans ce cas une différence de potentiel, une couche double se forme dans le champ créé

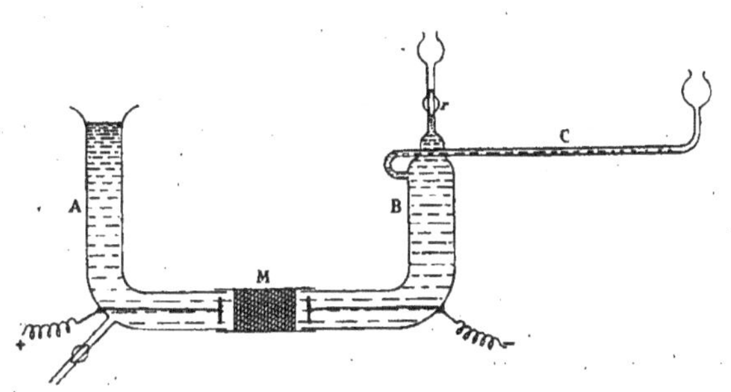

Fig. 83.

par les électrodes, et le liquide se déplace le long des parois, sous l'influence de la charge qu'il prend au contact de celles-ci. Ce sont les phénomènes de l'électroosmose qui ont été étudiés par Perrin, ainsi que que nous l'avons déjà relaté. Cet auteur a démontré qu'entre ce phénomène et le transport électrique des suspensions il existe une analogie très étroite, sinon une identité. En effet, lorsqu'on réduit en poudre la paroi d'un tube dans lequel se fait le déplacement d'un liquide par exemple vers la cathode, la suspension ainsi obtenue se déplace dans le sens contraire.

Pour éviter le phénomène d'électrolyse, on peut, dans le dispositif de Cotton et Mouton, remplacer les tubes remplis de mercure et servant d'électrodes, par des tubes remplis d'une solution de gélatine à 3 °/° isotonisée, qui plongent dans un vase contenant une solution saline et les électrodes amenant le courant. Dans cet appareil, au lieu de remplir les parties AF et BG avec de l'eau, il est avantageux de le faire avec une solution saline d'une conductivité égale à celle du colloïde examiné. Ainsi nous nous trouverons dans des conditions favorables pour éviter autant que possible l'électrolyse, la diffusion de ses produits et l'influence de la pression hydrostatique sur la marche du transport et sur sa vitesse.

3. **Résultats acquis.** — Voici la classification des colloïdes suivant leur signe, d'après différents auteurs :

+	O	—	Auteurs
Hydroxyde de Fe. (1)	Suspensions (2).	Métaux	1) V. Henri.
		Colloïdes électriques	2) Perrin.
»　　　Al.	Albumine　(3).	Acide silicique.	3) Hardy.
»　　　Cd.		»　stannique.	4) Neisser et Fried-
»　　　Cr.		»　molybdique.	mann.
»　　　Ce.		»　tungstique.	
»　　　Th.		»　sulfures mé-	
		taliques.	
»　　　Zn.		Ferrocyanure de Cu	
Ac. titanique.		»　　　de Zn.	
Oxyhemoglobine.		»　　　de Fe.	
Rouge Magdala.		Bleu d'aniline.	
Mucine.		Glycogène.	
Rouge neutre (4).		Amidon.	

Nous nous sommes occupés à notre tour de cette question et voici dans quelles conditions : le tube en U de 30 cm. de longueur totale et de 1 cm. de diamètre était en position verticale ; les électrodes en platine plongeaient directement dans le liquide ; la **différence de potentiel** était 0,25 volts/cm., le transport durait 10 heures, la concentration des colloïdes, préalablement dialysés trois jours dans l'eau courante, était de 1 °/°° ; voici les résultats :

+	O	—
1 Trypoflavine (éclaircissement).	Induline.	Sudan G (éclaircissement).
2 Vert brillant (éclaircissement).	Rouge coton.	Nigrosine　(Transport　o 5 cm).
3 Brun Bismarck.		Trypanbleu (　　　»　　2,o　»).
(transport **2,o** cm.)		Bleu coton (　　　»　　»　　»).
4 Arseniate ¦ferrique (Grimaux)		Rouge du Congo (　»　　»　　»).
(transport 2o cm).		Rouge neutre　(　»　　»　　»).
5 phosphate bicalcique. neutre à		Brun direct B　(　»　　»　　»).
la phtaléine (transport 2,75		»　S N　(　»　　»　　»).
cm.).		Gris direct J　(　»　　4,0cm).
Maltase dialysée.		Rouge diret B.P (　»　　4,5cm).
		leu direct　(　»　　5,5　).
		Vert direct　(　»　　8,0　).
		Trypanrouge　(　»　　14,0　)

4. Applications. — Quelles peuvent être les applications du transport électrique des colloïdes ?

a) **Ferments.** — Le transport électrique permet de concentrer les ferments. Voici les résultats que nous avons obtenus par cette méthode avec la maltase de la Taka Diastase (Merck). (Voici les résultats personnels (page 204).

Maltase, 1 p. 100 (conc. fin.) : Maltase, 0.5 p. 100 (conc. fin.) ; durée d'hydrolyse 3 h. 1/2 ; température — 40° c.

Des résultats analogues seront probablement obtenus, si on écarte la destruction des ferments par l'électrolyse. Ici il suffit de souligner que le pouvoir hydrolisant de 30, 4°/° d'une maltase est augmenté par la dialyse et par le transport, jusqu'à 100 °/°.

b) **Etats Pathologiques.** — La charge électrique des protéines du sérum a été souvent étudiée, malheureusement dans des conditions telles que l'électrolyse troublait à coup sûr les résultats, à cause de l'emploi de chutes de potentiel trop élevées.

En évitant l'électrolyse dans la mesure du possible, on avait droit d'espérer que l'étude du transport jetterait plus de lumière sur les processus pathologiques.

En effet, dans le choc par contact nous avons constaté une inversion de la charge électrique pour une fraction de substances protéiques, et voici dans quelles conditions :

Le sérum normal de cobaye, dilué au tiers dans du sérum physiologique, était placé dans un tube en U renversé ; les 2 orifices de ce tube étaient obstrués par des sacs de collodion, plongeant dans deux verres d'eau courante très pure (débit 20 litres par 24 heures).

Dans ces 2 verres on plaçait 2 électrodes de platine, et on établissait une différence de potentiel de 0,25 volts/cm.

Au bout de 8 heures, un précipité très léger (3 mm. de hauteur) se rassemblait au fond du sac de collodion en contact avec l'électrode négative. Après 24 heures de cette dialyse-transport, ce précipité n'avait pas sensiblement augmenté ; par contre, dans la branche positive on observait un précipité volumineux, de 15 mm. de hauteur. A ce moment, la réaction du sérum dans le tube en U, était neutre, et dans les verres extérieurs légèrement alcaline ; il suffisait d'ajouter une goutte d'acide HCl 1/100 M pr 70 ccm. d'eau pour la neutraliser.

Avec le sérum d'un cobaye ayant succombé au choc anaphylactique, ou bien avec le sérum rendu capable, après contact avec des suspensions ou des gels, de provoquer le phénomène de choc chez le cobaye normal, et en nous plaçant absolument dans les mêmes conditions, le tableau est inverse : le précipité est volumineux dans la branche négative et très léger dans le sac en contact avec l'électrode positive. Il y a lieu de conclure que l'état micellaire du sérum a subi une modification importante.

Cette constatation, en accord avec les réactions de floculations des colloïdes constitue pour nous un argument de plus en faveur de notre

Nos	SOLUTIONS de maltase.	MATIÈRES solides à + 110° C. de la maltase.	CENDRES de la maltase.	ACIDITÉ (—) ou ALCALINITÉ (+) à l'héliantine, en $\frac{SO^4H^2}{100}$N pour 0,2 gr. de maltase.	CONDUCTIVITÉ des solutions de maltase.	POUVOIR hydrolysant
1	Maltase filtrée 2 fois sur papier Berzélius.	93,12 p. 100	6,12 p. 100	+ 9,8 c. c.	81, × 10—6	30,4 p. 100
2	Maltase filtrée 2 fois, abandonnée 72 heures.	92,85 p. 100	6,13 p. 100	+ 10,6 c. c.	205,7 × 10—6	61,8 p. 100
3	Maltase filtrée 2 fois, abandonnée 198 heures.	93,41 p. 100	6,08 p. 100	+ 11,5 c. c.	205,9 × 10 6	85,7 p. 100
4	Maltase dialysée 72 heures.	5,23 p. 100	1,58 p. 100	+ 1,2 c. c.	11,9 × 10 6	89,8 p. 100
5	Maltase purifiée par la dial. électr. 48 heures.	5,25 p. 100	1,56 p. 100	+ 1,3 c. c.	15,8 × 10—6	97,2 p. 100
	Maltase dialysée 72 h. et abandonnée 126 h.	—	—	—	—	—
6	Branches { Positive .	0,57 p. 100	Indosable (*)	—	5,2 × 10—6	71,9 p. 100
7	Branches { Négative.	3,93 p. 100	0,32 p. 100	—	19,3 × 10—6	100,0 p 100
8	Branches { Moyenne.	Indosable (*)	Indosable (*)	—	3,8 × 10—6	49,2 p. 100
	Maltase purifiée par la dial. électr., 126 heures.	—	—	—	—	—
9	Branches { Positive .	—	—	— 1,0 c. c.	2,6 × 10—6	56,7 p. 100
10	Branches { Négative. ,	3,85 p. 100	Indosable (*)	+ 1,2 c. c.	18,5 × 10—6	78.3 p. 100
11	Branches { Moyenne.		—	+ 0,5 c. c.	1,4 × 10—6	19,5 p. 100

(*) Dans les 60 cent. cubes du liquide, représentant 0,0615 grammes de substances solides.

théorie qui invoque la floculation micellaire comme cause de ce phénomène.

Il est infiniment probable que dans d'autres cas pathologiques,
des phénomènes analogues peuvent être observés ; les modifications,
non seulement du sens, mais aussi de l'intensité de la charge électrique
des colloïdes ayant une importance capitale dans la stabilité colloïdale,
leur étude sera infiniment féconde. Aujourd'hui elle est à son début.

CHAPITRE XII

RÉFRACTOMÉTRIE

1. Principes théoriques. — Il n'est plus besoin aujourd'hui d'insister sur l'importance que présente la connaissance de l'indice de réfraction des corps, et en particulier des liquides. Au point de vue théorique, cette constante physique donne des indications précieuses sur la composition des produits examinés et même sur la constitution de la molécule. Au point de vue pratique, la recherche des falsifications trouve souvent dans cette détermination un auxiliaire précieux, lorsque les méthodes ordinaires de l'analyse chimique sont en défaut.

De plus, la rapidité des mesures, leur exactitude, le faible volume de liquide nécessaire (1 à 2 cc.), et la précision avec laquelle on peut repérer la température du produit mesuré dans le réfractomètre rendent l'étude de cette constante particulièrement intéressante et facile. Au point de vue colloïdal, elle semble de prime abord sans importance ; c'est pourquoi dans les ouvrages consacrés à l'étude des colloïdes elle fait défaut.

Et pourtant, étant donnée la relation étroite qui est constatée entre la viscosité du sérum et sa teneur en matières protéïques et la possibilité de déterminer cette teneur par la mesure de l'indice réfractométrique, la réfractométrie acquiert une certaine importance en clinique. On a vérifié que les variations de l'indice réfractométrique dépendent presque exclusivement des changements de la quantité des protéïnes contenues dans le sang, car les sels s'y trouvent dans des proportions, pour ainsi dire, constantes. Ainsi, on peut déterminer la dose de substance albuminoïde du sérum par la mesure de l'indice réfractométrique à + 0,2 °/° près.

Le principe du réfractomètre est le suivant :

Dans un prisme à liquide de petit angle, la déviation d'un rayon de lumière est proportionnelle à (N-1), N étant l'indice du liquide que renferme le prisme. On peut imaginer deux appareils, soit à réflexion totale (réfractomètre de PULFRICH) soit en utilisant l'annulation de la déviation de la lumière, traversant le prisme, au moyen d'une lentille planconvexe (réfractomètre de FERY).

Dans les réfractomètres à réflexion totale, le verre très dense et plombeux est facilement altérable par un grand nombre de liquides ; avec le réfractomètre de Fery au contraire on peut mesurer les indices de tous les corps chimiques, sauf de l'acide fluorhydrique ou de ses combinaisons, car le verre de l'appareil est un crown particulièrement résistant.

2. Technique expérimentale. — Voici l'appareil de Fery :

La cuve renfermant le liquide à mesurer est constituée par un prisme creux d'angle convenable, P, dont les faces sont également prismatiques, mais placées de telle manière que l'ensemble constitue un système à faces parallèles.

Les trois prismes constituant ainsi la cuve à liquides sont collés de façon à résister à l'action de tous les dissolvants et sont montés dans une garniture métallique portant deux fentes horizontales de trois millimètres de hauteur.

La fente inférieure permet aux rayons de passer par le fond de la cuve et de traverser ainsi l'ensemble des *trois prismes solides* agissant comme une lame à faces parallèles, ces trois prismes étant constitués par le même verre qui est un crown spécial résistant parfaitement aux agents chimiques.

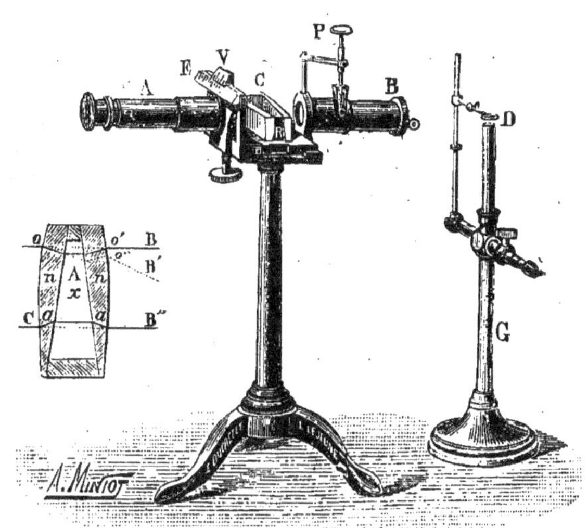

Fig. 84.

La fente supérieure permet de recevoir les rayons qui traversent le liquide ; c'est à la hauteur de cette fente que l'on doit disposer le réservoir du thermomètre coudé porté par le couvercle en verre rodé de cette cuve.

Cette première cuve est placée dans une seconde entièrement métallique, sauf les deux grands côtés, constitués par des lentilles de compensation plan-convexes, dont la face courbe est tournée vers l'extérieur.

L'espace compris entre les deux cuves doit être rempli d'eau, ce qui se fait facilement par un entonnoir.

Le réglage de l'appareil ainsi que toutes les mesures doivent être faits avec de l'eau entre les deux cuves.

C'est la présence de ce liquide, qui d'ailleurs ne joue aucun rôle optique dans les mesures, car il forme *une double lame à faces parallèles*, qui assure la stabilité de la température de la cuve centrale et permet de l'élever au degré désiré au moyen d'une petite lampe qui chauffe un thermo-siphon.

On pourrait, sans crainte de changer les indications de l'appareil, remplacer l'eau par un autre liquide, si le besoin s'en faisait sentir, par exemple pour prendre les indices au-dessous de 0°.

La cuve centrale qui déborde légèrement la cuve de chauffage est fermée par un couvercle en verre rodé portant un thermomètre coudé.

La cuve extérieure est munie d'un couvercle métallique percé d'une ouverture rectangulaire livrant passage à la cuve centrale.

L'ensemble de ces deux cuves, porté par une glissière, peut se déplacer perpendiculairement à l'axe optique de l'instrument, déterminé par la fente à réticule du collimateur et le réticule en croix de Saint-André de la lunette. Ces deux réticules sont mobiles au moyen des boutons.

Dans son mouvement, la cuve extérieure entraîne un vernier et une loupe devant une échelle fixe, ce qui permet d'apprécier son déplacment à 3/100 de millimètre près, correspondant à 1/10000 d'indice.

Cette échelle est divisée de 1.33 à 1.59, et chaque division qui vaut presque 4 mm., est divisée en 4 parties.

Chacune de ces subdivisions représente 25/10.000 ou 0,0025. Le vernier est lui-même divisé en 25 parties dont la longueur totale représente 24 des petites divisions de l'échelle.

On lira donc de la façon suivante : Supposons qu'on obtient 39 grandes divisions plus une petite de 0,0025 ce qui donne 3925, supposons qu'au vernier la division 4 coïncide.

L'indice est donc 1.3929.

Voici comment on opère : la cuve centrale étant en place, et la cuve extérieure remplie d'eau jusqu'à un niveau supérieur à celui du liquide à mesurer, pour être sûr d'obtenir l'uniformité de la température de ce dernier, on ferme les deux cuves par leurs couvercles respectifs et on règle la hauteur du thermomètre de manière à ce que son réservoir soit visible par la fente supérieure de la cuve.

On amène en coïncidence les repères de la fente du collimateur au moyen du bouton on fait marquer au vernier, au moyen d'un autre bouton, l'indice du verre de la cuve, *indice qui sert de point de réglage et qui est gravé sur chaque appareil.*

L'indice du verre n'est pas affecté par la température ou tout au moins les variations ne portent que sur une décimale très éloignée de celle qu'on se propose d'atteindre.

On met au point, au moyen du tirage de l'oculaire, le réticule en croix de St-André que porte la lunette, puis on obtient la mise au point du réticule vertical du collimateur en manœuvrant le pignon de la lunette.

L'appareil est éclairé par la lumière monochromatique du sodium.

On fait coïncider, par le bouton de réglage de l'oculaire, (qu'il ne faudra plus toucher ensuite), le réticule vertical avec le centre de la croix. Aucune parallaxe ne doit exister entre la croix de St-André et le réticule vertical du collimateur, quand on déplace l'œil près de l'oculaire.

L'appareil étant ainsi réglé, on ne devra se servir que du bouton du collimateur pour effectuer les mesures. Pour cela on introduit le liquide dans la cuve centrale ; on aurait pu l'y mettre auparavant, car sa présence n'empêche nullement le réglage de l'appareil.

Quand la température de ce liquide, indiquée par le thermomètre, est stationnaire, on tourne le bouton jusqu'à ce qu'une nouvelle image paraisse dans le champ de la lunette. Cette image est formée par les rayons qui ont traversé la fente horizontale supérieure de la cuve centrale. On l'amène en coïncidence avec le réticule de la lunette, comme on l'a fait pour l'image du verre de la cuve, au moment du réglage, et il ne reste plus qu'à lire l'indice sur l'échelle de l'instrument.

Les précautions suivantes doivent être prises, si on opère à une température supérieure de celle de la salle où on opère.

La petite lampe est allumée, la flamme étant réglée très petite ; le tube de laiton faisant tirage et auquel est brasé un tube de petit diamètre en cuivre, constituant un thermo-siphon s'échauffe rapidement, une circulation active de liquide se produit.

On suit la marche du thermomètre et on éteint la lampe quand la température est de 0°5 au-dessous de celle qu'on veut atteindre. Le thermomètre continue alors à monter très lentement, puis devient stationnaire avant de redescendre ; c'est l'instant que l'on choisit pour effectuer la mesure ; à ce moment en effet, l'équilibre thermique est complètement établi entre les différents milieux traversés par le rayon lumineux.

Si on opère autrement, il peut se produire un retard entre les indications du thermomètre et celles du réfractomètre, de sorte qu'on trouve par exemple, à une même température un indice plus élevé pendant l'échauffement, et plus bas si le refroissement est trop rapide.

Il peut arriver que l'indice

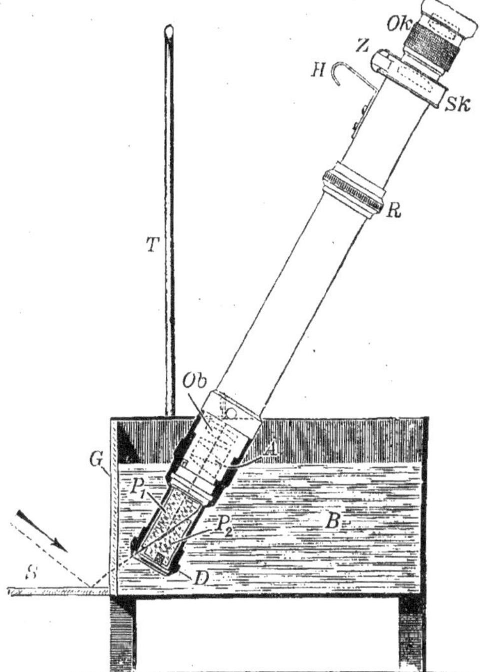
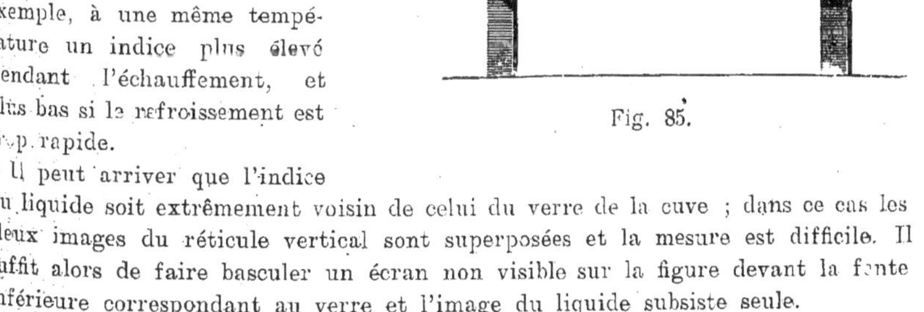

Fig. 85.

du liquide soit extrêmement voisin de celui du verre de la cuve ; dans ce cas les deux images du réticule vertical sont superposées et la mesure est difficile. Il suffit alors de faire basculer un écran non visible sur la figure devant la fente inférieure correspondant au verre et l'image du liquide subsiste seule.

Enfin, si on opère sur un liquide très mauvais conducteur de la chaleur qui, mis dans la cuve, a un aspect sirupeux, on ne peut avoir d'image ; il faut le laisser plusieurs heures pour que l'équilibre de température s'établisse ou, ce qui est plus simple, on chauffe comme il est dit plus haut et on laisse refroidir très lentement au degré où l'on veut mesurer l'indice ; on peut même, par ce moyen, prendre les indices à diverses températures décroissantes.

Mentionnons le réfractomètre à réflexion totale de Pulfrich qui permet d'effectuer la mesure de l'indice réfractométrique avec une goutte de liquide. La figure (fig. 85) rend sa description superflue.

3. Données numériques. — Voici les indices réfractométriques obtenus avec le réfractomètre de Féry, qui peuvent être intéressants dans les recherches biologiques :

Indice réfractométrique de l'eau

0°C — 1.33402	20° — 1.33303 (par convention — Dufet).		
5° — 1.33392	25° — 1.33255		
10° — 1.33372	30° — 1.33200		
15° — 1.33344			

Solutions aqueuses de chlorure de sodium en grammes par litre

Poids de NaCl	Indice	Poids de NaCl	Indice
1	1,3332	10	1,3349
5	1,1339	15	1,3357
8	1,3345	20	1,3367
9	1,3347		

Indices des mélanges d'eau et d'alcool. (Ch. Féry.) Tempér. 20°

%	C^2H^5OH	%	CH^3OH
2	3333	2	3324
10	3386	10	3344
20	3454	20	3373
30	3521	30	3401
40	3572	40	3418
50	3606	50	3420
60	3629	60	3422
70	3638	70	3408
80	3640	80	3386
90	3634	90	3353
100	3618	100	3300

Indices des solutions aqueuses de glycérine (à 20°). (Ch. Féry)

%	Indices	%	Indices	%	Indices	%	Indices
5	1,3380	30	1,3704	55	1,4030	80	1,4440
10	3446	35	3770	60	4110	85	4522
15	3510	40	3834	65	4192	90	4604
20	3576	45	3900	70	4276	95	4686
25	3640	50	3962	75	4356	100	4768

Indices des solutions d'acides organiques. (Ch. Chêneveau)

Quantités d'acide p 100 en poids	Acide citrique $C_6H_8O_7,H_2O$ Temp. : 18°	Acide tartrique $C_4H_6O_6$ Temp.: 2.2°	Acide tannique (de la noix de galle) Temp. : 18°	Acide oxalique $C_2H_2O_4,2H_2O$ Temp. : 22°
1	1,3333	1,3332	1,3340	1,3328
5	3382	3381	3423	3361
10	3445	3442	3533	3387

Indices de quelques composés organiques. (Ch. Féry)

	Indice	Degrés	Indice	Degrés	Variations par degrés
Acétate d'amyle...	1,4011	19	1,4028	15,1	0,00035
— — (Vernon-Harcourt)......	1,4013	19			
Acétone pur (56-58)......	1,3626	18,7	1,3643	15	0,00046
— purifié	1,3595	18,5	1,3620	14,8	0,00070
Acide acétique..................	1,3752	14			
Alcool éthylique...............	1,3640	17	1,3647	15,2	0,00037
— à 90°...................	1,3643	19	1,3657	15	0,00035
— méthylique............... ...	1,3327	18,7	1,3343	15,3	0,00023
Benzine cristallisée...............	1,5014	18	1,5028	15	0,00052
Chloroforme...:...............	1,4458	18,5	1,4477	15	0,00054
Essence minérale................	1,3989	17	1,3997	15	0,00040
— d'Amandes amères.......... .	1,5412	19	1,5428	15	0,00035
Ether acétique.....................	1,3703	12	1,3733	16	0,00050
— sulfurique	1,3540	18,5	1,3565	14	0,00055
Eau....	1,3330	20	1,3334	15	0,00070
Pétrole ordinaire....	1,4481	19	1,4495	15	0,00035
Tétrachlorure de carbone............	1,4609	18,5	1,4625	15	0,00046
Sulfure de carbone..	1,6275	18,5	1,6300	15	0,00067
Térébenthine.....	1,4739	17	1,4750	15	0,00055

Solutions aqueuses d'urée à + 15° C en grammes par litre

Poids d'urée	Indice	Poids d'urée	Indice
5	1,3336	25	1,3357
10	1,3341	30	1,3363
15	1,3347	35	1,3369
20	1,3352		

Indices d'urines normales

1° Urine d'enfant de 9 ans........ $\left\{\begin{array}{ll}\text{Volume} & 500^{cc} \\ \text{Urée} & 31 \text{ gr. par litre} \\ \text{NaCl} & 11 \text{ gr. }16 \\ P^2o^5 & 2,53\end{array}\right.$ N = 1,3425

2° Urine de femmes de 35 ans.... $\left\{\begin{array}{ll}\text{Volume} & 1420^{cc} \\ \text{Urée} & 18 \text{ gr. par litre} \\ \text{NaCl} & 7 \text{ gr. }1 \\ P^2o^5 & 1,4\end{array}\right.$ N = 1,3310

3° Urine d'homme de 38 ans...... $\left\{\begin{array}{ll}\text{Volume} & 1,500^{cc} \\ \text{Urée} & 19 \text{ gr. par litre} \\ \text{NaCl} & 8 \text{ gr. }4 \\ P^2o^5 & 19,6\end{array}\right.$ N = 1,340

Indice du sérum normal humain   *Auteurs.*

1° Régime mixte — 1.3487 — 1.3517.		Reiss
2° » » — 1.4376 — 1.3512.		Boehme
3° Repos complet — 1.3467 — 1.3486.		Veil
4° Régime mixte — 1.34873 — 1.35168.		Vernes

Indice du liquide céphalo-rachidien.

Régime mixte — 1.3320.   Vernes

4. Applications.

Pour terminer ce chapitre, examinons les applications de la réfractométrie dans la science colloïdale ; disons tout de suite qu'on n'a pas tenté une étude systématique de cette constante. Il fut un temps où elle était souvent appliquée dans les analyses d'urine ; mais on l'a abandonnée par la suite. Dans les recherches sur l'identification des matières alimentaires, les données sont très restreintes. Récapitulons les faits connus.

a) Indice réfractométrique en physiologie.

Voici le tableau de Reiss qui permet d'évaluer, d'après l'indice réfractométrique, la teneur du sérum en matières protéiques, à 17,5°C.

Index	Matières protéiques °/° du sérum
1.33705	0.63
1.33806	1.74
1.34086	2.84
1.34275	3.94
1.34463	5.03
1.34650	6.12

Index	Matières protéiques °/° du sérum.
1.34836	7.20
1.35201	8.28
1.35205	9.35
1.35308	10.40

Struebel et Grober en 1900 puis Strauss en 1902 et Engelmann ont appliqué cette méthode à l'analyse d'urine. En France Gaube du Gers et Ammann ont recherché systématiquement ses indices. D'une façon générale, la méthode est aujourd'hui abandonnée car la quantité nécessaire pour déterminer une constante physique de l'urine ne fait jamais défaut et le dosage des matières protéiques peut se faire par des voies chimiques, aussi exactes et ne nécessitant pas des appareils compliqués. Voici quelles sont les limites de l'indice réfracto-métrique de l'urine à 15° C.

Homme de 35 ans ...... 1.3306 — 1.3391
Femme   »   ...... 1.3322 — 1.3402

Pour Ammann l'indice réfracto-métrique différentiel (différence entre l'indice de l'urine et celui de l'eau distillée, p. ex. : 1.34385 — 1.33320 = 1065), multiplié par le volume des urines émises en 24 heures, doit être dans les conditions normales égal à 10. Ce produit représente le taux d'épuration normale de l'organisme, et il décroît dans toutes les intoxications.

Enfin nous donnons les indices réfractomètriques du sérum de quelques espèces animales d'après les mesures de Vernes, effectuées à 37° C.

1) Cobayes — 1.3415 -- 1. 3435 ; 3) Moutons — 1.3450 — 1.3460.

2) Porcs   — 1.3460 — 1.3470 ; 4) Bœufs   — 1.3450 — 1.3455.

D'après cet auteur, le chauffage à 50° C ou le vieillissement de 18 heures dans la glacière ne modifie pas l'indice.

b) Indice réfractométrique en pathologie.

Récemment M. Ségale a constaté une modification de l'indice réfractométrique dans les phénomènes de choc anaphylactique. Cette constatation a été ensuite confirmée par Widal et ses élèves (Vaucher, etc.) dans l'hémoglobinurie paroxystique *a frigore*, dans l'asthme et dans l'urticaire, que ces auteurs ont attribués aux phénomènes de choc. Toutefois, Ségale parle d'une augmentation après une diminution, passagère de l'indice réfractométrique ; Widal constate uniquement une diminution. Ce désaccord provient-il du moment de prélèvement de sérum ? Les recherches ultérieures doivent les préciser.

Voici les chiffres obtenus par ces auteurs :

Sérum de chien normal (SÉGALE) 1,34764

   »   »   »   après le choc anaphylactique......... 1,35001

Sérum humain (WIDAL) dans la crise d'asthme 1,3620

                                          qui devient. 1,3590

   »   »   »   »   d'urticaire...... 1,3577

                                          qui devient. 1,3580

Notons toutefois que SÉGALE, en mesurant les indices dans un choc anaphylactique à évolution lente, a également constaté une légère diminution ; mais le choc s'accompagnait toujours d'une augmentation notable.

Il sera intéressant de poursuivre l'étude de la réfraction dans d'autres états pathologiques ; on aura peut-être là une indication précise pour diagnostiquer les maladies de la nutrition et du sang.

CHAPITRE XIII

NÉPHÉLÉMÉTRIE

1. **Principes théoriques.** — Cette méthode a été introduite d'abord en chimie analytique pour déterminer la concentration d'une substance d'après son degré de trouble ; c'est en somme une méthode fondée sur l'analogie avec la colorimétrie. MULDER l'a appliquée au dosage du chlorure d'argent ; STAS au dosage d'un grand nombre de substances. Ces deux auteurs ont observé ces troubles à la lumière directe. TSWETT a appliqué le principe d'observation dans la lumière diffusée par les particules solides en suspension ; il a donc mis la néphélémétrie en relation avec le phénomène de TYNDALL.

En 1914, la méthode a été introduite par W. MECKLENBURG et S. VALENTINER dans l'étude de la grandeur des micelles colloïdales. Voici la base théorique de cette méthode. Les travaux de LORD RAYLEIGH l'ont conduit à une formule :

$$J = \frac{n\, v^2\, K}{y^4}$$ ou J est l'intensité de la lumière observée dans la

direction perpendiculaire au faisceau de TYNDALL ; n = nombre des micelles v = le volume de la micelle et y = la longueur d'onde lumineuse.

Si l'on désigne par C la masse totale des micelles dans une moitié de volume nvs = C, ou s est la densité de la micelle ; alors $I = \dfrac{c.\ v.}{y^4\ s} \cdot K$

CLAUSIUS a proposé auparavant une formule à peine différente de la précédente $I = \dfrac{c.\ v.}{y^2\ s} \cdot K$.

Les travaux de COMPAN et de MECKLENBURG ont établi que cette discordance provient des variations de la grandeur des micelles. C. CHENEVEAU et AUDUBERT ont avancé que la formule de RAYLEIGH n'est valable que pour les milieux à particules très fines. Les travaux de EHRENHAFT, MUELLER, MIE, etc... semblent démontrer le rôle de la conductivité électrique de ces particules. Tout récemment KLEINMANN remarqua une proportion directe entre les intensités lumineuses et la concentration de deux milieux troubles, à la condition expresse que la grandeur de ces particules soit la même.

$I : I, = C : C$, (K, v, y et s étant dans les deux cas identiques).

Cet auteur a donc ramené les mesures néphélémétriques à la valeur des mesures colorimétriques.

Quoiqu'il en soit la méthode néphélémétrique est, d'ores et déjà, très importante à connaître, non seulement pour savoir la grandeur des micelles colloïdales, mais aussi pour doser les quantités minimes de certaines substances, et d'évaluer approximativement le degré des troubles, etc...

2. **Technique expérimentale**. — Un nombre considérable d'appareils a été proposé : les uns ne sont que des modifications des colorimètres, les autres reposent sur des principes théoriques intéressants et tout différents.

Parmi les premiers il faut citer les appareils de P. A. KOBER, W. R. BLOOR, DIENERT, VLÈS et aussi de KLEINMANN.

KOBER couvre les plongeurs d'un colorimètre DUBOSQ de laque noire, sauf le fond de ceux-ci, et fixe à ces deux plongeurs deux échelles qui se meuvent ensemble avec eux, mais en dehors des godets. De cette façon il évite les sources d'erreurs, occasionnées d'une part par les ménisques et d'autre part par la réflexion indirecte dans les fonds des godets et par celle d'un godet par l'autre.

W. R. BLOOR a pris le principe de l'appareil de RICHARDS et WELLS en remplaçant les plongeurs mobiles par des godets mobiles, c'est ce qui a permis de varier la longueur de la couche éclairée ; il a placé en plus l'appareil dans une boîte close.

L'appareil de DUBOSQ a été modifié de la façon suivante par DIÉNERT en vue de son utilisation comme néphélémètre :

On prend comme source lumineuse une lanterne à projection et on place la lampe au foyer du condensateur ; de cette façon on obtient un faisceau parallèle. En fixant perpendiculairement à la direction des rayons lumineux qui traversent les liquides à comparer, un dispositif de prismes et la lunette du colorimètre, on compare les intensités des lumières diffractées par les particules solides des milieux troubles examinés.

Tous ces appareils ne présentent qu'un degré d'approximation plus ou moins grand. D'abord on n'obtient pas de faisceau lumineux parallèle ; les plongeurs produisent des réflexions secondaires de la lumière et la sensibilité lumineuse de l'appareil est très faible. Tous ces facteurs rendant les appareils basés sur le colorimètre DUBOSQ absolument impropres à des recherches rigoureuses, théoriques, tout en admettant leur utilité lorsqu'il s'agit d'essais plutôt qualitatifs. Kleinmann en modifiant le chromophotomètre de Peschl qui n'est à son tour qu'une modification du colorimètre Duboscq, a réalisé un appareil donnant une approximation plus grande, et d'un maniement simple et rapide ainsi que nous avons eu l'occasion de nous en rendre compte personnellement (fig. 86).

Voici la description de cet appareil :

Les tubes à essais a^1 et a^2 de 10 c/m de longueur et de 1,5 c/m de diamètre environ, soufflés en verre impeccable et sans rayure contenant les liquides à comparer, sont éclairés perpendiculairement à leur axe par une lampe lumineuse ; telle qu'une lampe électrique de 50 à 100 bougies placée de 75 à 100 c/m de distance. Les deux tubes se trouvent dans des godets métalliques et peuvent avec eux se déplacer de haut en bas grâce à une vis à crémaillère. La lumière diffusée par les particules solides, arrive dans des cylindres massifs b^1 et b^2 (plongeur du colorimètre Dubosq) de 2 cm. de longueur et de 1,2 cm. de diamètre ; ces deux plongeurs sont absolument iden-tiques (coupés dans le même bâ-ton de verre) ; leur surface, à l'exception de deux disques su-périeurs et inférieurs, est dépo-lie ; ils servent surtout pour éviter l'observation directe de la surface des liquides examinés.

La lumière diffusée arrivant du tube a^2 traverse d'abord le prisme d, puis un autre prisme à réflexion total f ; celle du tube a pénètre directement dans ce dernier après avoir traversé le bloc de verre, destiné à éga-liser l'absorption produite par le prisme d.

Les hauteurs des colonnes li-quides éclairées peuvent être modifiées à volonté et leurs po-sitions mesurées, grâce à la mo-bilité des plaques métalliques g^1

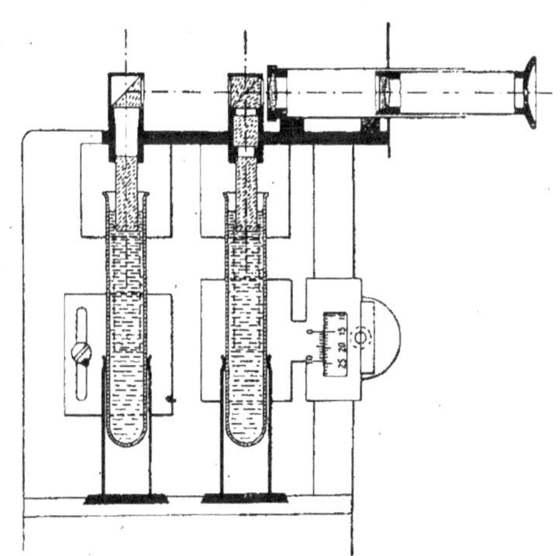

Fig. 86.

et g^2 et d'une échelle millimétrique qui y est adaptée ; la hauteur des fentes éclai-rantes joue ici le rôle de la couche colorée dans le colorimètre. Avant de faire les mesures, il faut s'assurer de la parfaite identité des deux parties de l'appa-reil. Pour cela, on place une solution opaque dans les deux tubes à essai, et on cherche à réaliser une intensité lumineuse égale pour deux demi-lunes de l'ocu-laire, comme dans le polarimètre. De cette façon, on doit obtenir aussi la même position de l'échelle millimétrique et la même chose doit s'observer lorsque à ce moment on change les tubes à essai. L'appareil est alors prêt à servir. Après avoir très soigneusement nettoyé les tubes, on place la solution examinée et celle à comparer et on déplace en haut les godets jusqu'à ce que les plongeurs soient ainsi dans l'intérieur des tubes ; on évite scrupuleusement la formation de bulles d'air. Alors on obtient l'égalité lumineuse d'abord pour l'éclairement de la fente d'un tube puis pour celui de l'autre ; la sensibilité de l'appareil est telle qu'un déplacement de 0,1 même dans la hauteur de cette fente peut être perçue. Pour écarter la subjectivité de la vision humaine, il est nécessaire de faire plusieurs mesures et d'en prendre la moyenne.

Les mesures effectuées avec cet appareil sur des milieux opaques, tel qu'un précipité de chlorure d'argent ou un sol de glycogène, ont permis de constater qu'une relation existe entre la concentration de la substance et l'intensité de la lumière diffusée ; l'erreur expérimentale est de 0,5 °/° à 1 °/° au maximum. L'appareil appliqué au dosage de P^2O^5 a permis de déterminer 0,0005 mg. dans 25 ccm. du liquide. Tout récemment BECHHOLD vient de l'utiliser et a obtenu de bons résultats.

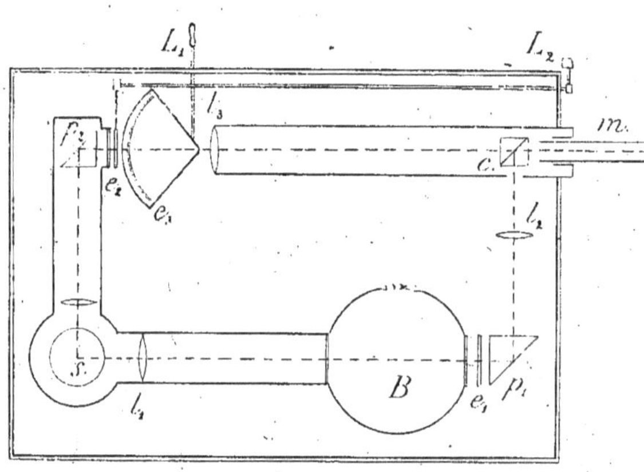

Fig. 87.

Un appareil très maniable, donnant ce même degré d'approximation est celui de VLÈS dit opacimètre (fig. 87).

Une source lumineuse S, constituée par une lampe à azote de 100 bougies envoie des rayons lumineux dans la direction d'un réservoir en cuivre B, contenant de l'eau pour atténuer le phénomène de réfraction sur la surface ; le liquide opaque à examiner est contenu par un récipient spécial ; le rayon traverse un écran dont la couleur correspond à la longueur d'onde $\lambda = 620\ \mu\mu$, un prisme à réflexion totale P, une lentille, et pénètre enfin dans un cube C en verre, formé de deux prismes collés par leurs faces hypoténuses et partiellement argentés, d'où, réfléchi, il arrive à l'œil placé devant le petit microscope M.

D'autre part, les rayons lumineux de la source S vont vers un prisme à réflexion totale P^2, traversent un écran coloré E^2, semblable à E, arrivent à la plaque photographique à noircissement direct C^3, manœuvrée par le levier L^1, et enfin pénètrent par le cube C dans le microscope en formant une image qui se superpose à la précédente. La manette L^2 permet de découvrir une échelle, portant 100 divisions arbitraires. Pour employer l'appareil, il faut tout d'abord l'étalonner, et pour cela, après deux ou trois déterminations avec des liquides opaques de concentration fixées par la méthode chimique, on construit une courbe et on interpole les concentrations cherchées.

Sur un principe tout différent repose l'appareil de MECKLENBURG. Il est construit, en partant d'un principe optique juste : l'intensité de la lumière diffusée par des particules solides éclairées par un faisceau incident est comparée à l'intensité du faisceau incident lui-même. Ce principe a été utilisé en 1908 par H. KAMMERLING NNES et W. H. KEESOM dans la construction de leur Tyndallmètre ; de sorte que l'appareil de MECKLENBURG, n'en est qu'une modification (fig. 88).

Un faisceau lumineux parallèle, venant de S, traverse un écran et une lentille L ; une moitié en est réfléchie sur le miroir M et traverse une série de prismes de NICOL dont la mobilité permet d'obtenir des variations de l'intensité lumineuse du faisceau sortant ; ce faisceau pénètre ensuite dans le prisme à réflexion totale P, puis dans l'œil de l'observateur. L'autre moitié du faisceau incident traverse le liquide trouble et produit l'effet de TYNDALL ; la lumière diffusée par les particules solides, est réfléchie par le miroir M², concentrée par la lentille L², et pénètre enfin après avoir traversé un système de lentilles L³ dans l'œil qui compare la luminosité de deux plages.

FABRY et BUISSON ont décrit également un microphotomètre dont on peut voir un modèle à l'Institut prophylactique de Paris. Cet appareil est également basé sur des principes optiques irréprochables, mais en raison de

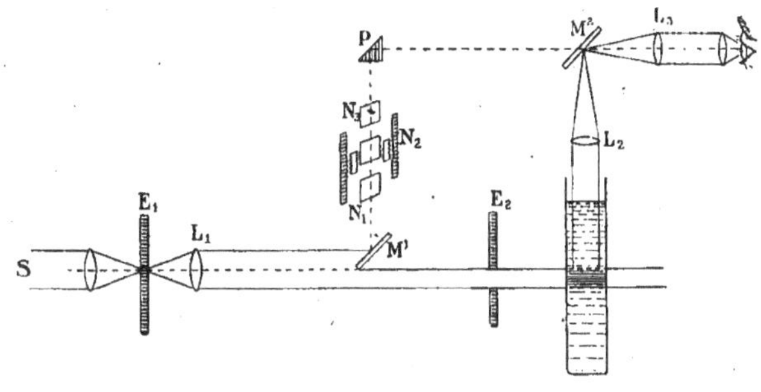

Fig. 88.

la complexité de la technique et la longueur des déterminations ne permettent pas à en faire l'application courante. De plus, l'intensité de la lumière diffusée par les particules solides diminue, lorsque le faisceau pénétrant traverse une grande épaisseur du milieu trouble ; il faut donc déterminer les valeurs correspondant à différentes épaisseurs du liquide, construire une courbe et extrapoller les valeurs pour la surface à la limite du rayonnement de Tyndall.

D'après les résultats de MECKLEMBURG l'indice de transmission $I^1 : I^2$ est proportionnel au nombre des micelles contenues dans l'unité de volume.

Dans certains cas où il s'agit d'une évaluation approximative nous nous servons d'une méthode assez sensible, basée sur la comparaison du trouble examiné à l'œil nu dans le comparateur de WALPOLE avec des liquides troubles-types, tel que le lait ou la suspension de mastic ou de benjoin.

On remplit tout d'abord une série de tubes soit avec du lait en différentes dilutions, soit avec du mastic ou du benjoin. Le lait possède un pouvoir absorbant assez constant pour toutes les longueurs d'onde lumineuse : cette substance a été employée par F. B. YOUNG comme liquide comparatif pour les troubles, produits par l'éther dans la zone critique. Wo. Ostwald se sert avantageusement d'une suspension déjà vieillie de mastic qui est alors devenue assez stable.

Les suspensions laiteuses stérilisées, scellées et conservées en tubes, nous ont donné entière satisfaction pour les dosages du glycogène. Voici comment on prépare ces étalons :

On dilue 1 cm³ de lait dans 40 cm³ d'eau distillée et on répartit la liqueur dans une série de 12 tubes à essai, propres et de diamètres égaux ; on ajoute dans chaque tube, sauf dans le premier, des quantités croissantes d'e suspension laiteuse et on complète ensuite avec de l'eau distillée pour avoir des volumes égaux; on prépare ensuite une série de tubes contenant des doses de lait en proportion arithmétique ou géométrique.

Le second tube, qui présente une dilution au 1/10000 est déjà nettement trouble. Nous avons pu conserver ces liqueurs étalons stérilisés dans des tubes en verre « pyrex », sensiblement intacts pendant quatre mois.

Une fois ces étalons obtenus, on prépare deux solutions diluées de la substance à examiner et on détermine quelles sont les suspensions-types ayant le même degré d'opacité. On construit alors une courbe, qui reste valable pour tous les dosages de la substance et pour l'étalon choisi, à la condition, bien entendu, que ce dernier reste intact.

Pour procéder à la comparaison nous nous servons du comparateur de Walpole et ceci de deux manières.

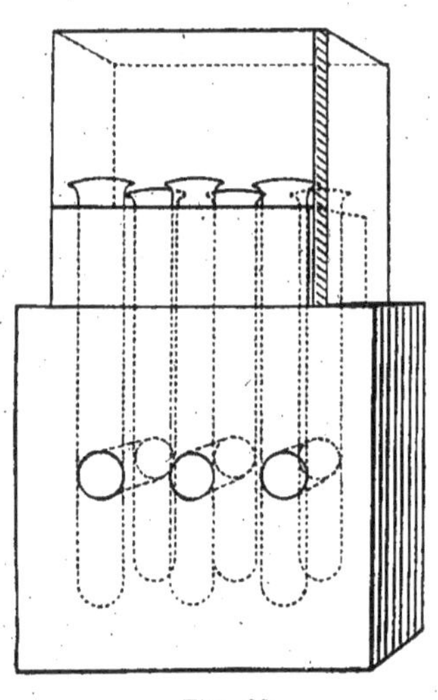

Fig. 89.

Nous éclairons par en haut les tubes placés dans le comparateur en protégeant notre œil des radiations parasites à l'aide d'un écran (fig. 89) ; ou bien nous comparons par transparence les deux tubes placés l'un derrière l'autre, le tube témoin étant placé à côté, tout comme pour les appréciations colorimétriques.

Dans le premier cas, on place les trois tubes contenant le liquide à examiner dans les trois trous du premier rang tandis que dans les deux trous extrêmes du second rang on place les tubes à eau distillée, et dans le trou du milieu, on met successivement les tubes-étalons jusqu'à ce que l'on observe l'identité des troubles. Dans le second mode opératoire on éclaire les tubes latéralemnt par les trous, on examine seulement un tube en comparaison avec les tubes-étalons et on regarde par le haut en s'abritant de la lumière parasite à l'aide d'un écran.

Pour avoir une précision suffisante, + 5 °/°, il faut toujours opérer avec une lumière artificielle ; une lampe électrique de 25 bougies est alors largement suffisante.

3. Applications.

a) *Evaluation du nombre et du volume des micelles.*

Nous avons vu que l'application de la formule de Rayleigh conduit à la détermination du volume et du nombre des micelles d'après le rapport des intensités de la lumière diffusée et de la lumière incidente lorsque leur concentration est connue. En réalité, ces mesures sont difficiles et le seul appareil qui permet de tirer des conclusions théoriques est celui de Fabry et Buisson et Mecklemburg. Dans toutes ces recherches, il ne faut pas oublier que la condition *sine qua non* permettant de tirer des conclusions logiques est l'égalité des dimensions des micelles du milieu trouble examiné ; donc les expériences néphélémétriques ne peuvent pas être utilisées pour l'étude de la floculation, de la sédimentation, de la coagulation, etc..., en un mot pour l'étude de réactions en cours, car, comme nous le savons, les micelles subissent pendant ces réactions des transformations continuelles et d'autre part leur grandeur est influencée par un grand nombre de facteurs tels la rapidité de la réaction, la température, l'agitation, etc... Cela résulte nettement des recherches de Kleiman.

b) *Microanalyse.* — Comme nous l'avons signalé, la néphélémétrie a été tout d'abord appliquée à la chimie analytique et il est certain que cette méthode aura une grande importance dans la technique analytique, quand elle sera bien mise au point. Il suffit de connaître les résultats de Kleinmann sur le dosage des fragments de millimètre de P^2O^5, obtenus par la méthode de Pouget-Kober (précipitation avec le réactif strychno-molybdique) pour être convaincu de la sensibilité de la méthode.

Des tentatives nombreuses ont été faites pour appliquer le principe néphélémétrique au dosage de l'albumine, des sels de calcium et des graisses. Les méthodes de floculation préconisées par Vernès, Guillain et autres tirent un grand avantage de cette application. Dans tous les cas de dosages chimiques, en clinique ou en industrie, la méthode néphélémétrique simple que nous avons préconisée sera suffisante ; dans des cas plus précis le néphélémètre Dubosq-Diéner ou celui beaucoup plus sensible de Cheneveau et Audubert ou de Vlès seront tout indiqués.

Enfin Bloch, Mestrezat et autres, ont proposé un dosage néphélémétrique des albumines dans le liquide céphalo-rachidien ; en ajoutant à ce liquide de l'acide nitrique pur, à raison de 0.20 cm³ pour un centimètre cube de liquide, il se produit un anneau qu'on disperse en agitant ; on obtient ainsi un trouble uniforme qu'on peut évaluer.

CHAPITRE XIV

ULTRAMICROSCOPIE

1. Principes théoriques. — Nous savons que les objets, ayant un diamètre plus petit que la longueur de l'onde lumineuse, c'est-à-dire de moins de 0,2 μ, sont soustraits à l'examen microscopique. En dehors des objets microscopiques, il y en a d'ultramicroscopiques, comme en dehors des objets ultramicroscopiques ou submicroniques il y a des objets

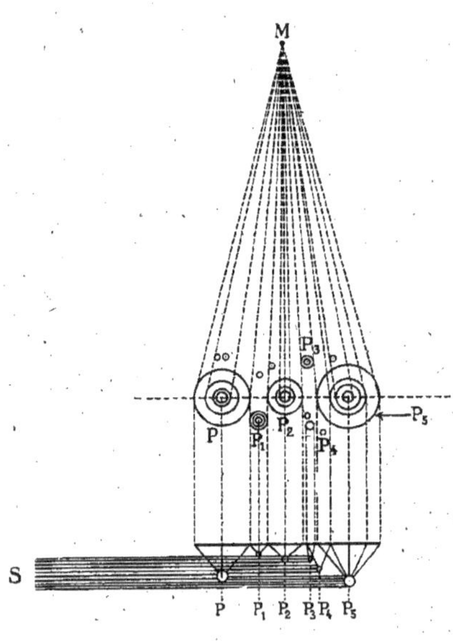

Fig. 90.

amicroniques. Les appareils spéciaux, les ultramicroscopes, ont permis de constater l'existence de ces objets ultramicroscopiques, mais non de reconnaître leur forme. Le principe est ancien et était jadis déjà fort utilisé ; CARPENTIER cite des dispositifs divers, tels que les diaphragmes, les condenseurs en verre taillé en double cône avec une partie centrale dépolie, etc.

En somme c'est le même principe que celui du phénomène de TYNDALL : il consiste à éclairer les particules par un rayon lumineux puissant et à les observer latéralement, d'un milieu obscur ; c'est le cas d'un faisceau lumineux pénétrant dans une chambre noire et illuminant des multitudes de grains de poussière ; c'est le cas des étoiles visibles le jour, du fond d'un puits, etc. Grâce au phénomène de la diffraction qui est d'autant plus intense que l'objet est plus opaque, les particules solides deviennent visibles. Toutefois, étant donnée la faible intensité de cette lumière diffusée, la possibilité de voir les objets submicroniques est à son tour bornée par les limites de la puissance de la lumière artificielle. Actuellement nous avons la possibilité d'apercevoir des points lumineux, images d'objets de dimensions minima 4 $\mu\mu$; pour les dimensions supérieures on aperçoit des anneaux concentriques puis des sphères lumineuses pour des particules de 0, μ 25 à 1 μ qui, elles, sont déjà visibles au microscope (fig. 90). La figure nous montre comment s'obtient la visibilité ultramicroscopique à l'aide d'un champ noir, comment on aperçoit des anneaux lumineux et pourquoi la grandeur observée n'est pas proportionnelle à la grandeur réelle des objets ultra-microscopiques.

Il est compréhensible qu'avec des particules de forme irrégulière, le nombre des anneaux sera plus grand.

En somme deux précautions essentielles sont nécessaires dans l'emploi de l'ultramicroscope : il faut éviter la pénétration de la lumière provenant du faisceau dans l'objectif du microscope, et n'éclairer qu'un nombre limité des particules.

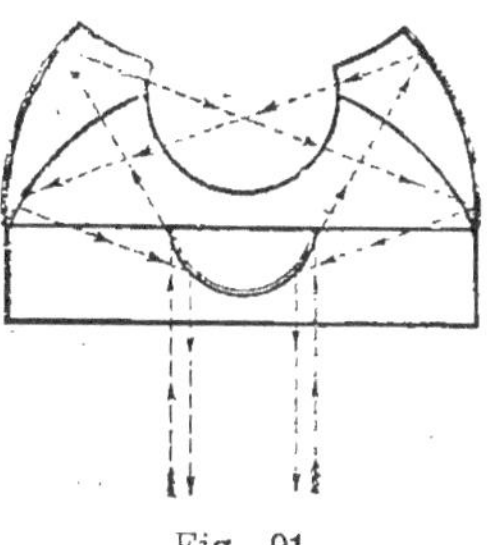

Fig. 91.

2. **Appareils ultramicroscopiques**. — Les premiers appareils qui ont rempli ces conditions sont l'ultramicroscope de SIEDENTOFF et ZISGMONDY, de COTTON et MOUTON, de VIGGEZZI, SCARPA, et autres. Nous mentionnons pour mémoire ces dispositifs, n'ayant aujourd'hui qu'un intérêt théorique.

Seul l'appareil de SIEDENTOPF peut être aujourd'hui encore utilisé pour les observations ultramicroscopiques des colloïdes solides transparents sans entrer dans les détails, disons seulement que les colloïdes doivent avoir deux surfaces perpendiculaires ; en substituant au colloïde solide la cuvette en quartz on peut utiliser ce dispositif pour

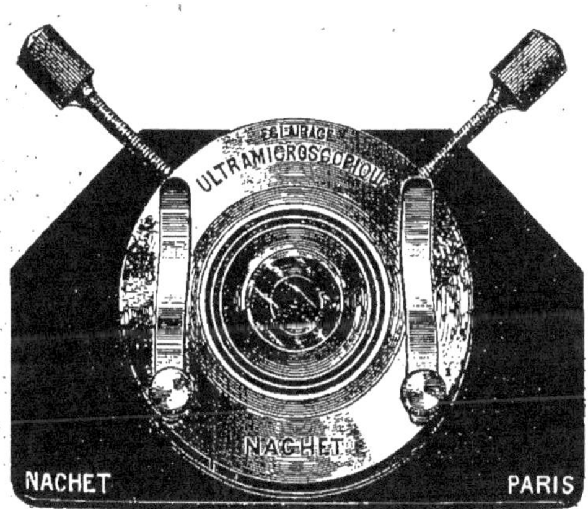

Fig. 92.

un examen sommaire des colloïdes liquides.

Actuellement les dispositifs employés dans la technique ultrami-

croscopique sont : le condensateur parabolique de ZEISS ou le condensateur à miroir de REICHERT destinés surtout à l'étude des microbes vivants et des colloïdes à grosses micelles ; d'autre part les condensateurs
cardioïde de NACHET, concentrique de LEITZ sont capables de produire
un fond bien noir et par conséquent permettent l'observation et la photographie des colloïdes à micelles fines.

De plus, un certain nombre d'appareils rend possible le passage immé-
diat de l'observation ultramicroscopique à l'observation microscopique ;
citons parmi eux le récent condensateur alternatif de LEITZ et le condensateur universel de REICHERT. L'ultracondensateur de LEITZ permet
l'examen des colloïdes dans les gaz et dans

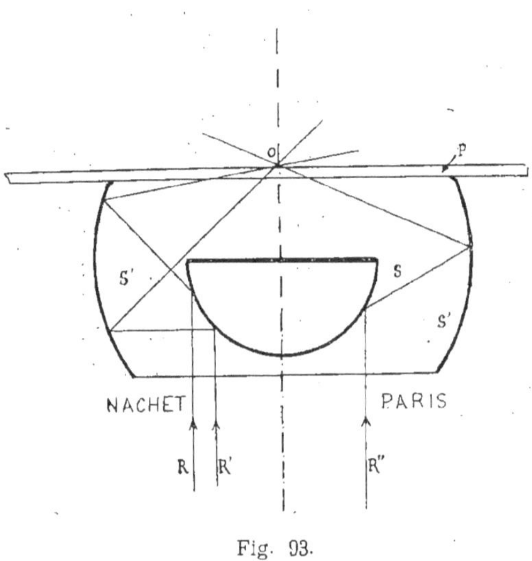

Fig. 93.

les liquides à une température donnée, et aussi du transport électrique
des micelles (fig. 91).

Tout récemment ZSIGMONDY a réalisé un appareil ultramicroscopique à immersion.

Ces différents dispositifs doivent nous intéresser tout particulièrement. Commen-
çons par le plus sim-
ple et le plus com-
mode, le dispositif
condensateur car-
dioïde de NACHET,
se plaçant sur la
platine mobile du
microscope ordi-
naire (fig. 92).
La marche des

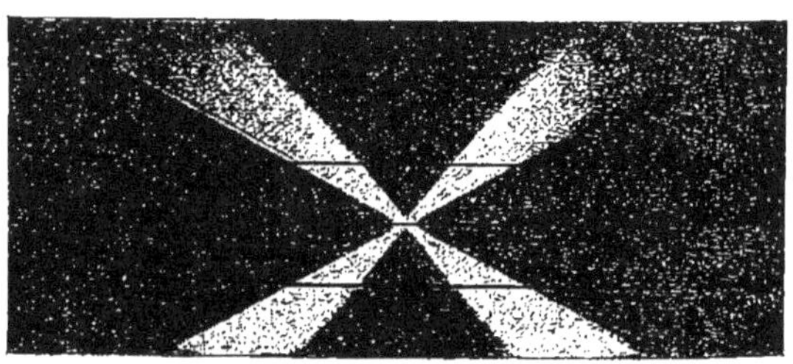

Fig. 94.

rayons est compréhensible d'après la figure ci-dessous (fig. 93).

La concentration des rayons se faisant à un point bien déterminé,
il s'ensuivait que l'éclairage des corps qui se trouvaient en ce point
était très violent ; il fallait donc pouvoir faire disparaître facilement

les parties brillantes inutiles du champ, de façon à laisser à l'œil toute
sa sensibilité. Dans l'appareil de NACHET ce résultat est facilement obtenu. En effet, au moyen de deux vis latérales, le support de la préparation peut être déplacé comme le serait la platine mobile d'un micros-

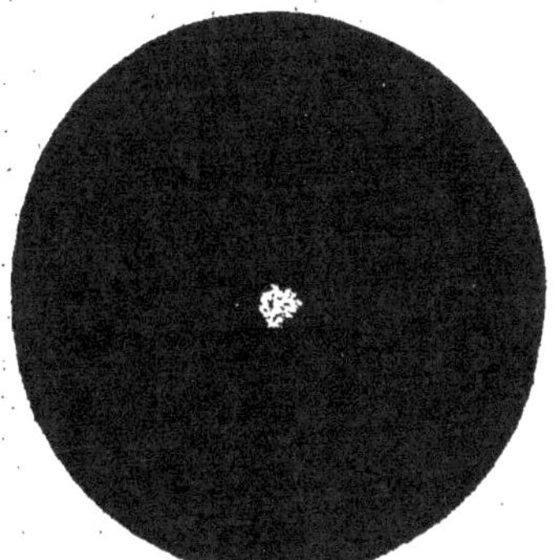

Fig. 95.

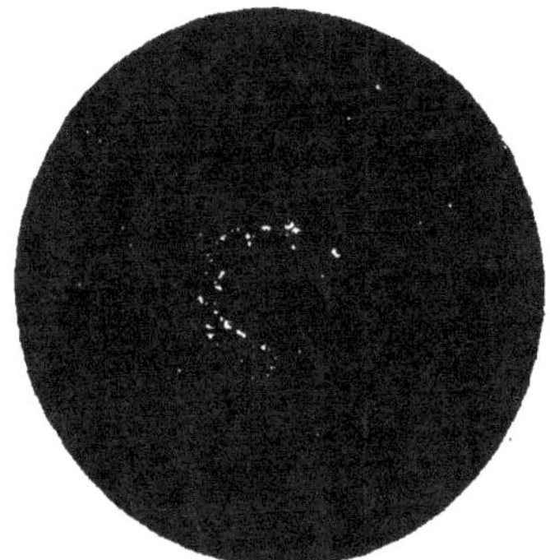

Fig. 96.

cope, de telle sorte que l'on choisit aisément le point à examiner dans la
préparation qu'il n'est pas nécessaire de toucher.

Il est compréhensible que le déplacement de la préparation à la main, outre
qu'il est trop rapide ou trop irrégulier
présente surtout l'inconvénient grave de
faire disparaître l'objet aux yeux de l'observateur et celui, plus grave encore, d'a-
mener des bulles d'air ou des vides dans
la couche d'huile qui réunit la partie inférieure de la préparation à la surface de
l'éclairage. L'appareil de NACHET possède dans ce but un dispositif pour déplacement du champ observé.

Voici comment on fait la préparation
ultramicroscopique :

On relie la face supérieure du porte-objet au
condensateur par de l'eau ou de l'huile, en
évitant rigoureusement la formation de bulles
d'air.

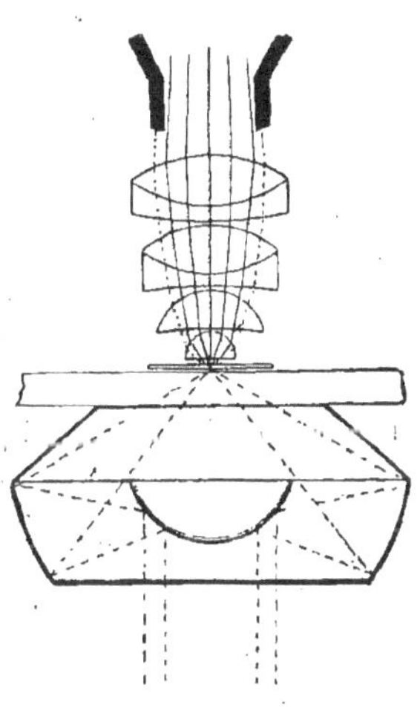

Fig. 97.

Si l'on oublie d'introduire un de ces liquides
entre la lame porte-objet et le condensateur,
l'éclairage n'a pas lieu.

Toute bulle d'air enfermée dans le liquide d'immersion, quelque petite
qu'elle soit, peut donner lieu à un voile notable.

Pour obtenir le maximum de clarté, il faut employer des lames porte-objet ayant l'épaisseur correspondant à chaque appareil. Cette épaisseur se rapporte à des sources lumineuses très éloignées et de dimensions apparentes réduites par exemple le soleil. La figure représentant la marche des rayons explique la nécessité de cette mise au point rigoureuse correspondant à la ligne médiane (fig. 94).

On peut éviter l'emploi de lamelles d'épaisseur prescrite en se servant d'objectifs munis d'une monture à corrections, permettant d'employer l'objectif avec diverses épaisseurs de lamelles.

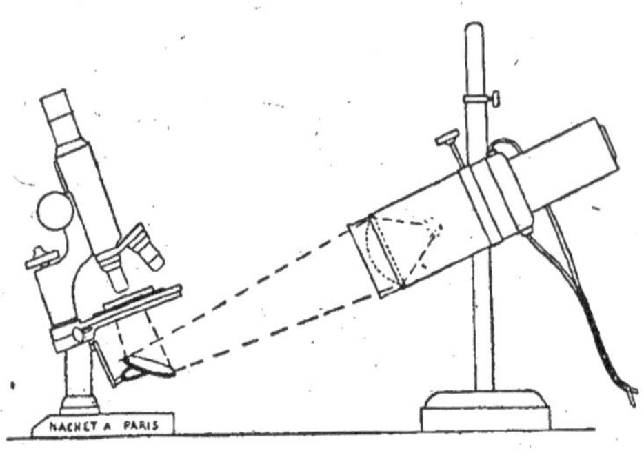

Fig. 98.

La préparation du colloïde doit être montée dans l'eau ou dans un autre liquide transparent, et non dans l'air ou dans un milieu très trouble au point de vue optique. La distance entre la lame et la lamelle doit être aussi petite que possible.

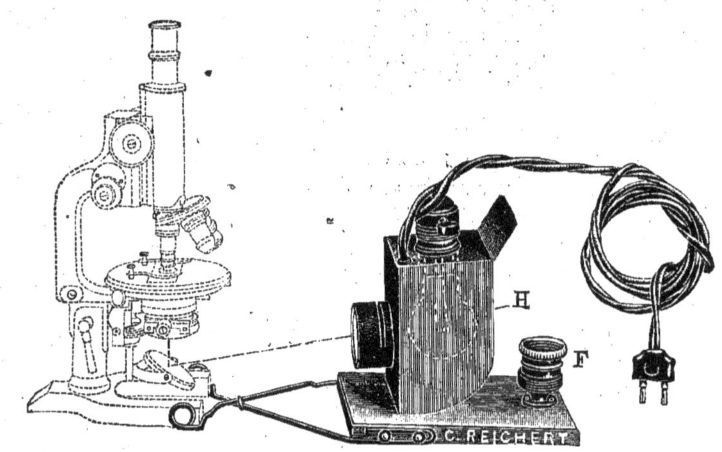

Fig. 99.

Les moindres traces de malpropreté sur les lames et les lamelles étant beaucoup plus visibles dans ce genre d'observation que lorsque l'on emploie l'éclairage ordinaire, il faut soigneusement nettoyer et épousseter ces verres avant de faire la préparation. La poussière légère qui se dépose peu à peu sur la lamelle pendant les observations porte préjudice à l'éclairage sur fond noir. Si les observations se prolongent, il faut de temps en temps débarrasser la lamelle de cette poussière en l'époussetant à l'aide d'un blaireau ou en la nettoyant avec précaution.

Les deux figures donnent l'exemple d'une bonne (fig. 95) et d'une mauvaise (fig. 96) préparation ultramicroscopique signifiant une position défectueuse de la préparation et du condensateur ; elles répondent à une de celles représentées par les lignes extérieures de la figure précédente (fig. 94).

Pour l'observation, on emploie les systèmes à sec moyens ou forts (plancton, diatomées, microbes, etc.) mais pour les études morphologiques, il faut recourir aux objectifs apochromatiques. Il faut suspendre dans leurs montures un diaphragme approprié, réduisant l'ouverture numérique de l'objectif.

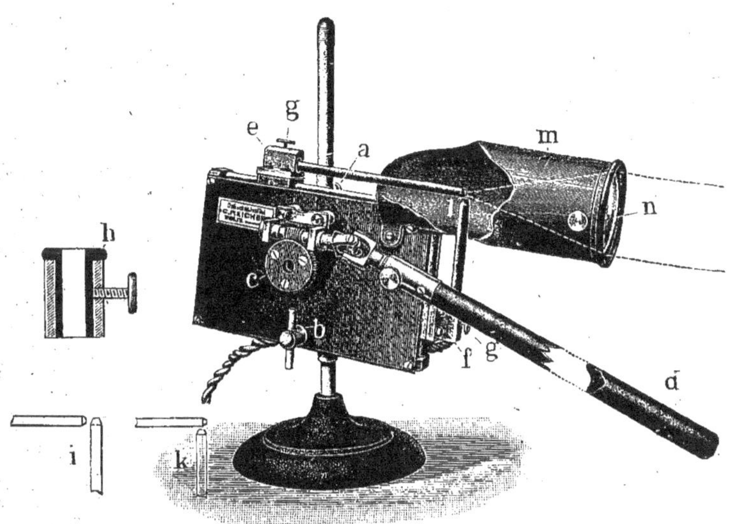

Fig. 100.

Dans certains cas, on peut faire ces observations avec des objectifs à immersion, ce qui rend possible l'examen sans lamelle, tout en obtenant des grossissements forts ; dans ces cas il faut suspendre également un diaphragme dans la monture de ces objectifs pour diminuer leur pouvoir résolvant. Mais lorsqu'il s'agit d'obtenir un fond bien noir, seuls les objectifs apochromatiques sont utilisables.

Un appareil donnant également un bon fond noir est le condensateur de Leitz ; il est basé sur le même principe que celui de Nachet, mais on le met à la place du condensateur ordinaire et non sur la platine ; la figure (fig. 97) donne l'idée sur l'obtention de l'image sur un fond noir de ce dispositif.

Le montage complet de tous ces dispositifs pour l'éclairage et l'obtention du fond noir est représenté par les figures (fig. 98 et 99).

Quant à l'éclairage, il faut réaliser son maximum en employant par exemple, la lumière de l'arc électrique ou une lampe à vapeur de mercure, en quartz ou en verre.

Bien entendu, on est assez libre dans le choix de la source lumineuse ; car cette source doit réaliser seulement deux conditions — être puissante et être maniable afin de ne pas obliger le chercheur à la surveiller. Lorsqu'on emploie la lumière électrique, surtout celle de l'arc, il faut intercepter les rayons caloriques et autant que possible les rayons ultra-violets pour éviter qu'elles n'aient sur les préparations examinées une action néfaste, signalée par les recherches de STINTZING. Le montage préconisé par NACHET pour des examens courants en clinique et ceux de LEITZ et REICHERT pour l'observation des colloïdes fortement dispersés, sont fort commodes et donnent entière satisfaction, surtout le montage autoréglable de LEITZ (fig. 100 et 101).

Nous décrirons à présent les dispositifs permettant le passage de l'examen sur fond clair à l'examen sur fond noir.

En général, ils ne remplacent pas complètement les condensateurs à fond clair usuels, parce que l'ouverture numérique de leur éclairage n'atteint

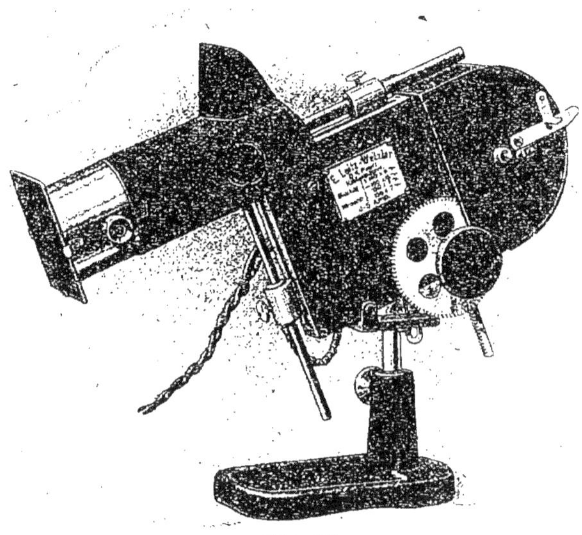

Fig. 101.

que 0,8 env., tandis que les condensateurs à fond clair usuels ont une ouverture numérique de 1,0 lorsqu'ils sont, comme d'habitude, employés sans liquide d'immersion entre le condensateur et la préparation. Néanmoins, dans certains cas cet examen alternatif peut présenter un intérêt considérable, par exemple pour comparer les images microscopiques et ultramicroscopiques. Parmi ces dispositifs ultramicroscopiques alternatifs le plus simple est celui de REICHERT (fig. 102).

Il se place au-dessus de la platine et peut, au moyen de deux bras mobiles, dont une extrémité entre dans les trous des valets, être parfaitement centré.

Dans la plaque de verre supérieure est collée une lentille plan convexe, dont une partie de la courbure a été rendue plane et la courbure restante argentée ; au-dessous de cette plaque tourne un disque dans lequel sont appliqués : 4 diaphragmes de 8, 9, 10, 11 mm. de diamètre, pour le réglage le plus avantageux du cône lumineux, un verre dépoli pour l'examen à lumière directe et une lentille plan convexe qui sert de condensateur à la lumière directe.

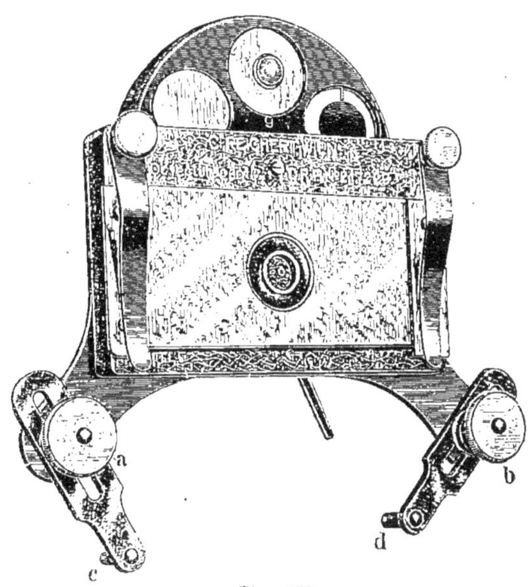

Fig. 102.

L'avantage de ce condensateur qui remplace un condensateur paraboloïde dans les examens rapides, outre la facilité d'adaptation à n'importe quelle monture, est celle de permettre le passage très rapide de l'examen à fond noir à l'examen à lumière directe, avec une suffisante condensation. Les diaphragmes-iris au-dessous de la platine servent très bien à régler le cône lumineux.

Tout récemment Leitz a introduit dans le commerce un dispositif très ingénieux et pratique pour faciliter le passage de l'examen à fond noir à l'examen à fond clair (fig. 103). La figure rend compte du mécanisme de cet appareil.

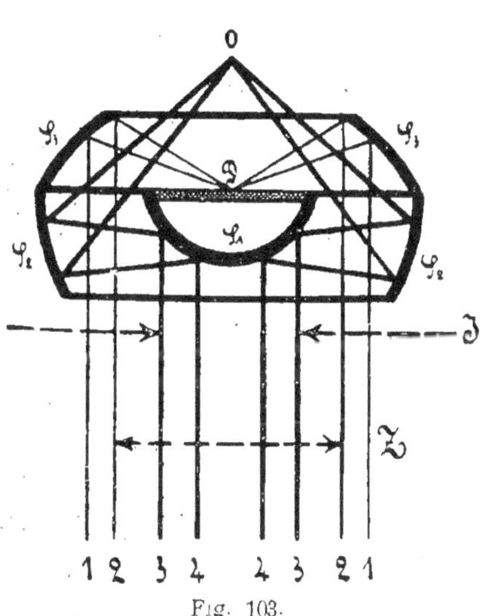

Fig. 103.

Lorsque le diaphragme I est ouvert, tous les rayons de 1 à 4 pénètrent dans le condensateur ; mais les rayons de 1 à 2 n'arrivent qu'après réflexion en S^3 sur la surface D, tandis que les rayons 3-4 n'arrivent dans l'objectif qu'après réflexion en S^1 et S^2. Les premiers rayons donnent une ouverture numérique de 0 à 0,80, les seconds, de 0,95 à 1,40 ; en choisissant des objectifs d'ouverture numérique appropriée, nous pouvons sans aucune manipulation observer soit sur fond clair ou sur fond obscur. Lorsqu'on ouvre complètement les diaphragme Y et Z, on réalise l'éclairage sur fond clair, et lorsqu'on les ferme, l'éclairage sur fond noir.

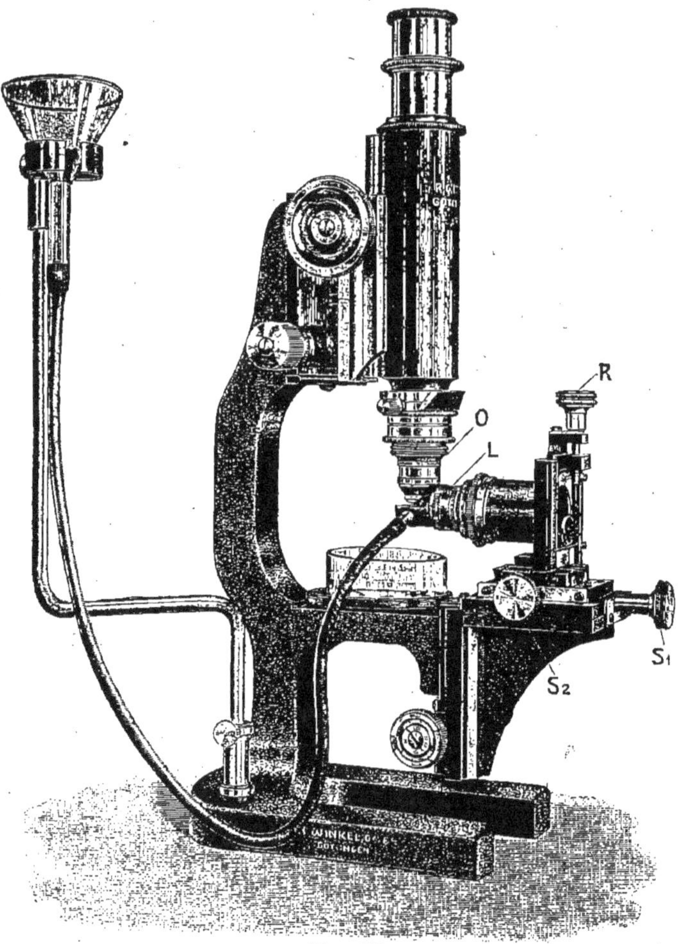

Fig. 104.

Un appareil tout récent vient d'être réalisé par ZSIGMONDY, en Allemagne, permettant l'emploi dans l'ultramicroscopie de puissants objectifs à immersion. Nous avons eu l'occasion de faire quelques observations avec cet appareil dit ultramicroscope à immersion et il nous a semblé qu'il était utilisable surtout pour l'étude du mouvement brownien comme donnant un champ sombre et bien limité (fig. 104).

Parmi les accessoires ultramicroscopiques, signalons le dispositif de SPENCER dans lequel la lampe éclairante est placée dans le condensateur lui-même, permettant ainsi une utilisation par-

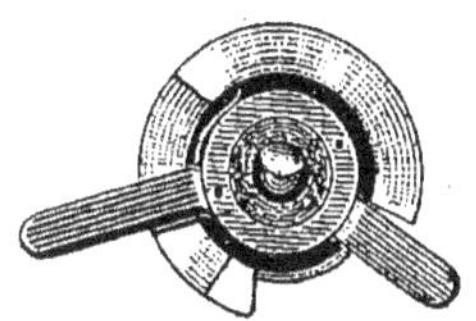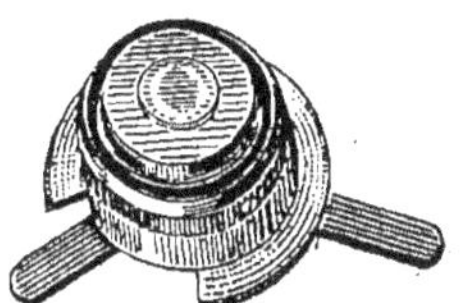

Fig. 105.

faite de la source (fig. 105). La microlampe électrique de COGIT est également une invention très intéressante, simplifiant la technique de l'éclairage ultramicroscopique (fig. 106 et 107).

3. Technique expérimentale. — Ayant achevé la description des appareils et des accessoires ultramicroscopiques nous devons dire un mot de la technique de l'ultramicroscopie. Deux points d'une difficulté considérable doivent être signalées avant tout — l'importance capitale de la pureté optique de l'eau employée et de la propreté absolue des lames et lamelles.

Le premier point a été traité avec des détails dans le premier chapitre ; le second trouve sa place ici. Il y a deux moyens d'avoir

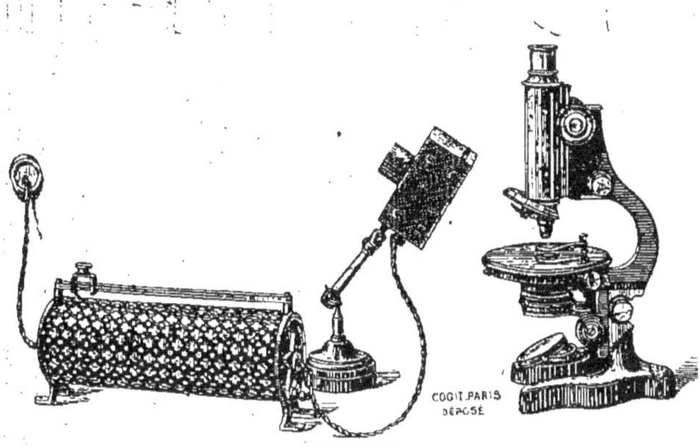

Fig. 106.

des lames et des lamelles propres, par le nettoyage à voie humide ou par celui à voie sèche.

Le nettoyage avec des tampons de coton ou de chiffon est imparfait ; il aboutit à un alignement des particules adhérentes qui, si elles sont dures, rayent les lames et les lamelles. Il faut d'abord très légèrement frotter les objets avec du papier de riz japonais, puis les épousseter avec un blaireau propre ; ensuite on les plonge pour quelques minutes dans un mélange bouillant d'acide chromique et d'acide sulfurique, ou bien, alternativement, dans du permanganate de potasse et de l'acide sulfurique, ou bien dans de l'eau régale et la potasse caustique ; finalement, après les avoir rincés dans de grandes quantités d'eau et d'eau distillée, on les lave à l'alcool à 95° et on les sèche dans l'étuve ou au-dessous d'un bec de gaz. Bien entendu, toutes ces opérations doivent être effectuées sans toucher les objets avec les doigts.

Le second mode de nettoyage est employé surtout pour des lames ou des lamelles neuves en verre blanc ; il suffit de verser sur les surfaces de ces objets peu de temps avant l'emploi, quelques gouttes de collodion qui fixe les poussières et dissout les matières grasses ; avant que cette couche soit complètement desséchée, on l'enlève brusquement et on obtient généralement une surface bien propre.

Il nous reste maintenant à décrire la technique de la photographie ultramicroscopique.

Pour photographier ou cinématographier les images ultramicroscopiques des colloïdes, animés du mouvement brownien, il faut employer des objectifs apochromatiques.

Ces objectifs se distinguent, au point de vue optique, de tous les systèmes de lentilles employés auparavant pour le microscope, par la réalisation simultanée de deux conditions relatives à la réunion des rayons lumineux en un même foyer, conditions qui n'avaient encore jamais été atteintes par aucun système optique. La première consiste dans la convergence, en un même point de l'axe, de trois rayons de couleur différente, c'est-à-dire dans la suppression du spectre secondaire existant dans les anciens systèmes achromatiques. La seconde condition consiste dans la correction de l'aberration de sphéricité pour deux rayons de couleur différente ; tandis qu'auparavant cette correction n'était atteinte que pour un seul rayon.

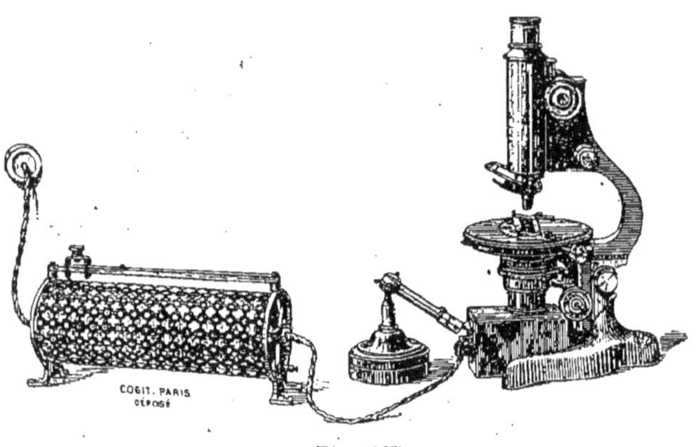

Fig. 107.

Les avantages pratiques de ces modifications sont évidents. Les images présentées à l'œil ou projetées sur un écran ou dans une chambre noire, sont beaucoup plus parfaites, quel que soit l'éclairage employé éclairage oblique ou central, à la lumière blanche ou monochromatique). Aussi est-il généralement reconnu aujourd'hui que ces systèmes surpassent tous leurs prédécesseurs par leur dessin vigoureux et par l'universalité de leur emploi.

Les couleurs naturelles des objets sont rendues jusque dans leurs plus faibles nuances et l'image est presque aussi nette sur les bords qu'au milieu du champ.

Grâce à la perfection des images qu'ils fournissent, ces objectifs permettent l'emploi d'oculaires très puissants, sans que la netteté et la clarté deviennent insuffisantes. On obtient, par conséquent, de forts grossissements avec un objectif de foyer relativement long. En outre, chaque objectif donne, à lui seul, toute une série de grossissements très différents les uns des autres.

Les images de différentes couleurs qui forment, en se superposant, l'image complète d'un objet, ont des dimensions différentes quand on se sert des objectifs apochromatiques et l'image bleue est plus grande que l'image rouge. Afin de pouvoir supprimer complètement ce défaut, les oculaires compensateurs sont calculés de manière à présenter au même degré le défaut contraire : ils donnent pour les rayons rouges une image plus grande que pour les rayons bleus.

On peut compenser le défaut de l'objectif et obtenir par conséquent un image pure de la préparation jusqu'au bord du champ (exempte de contours colorés) par l'emploi d'oculaires compensateurs, lorsqu'il s'agit d'observations directes. Pour la photographie il faut employer un oculaire de projection.

Voici la technique que nous avons suivie dans nos recherches sur la structure ultramicroscopique des sérums (fig. 108).

Comme source lumineuse, nous avons employé la lampe à arc de Rei-

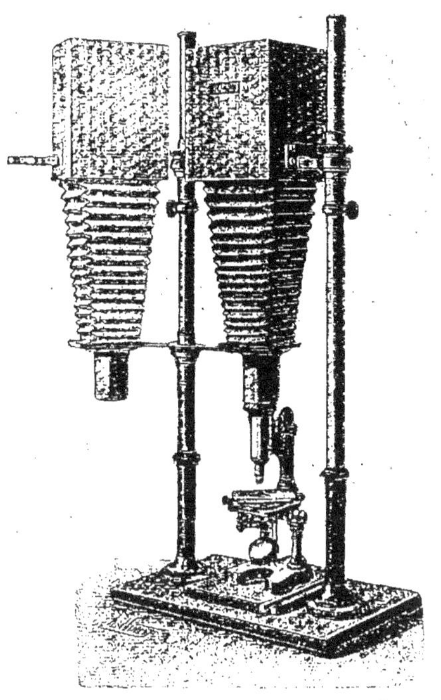

Fig. 108.

chert ; les rayons refroidis ont été condensés par deux lentilles. L'appareillage ultramicroscopique était le condensateur cardioïde de Nachet ; la chambre était en position verticale et le tout était bien calibré sur un blanc optique. Comme objectif nous avons employé l'apochromate n° 3 de Zeiss, excessivement lumineux, dont le grossissement propre est de 83 diamètres. N'ayant pas à notre disposition d'oculaire de projection, nous l'avons remplacé par l'oculaire compensateur n° 2 ; il est beaucoup plus avantageux de se servir des oculaires de projection n° 2 et 4 qui permettent d'éviter la formation des images des objectifs sur la plaque photographique. Le système a été employé à sec ; le grossissement final était de 167 diamètres. Nous avons pu ainsi réaliser une grande intensité lumineuse et faire des poses d'une demi seconde avec des plaques « Lumière » (rapidité extrême, étiquette violette). Pour les observations directes nous avons employé des grossissements allant jusqu'à 2.500 diamètres. Les liquides examinés ont été soigneusement filtrés et gardés à l'abri de la poussière. Les préparations doivent être faites suivant toutes les précautions d'usage décrites ci-dessus.

4. Applications.

1. *L'ultramicroscopie en chimie colloïdale.* — Elle permet tout d'abord de reculer les limites de la visibilité, ensuite d'étudier la vitesse du mouvement brownien, finalement d'établir la grandeur des micelles d'après les différentes méthodes décrites par V. Henri.

Une application très importante de l'ultramicroscopie est l'étude des changements d'états des corps colloïdes ; tels que le passage du sol au gel ou vice-versa.

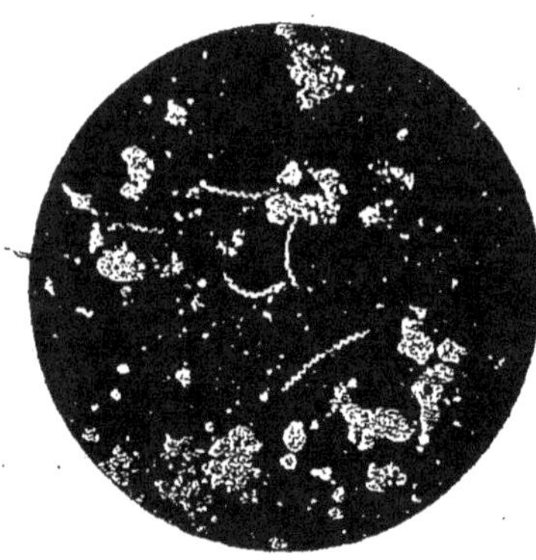

Fig. 109.

2. *L'ultramicroscopie en biologie.* — Elle permet de voir des microorganismes de dimensions telles qu'avec eux les objectifs à immersion les plus puissants ne suffisent pas ; elle a ranimé la question des dimensions limites des êtres vivants, posée tout récemment par H. Molisch. La bactériologie a bien appliqué l'ultramicroscopie à l'étude des virus filtrants, du mouvement bactérien des trypanosomes, etc... La médecine a étudié la spirochète de la syphilis, qui est visible directement sans coloration à l'ultramicroscopie (fig 109). Peyre, en se basant sur nos recherches, a pu récemment différencier le sérum d'un sujet syphilitique du sérum normal rien que par la structure ultramicroscopique. La physiologie, en appliquant l'ultramicroscopie, s'est rendu compte que la structure du protoplasme vivant est colloïdale.

CHAPITRE XV

PHOTOMÉTRIE

1. Principes théoriques. — L'influence des radiations lumineuses sur les réactions chimiques est fort bien connue. La photographie n'est-elle pas la photochimie ? Il était donc à prévoir, que sous l'influence de ces radiations les réactions vitales seraient également modifiées.

Quel rôle peut être attribué aux radiations lumineuses dans les réactions chimiques et physiques ? Sans pouvoir nous étendre trop à ce sujet, pour lequel plusieurs chapitres seraient nécessaires, nous tacherons de résumer en quelques lignes l'état actuel de nos connaissances.

Tout d'abord pour bien fixer les idées, déterminons la parenté étroite qui existe entre toutes les radiations, dont les différences ne sont que d'ordre quantitatif. Voici un tableau d'après PLOTNIKOFF, EDER, EULER, etc., contenant les différentes longueurs d'onde des radiations.

RADIATIONS	VIBRATION PAR SECONDE	LONGUEUR D'ONDE	REMARQUES
De 0.01 μμ à 0.1 μμ		Rayons X.	$1\,\mu\mu = 10^{-6}$
0.1 » » 1.0 »			
1 o » 1.0 »		Non étudiées.	
10.0 » » 100.0 »			
100 μμ	3.000 }	Les plus courts des rayons ultra-violets, ou rayons de Schumann.	
200 »	2.000		
200. μμ à 400. μμ	750.1000	Les rayons ultra-violets.	
400.0 » à 760.	400 à 750	Spectre visible.	
760. » à 1μ	350 » 400	Les rayons infra-rouges.	
1μ » à 100 μ	100 » 350	Les rayons caloriques.	$1\,\mu\mu = 10^{-3}$
24 μ	12,5	» » de Rubens.	
100 » à 1mm.		Non-étudiés.	
1mm. 1000 m		Ondes électriques.	1 mm - 1 milli.
1m. — 1om.		Ondes Hertriennes.	1 Km.-1 Kilom
1o Km. — 1oo Km.		» de Tesla.	1 Angstrom=
1oo Km. — 1000 Km.		» de Lodge.	o.1 μμ = 1o-

Il y a plus de 50 ans, Draper a émis l'hypothèse que dans l'absorption de la lumière il n'y avait pas de réactions chimiques, mais que la réciproque n'était pas vraie. Plus tard, Quinke considérait que, pour produire une réaction chimique accompagnée d'une absorption de lumière, il fallait que cette dernière soit synchrone de la substance ; il faut donc supposer une relation étroite entre cette absorption et la constitution chimique ; aussi l'action de la lumière apparaît comme un phénomène de résonance.

Roloff a démontré à l'aide de nombreuses réactions photochimiques qu'un métalloïde (O, Cl, Br, I), peut être transformé de l'état moléculaire (électroneutre) à l'état électrolytique (ionique) ; il peut alors rester libre ou bien se réunir à un ion positif, et former de nouveau une molécule neutre. Effectivement, avec plusieurs substances organiques non dissociées, on peut constater une tendance à se transformer en ions par oxydation ; ainsi, les aldehydes passent à l'état des acides correspondants.

Les travaux de Lenard font époque dans la photométrie ; cet auteur a constaté que les rayons ultra-violets sont capables de libérer l'électricité négative de différents corps ; une action analogue s'observe avec les rayons cathodiques.

L'ionisation par les rayons ultra-violets dépend de l'absorption de la lumière. Le mécanisme de cette action est, d'après Lenard, le suivant. : si un électron négatif possède le même nombre de vibrations que le rayon incident, il se met à vibrer plus énergiquement ; par cette résonnance il absorbe la lumière et condense l'énergie d'une série d'ondes ; de ce fait il s'éloigne de plus en plus de sa position initiale et finalement se sépare de son ion positif, d'autant plus facilement que les ions négatifs se transportent plus rapidement que les ions positifs. Ainsi, en plus de la résonnance de Quinke nous trouvons dans cette théorie l'absorption pour ainsi dire sélective des radiations lumineuses.

L'influence de la lumière sur les processus d'hydrolyse semble assez grande, mais elle a été peu étudiée ; les oxydations de As en As^2O^3 de Pb et Pb O, des matières colorantes, etc., sont rapidement accélérées.

Sous l'action de la lumière, l'état moléculaire des substances subit des modifications profondes : on observe soit des transformations allotropiques (P, S, A, O^2, O^3, etc.), soit des modifications de la conductivité électrique (Se). Les métaux, comme l'argent, soumis à l'action de la lumière, se modifient ; par le développement physique ($FeSO^4$ Ag NO^3 ou vapeur de Hg.) on peut rendre ces modifications visibles ; le verre incolore devient à la longue vert, bleu et finalement violet.

La cristallisation des corps chimiques est accélérée par les radiations lumineuses ; ainsi avec le camphre dans des flacons bouchés, on observe la cristallisation du côté éclairé ; les prismes rhombiques du sulfate de nickel deviennent des octaedres, après l'irradiation ; les pierres précieuses telles que le hyacynthe perdent à la lumière leur éclat et leur couleur, les rubis de Birma deviennent fluorescents ; Bandrowski a observé une luminescence pendant les cristallisations. Avec les substances organiques, des effets analogues peuvent avoir lieu ; ainsi la stéréoisomérisation s'observe avec l'acide maléïque qui se transforme en acide fumarique avec libération de 70 calories environ ; le chloral se polymérise, l'anthracène devient diantracène ; certains corps non-saturés passent à l'état polymérisés. Des cas de phototropie ont été constatés, par exemple avec le β — tetrachlore — x — cetophtaléïne : les cristaux incolores deviennent violets au bout d'une minute sous l'influence des rayons ultra violets. Rappelons l'action de la lumière sur le papier, sur les matières colorantes, sur la gomme-gutte qui devient plus foncée. Des décompositions peuvent même avoir lieu : l'alcool amylique se décompose en acide valérianique et eau, l'amidon se transforme en substance inuliforme, peu étudiée.

L'action remarquable de la lumière sur l'énergie électrique est connue de tout physicien : les courants photoélectriques de Becquerel dépendent de la longueur d'onde et de la charge du métal ; l'effet de Hertz permet sous l'influence de la lumière de produire des étincelles, qui sans elle n'auraient pas lieu ; l'effet de Hallwachs, mentionné plus haut consiste dans la suppression sous l'influence des radiations lumineuses de la charge électrique de métaux tels que le zinc, l'aluminium et le magnésium ; tous ces phénomènes démontrent d'une façon suffisante l'action de la lumière sur l'électricité.

Les réactions produites par la lumière peuvent être accélérées par des substances agissant à la manière des catalyseurs ; ces substances, appelées sensibilisatrices, semblent faciliter l'absorption des radiations.

Parmi elles mentionnons le sulfate de quinine, l'acridine pour les solutions aqueuses de HI ; la glycérine, d'après Benett, fonctionne également comme sensibilisatrice pour la décoloration du bleu de méthylène, du rouge écarlate et pour d'autres couleurs ; il semble que la glycérine est transformée en aldéhyde glycérique, qui agit alors sur les matières colorantes.

Parmi les corps anorganiques qui sont capables de provoquer des réactions photochimiques, on connait depuis fort longtemps les sels d'urane. Roscoe et Bunzen attribuent les mêmes propriétés aux sels de fer. Neuberg a bien étudié cette question.

2. Action des radiations sur les réactions vitales. — L'action de la lumière sur les réactions vitales a été abordée, pour la première fois si nos connaissances sont exactes, par Roux en 1888 à propos de l'étude de la réaction de la lumière solaire sur la toxine diphtérique ; l'année suivante Férnbach recherchait cette action sur la sucrase. Dans les deux cas la lumière provoquait la destruction des propriétés actives de ces liquides. Green en 1897, en se servant de la lumière de l'arc électrique s'est rendu compte de l'action destructive des rayons ultra-violets ; en 1904 Hertel a obtenu l'affaiblissement de la toxine diphtérique et des ferments par des rayons ultra-violets d'une longueur d'onde de 280 μ μ. En 1908 Bergonié n'a observé aucune action des rayons X sur les globules rouges. Ces études ont été poursuivies ensuite par V. Henri avec les microbes et ont abouti à la réalisation pratique de la stérilisation par les rayons ultra-violets courts ; par Baroni et Michaesti avec les toxines et les sérums ; par Agulhon avec différents ferments ; par nous-mêmes avec des sérums de poissons ; par Bovié, Brooks avec des sérums d'animaux d'expériences. Dans tous les cas une action destructive a été constatée, action d'autant plus forte que les rayons avaient une longueur d'onde plus courte. Les recherches sur l'action des radiations sur les sérums ont pour nous une importance toute spéciale. Baroni et Michaesti ont constaté que sous l'influence de l'ultra-violet court le sérum de cobaye perd ses propriétés dites « sensibilisatrices » et « précipitantes » ; la destruction de ces propriétés sensibilisatrices a été confirmée tout récemment par Brooks. Nous avons rendu complètement inactifs les sérums de la murène, de l'anguille et du congre, en les irradiant avec la lumière solaire du Midi ou avec les rayons ultra-violets de 20 à 400 μ μ (Lampe U-viol. de Zeiss) tandis que les rayons X ne produisaient aucune action. Pourtant ces sérums étaient d'abord capables de produire le choc, instantanément mortel pour les cobayes, par injection de 0.01 ccm. à 0.02 ccm. Corrélativement nous avons observé à l'ultra-microscope les modifications de la structure micellaire de ces sérums, notamment l'apparition de l'agglomération, le premier stade de la floculation. Nous avons alors émis l'opinion que la faculté de produire le choc était due à l'état micellaire *sui generis* de ces sérums. Aussi, en les injectant aux animaux d'expériences on produit une floculation micellaire *in vivo* qui détermine l'obstruction des capillaires et la mort par asphyxie foudroyante. Il semble donc que les radiations lumineuses étudiées provoquent de telles modifications dans la structure micellaire du sérum des poissons, qu'elles rendent inaptes à floculer les sérums des animaux d'expériences. Evidemment il est plausible d'admettre d'après les faits cités, que cette destruction est de l'ordre des modifications électriques, mais il ne faut pas pousser trop loin les hypothèses. Actuellement les recherches de Brooks l'amènent à faire une supposition analogue à la nôtre :

l'action de l'ultra violet sur les propriétés sensibilisatrices du sérum de cobaye se traduirait, en l'absence des modifications de la concentration en ions $H+$, par une diminution de la tension superficielle, et par des modifications de l'état micellaire du sérum ; cela correspond bien à notre constatation d'un commencement de floculation au moment du mélange des deux sérums.

En récapitulant les faits, on se rend bien compte que les rayons exercent une action puissante sur tous les processus vitaux ; il est infiniment probable que les synthèses ayant lieu dans les organismes vivants et qui se produisent, sous l'influence de sources d'énerbies faibles en apparence, ne sont possibles que grâce à l'action de radiations bien filtrées et d'une longueur d'onde déterminée. Sinon, pourquoi la synthèse de l'aldehyde formique ou de l'amidon, ne réussit au laboratoire que quand on emploie des énergies énormes.

PERRIN veut voir avec raison « dans l'action de la lumière sur les atomes le mécanisme essentiel de toute réaction chimique. »

3. **Technique expérimentale**. — Avant d'aborder la technique photométrique disons que pour apporter la précision nécessaire à ce genre d'étude, il faut se servir toujours de radiations dont la longueur d'onde et le nombre de vibrations soient très bien déterminés.

Cela est possible grâce aux filtres lumineux. En effet, différentes substances chimiques sont capables d'arrêter certaines radiations. Un tableau, tiré des travaux de nombreux auteurs : RANC, HENRI, PLOTNIKOFF et autres, va nous renseigner à ce sujet.

ÉCRANS	ÉPAISSEUR	LONGUEUR D'ONDE
1. Quartz	1 cm.	laisse passer les rayons d'une longueur d'onde allant jusqu'à 180 $\mu\mu$
2. Acetone à 5 %.	0,5 cm.	» 210 »
3. Argent colloïdal.	20 m/m.	» ?
4. Viscose.	0,06 m/m	» 240 »
5. Verre U-Viol.	3, m/m.	» 250 »
6. Verre.	0,14 m/m	» 260 »
7. Acetate de cellulose	0,5 m/m.	» 270 »
8. Ecran de Wood (solution de	1 cm.	» 280 »
nitro sodiméthylaniline à 1 %.		» 280 »
9. Verre ou mica.	0,7 m/m 0,2 m/m	
10. Trace de bouillon dans une solution physiologique		» 290 »
11. Sérum, albumine .		» 300 »
12. Verre.	0,9 m/m.	» 310 »
13. Verre euphos	0,75 m/m.	» 330 »

Pour contrôler la pureté des rayons ultra violets, on se sert de plaques de porcelaine, de verre d'Iéna, de didyme ou d'urane.

Mais pour cela il faut préalablement libérer l'ultra violet des parties visibles du spectre : on fait passer les radiations à travers un écran de sulfate de cuivre en solution à 20 °/° qui absorbe toute cette partie visible. Ou bien on leur fait traverser des solutions de dérivés curcumiques telles que l'umbelliferone ou l'aesculatines d'après KOPP et JOSEPH. Pour libérer les radiations des rayons thermiques, on emploie comme écran une solution de sulfate ferro-ammoniacal qu'on clarifie avec une goutte d'acide sulfurique.

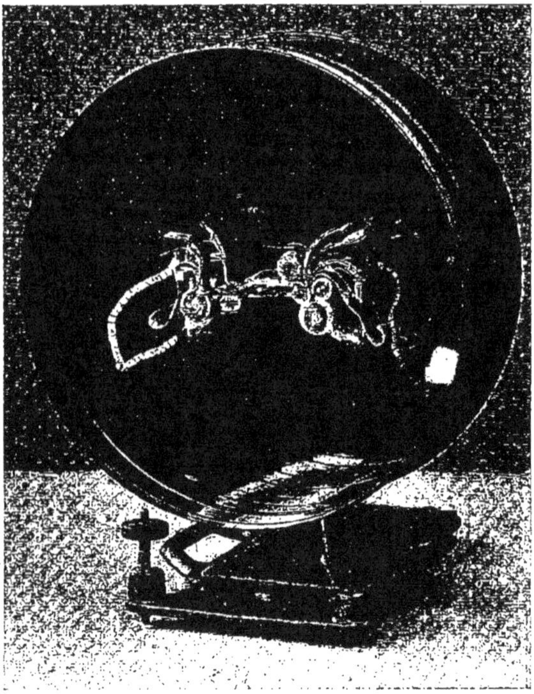

Les rayons ultra-violets sont caractérisés par le trait suivant : une plaque de porcelaine doit apparaître noire si on l'éclaire avec l'ultra-violet, car elle ne donne pas de fluorescence ; un verre d'urane donne une luminescence jaune-verte très intensive ; le verre de didyme apparaît rouge-pâle.

Etudions maintenant les sources des différentes radiations.

Fig. 110.

Les radiations solaires, surtout en été et dans le Midi, sont très riches en rayons ultra-violets, de même que l'arc voltaïque. On peut utiliser ces deux sources lorsqu'on veut avoir des rayons ayant une longueur d'onde inférieure à 300 $\mu\mu$. En faisant passer les rayons solaires à travers une série d'écrans appropriés et en les condensant à l'aide d'une lentille de quartz on peut très bien préciser les conditions expérimentales. Les lampes à arc dont les charbons possèdent un fil de fer à l'intérieur donnent des radiations ultra-violettes plus courtes. Il en est de même pour la lumière de nickel.

Mais pour obtenir des rayons ultra-violets courts, il faut utiliser la lampe de mercure en quartz.

La lampe en quartz à vapeur de mercure peut avoir des formes et des intensités différentes. Des lampes fonctionnant sous 220 volts avec une intensité de 3 ampères et ayant une intensité lumineuse de 3.000 bougies environ, permettent d'expérimenter les rayons ultra-violets d'une longueur d'onde allant jusqu'à 200 μ μ. On construit actuellement des lampes en quartz allant sur le courant alternatif (fig. 112) ou continu ; sans recours à des redresseurs du courant, coûteux, encombrant et délicat. Nous avons fait construire un modèle de ces lampes, d'une puissance de 1200 bougies, ayant tous les dispositifs pour expérimenter l'influence des

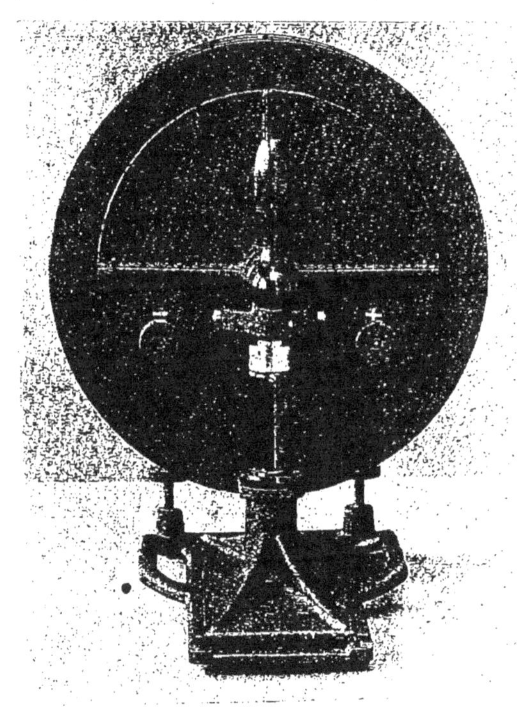

Fig. 111.

rayons ultra-violets d'une longueur bien déterminée sur des quantités faibles des liquides biologiques (3-4 ccm³), en écartant en même temps l'action des rayons visibles ou caloriques (1).

4. Résultats acquis. — Nous avons déjà mentionné sommairement les résultats enregistrés avec les rayons ultra-violets.

En comparant l'influence de différentes radiations sur les pro-

---

(1) Gallois et Cⁱᵉ, Constructeurs. Lyon.

cessus vitaux on peut voir que, de toutes les radiations, les ultra-violettes semblent avoir l'action la plus intense. Ainsi nous avons constaté qu'une exposition de quelques minutes suffit pour modifier profondément les sérums de la murène et du congre, tandis qu'une irradiation de plusieurs heures par les rayons X n'avait aucune action sur ces sérums. Un fait semblable a été observé par BERGONIÉ avec les globules rouges, par BROOKS au sujet de la propriété sensibilisatrice du sérum de cobaye et par V. HENRI pour l'action combinée des rayons ultra-violets et des rayons X dans l'intérieur d'un tube de CROOKES et des rayons X seuls à l'extérieur de ce tube, sur les hydrates de carbone ;

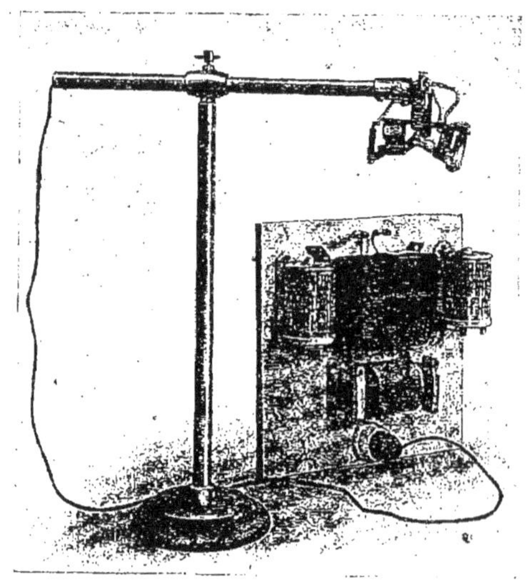

Fig. 112.

pourtant nous connaissons bien les actions néfastes produites à la longue par les rayons X et dont plusieurs médecins ont été victimes. S'agit-il là d'une différence d'ordre quantitatif ou bien d'une action sélective ? Aucune recherche expérimentale à ce sujet n'a été entreprise.

Il n'y a pas d'expériences systématiques à propos de l'action des rayons ultra-violets sur les phénomènes de stabilité colloïdale. Pourtant si ces rayons, ainsi que cela résulte des travaux de LIÉNARD, déchargent l'électricité négative, leur action floculante sur les colloïdes négatifs devrait être constatée.

V. HENRI et A. MEYER ont du reste observé une floculation des colloïdes positifs par les radiations β et des colloïdes négatifs par les radiations α.

La possibilité de séparer à l'aide d'écrans appropriés les rayons du radium en électro-positifs α, électro négatifs β et rayons γ doivent inciter les expérimentateurs à étudier de plus près cette action.

Il est vrai que l'étude de ces radiations n'est pas toujours accessible ; mais les recherches sur le rôle de ces radiations dans les phénomènes vitaux nous permettront sans aucun doute d'éclaircir beaucoup de problèmes mystérieux. Ainsi, en dehors des actions énergiques des rayons ultra-violets pour toutes les réactions vitales, les effets des autres radiations n'ont pas été étudiées et leur action est pour ainsi dire inconnue.

5. Applications des rayons ultra-violets.

a) *Spectres d'absorption dans l'ultra violet.*

L'étude systématique des spectres d'absorption des différentes substances, tentée récemment par V. HENRI et BIELECKI permettra peut-être un jour de reconnaître sinon les substances, tout au moins les principaux groupes chimiques. Mais c'est le domaine de la chimie pure.

b) *Stérilisation.*

C'est l'application la plus importante des propriétés destructives des rayons ultra-violets. V. HENRI avec ses collaborateurs ont constaté qu'une irradiation de 5 à 60 secondes suffit, dans des conditions déterminées, pour tuer tous les microbes exposés. En faisant couler de l'eau préalablement filtrée dans un conduit éclairé par de nombreuses lampes en quartz à vapeur de mercure, on peut très bien stériliser cette eau. Nous avons vu plusieurs installations de ce genre, notamment celles de la principauté de Monaco, et effectivement la stérilisation est parfaite.

c) *Atténuation des propriétés nocives des sérums, des vaccins, etc.*

Depuis les recherches de ROUX, de FERNBACH, de BARONI, les nôtres, de BROOKS et autres, on sait que sous l'influence des radiations ultra-violettes les propriétés toxiques, fermentatives, sensibilisatrices sont détruites ou plus ou moins fortement atténuées. La chaleur produit la même atténuation. Ne serait-il pas possible d'affaiblir la nocivité des sérums curatifs et de préparer les vaccins dits atténués à l'aide des radiations ? L'expérience n'a pas été tentée.

d) *Thérapeutique.*

Les applications de la lumière en thérapeutique sont fort nombreuses. En dehors des effets du radium et des rayons X, fort connus, les rayons ultra-violets et les rayons infra-rouges sont couramment employés. Les travaux de CLEAVES, WINTERNITZ, GEBHARDT et surtout de FINSEN ont fixé certains détails de cette thérapeutique, dite photothérapie. Toutefois l'action de ces agents n'est pas suffisamment étudiée, en dehors des rayons ultra-violets qui sont les plus connus ; étant les moins pénétrants, ils trouvent leur application surtout en dermatologie.

e) *Ultraviolet dans la microscopie.*

Une tentative de plus haut intérêt a été faite par A. KOHLER, en 1904.

La théorie nous enseigne que les microscopes construits actuellement utilisent dans les limites théoriques la lumière blanche ; mais il y aura avantage à diminuer la longueur d'onde employée pour reculer les limites de la visibilité. Castracane en 1871 avait déjà observé que dans certains cas les rayons bleus ou violets permettent d'étudier plus en détail la structure des diatomées. Il était donc naturel de chercher à utiliser les rayons plus courts encore, et notamment les rayons ultra-violets. De nombreuses difficultés arrêtèrent les savants : il fallait tout d'abord éliminer du microscope toutes les substances qui absorbent ces radiations et les remplacer par d'autres ; l'observation subjective devrait être remplacée par la photographie, etc. Ces difficultés ont été vaincues par A. Kohler qui a construit le premier microscope pour les rayons ultra-violets. Le degré de visibilité s'est trouvé augmenté dans la proportion du simple au double. Le champ d'application de cette idée peut se trouver un jour beaucoup plus élargi, si on songe à la possibilité d'utiliser des rayons encore plus courts, tels que les rayons de Schumann et même les rayons X ; mais il faudrait alors créer de toutes pièces un appareillage permettant leur captation, sans qu'ils soient absorbés par l'air.

Un seul obstacle qui paraît être pour le moment insurmontable est l'action néfaste exercée sur les tissus vivants par les radiations ultra-violettes courtes, que Hertel a étudié en détails.

TROISIÈME PARTIE

DYNAMIQUE COLLOIDALE

CHAPITRE PREMIER

PRÉPARATIONS COLLOIDALES

Ce chapitre sera consacré exclusivement à la préparation des colloïdes. Nous y avons choisi ceux des représentants typiques de cet état de la matière qui se prêtent particulièrement bien à des expériences sur les réactions colloïdales.

1°. Suspensions.

On prépare de la façon suivante une suspension de *mastic* : 5 cm³ d'une solution alcoolique à 10 °/° de mastic est diluée d'un seul coup et le plus rapidement possible avec 95 cm³ d'eau distillée ; on filtre et on dilue 5 fois avec de l'eau distillée. La suspension de mastic ainsi obtenue est transparente et montre une fort jolie opalescence.

On peut préparer de la même façon les suspensions de copal, de colophane, ou de paraffine. Dans ce dernier cas, la solution alcoolique doit tirer au maximum 0, 1 °/°, la dilution doit être effectuée très rapidement dans 10 volumes d'eau distillée et après la filtration de nouveau dans 10 volumes d'eau.

On peut obtenir une très belle suspension en se servant d'encre de Chine qu'on dilue tout simplement dans 100 volumes d'eau distillée et on filtre ; la suspension obtenue est violette par transparence avec un dichroïsme noirâtre.

2°. Emulsions. — On prépare les émulsions par des procédés analogues, ou bien par une agitation vigoureuse dans l'eau ; dans le second cas les émulsions obtenues ne sont guère stables et pour les stabiliser il faut ajouter, soit de la glycérine, soit de la gomme arabique à 10 °/°. En utilisant le fait découvert par John GAD, concernant le passage spontané des huiles à l'état d'émulsions en présence de la soude caustique, sans agitation ni brassage, on peut obtenir des émulsions très homogènes de toutes les huiles ; une fois obtenues on peut les neutraliser avec précaution ; la solution de soude caustique doit être d'environ 0,2 °/°.

3. Sols anorganiques. — Les méthodes indiquées pour préparer les sols suspensoïdes sont fort nombreuses et il ne s'agit nullement de les donner ici ; nous nous contenterons d'indiquer les groupes principaux et de donner pour chaque groupe une seule description complète. Pour les détails supplémentaires nous renvoyons à des ouvrages spéciaux, notamment celui de The SVEDBERG et de BARY.

Les méthodes de préparation des sols colloïdaux sont de deux sortes : méthodes de condensation des molécules et méthodes de dispersion des particules solides.

Méthodes de condensations. Elles se divisent en méthodes par réduction, par oxydation et par hydrolyse.

Les méthodes de réduction occupent pour le moment la place prépondérante ; elles nous permettent d'étudier la préparation des sols d'or, d'argent, de cuivre, etc...

Or colloïdal d'après ZSIGMONDY.

On dilue 25 cm. d'une solution à 0,6 gr. 0/00 de chlorure d'or hydraté (obtenu par l'évaporation d'une solution d'or dans l'eau régale) dans 100 à 150 cm³ d'eau fraîchement redistillée et on ajoute 2 à 4 cm³ d'une solution 0,2 normale de carbonate ou de bicarbonate de potassium ; on porte à l'ébullition, on enlève la flamme et on ajoute tout de suite rapidement et en agitant le flacon, 4 cmc. d'aldélyde formique à 1 °/° fraîchement redistillé entre 17 et 100° C) ; au bout d'un certain temps on obtient une belle coloration rouge pourpre. Si l'eau n'était pas pure, si la verrerie employée n'était pas propre et en verre très peu soluble, si la solution d'or a été bouillie trop longtemps, la coloration sera d'une teinte allant du bleu au violet, manifestant ainsi la condensation poussée trop loin.

Il est beaucoup plus facile d'obtenir l'or colloïdal rouge par la méthode de réduction par le tannin de Wo. OSTWALD.

On dilue 10 cm³ d'une solution aqueuse de chlorure d'or à 0,01 °/° dans 100 cm. d'eau distillée et on porte à l'ébullition ; tout en maintenant cette ébullition, on ajoute goutte à goutte, toutes les demi-minutes, une solution aqueuse fraîchement préparée de tannin à 1 °/° jusqu'à l'apparition de la coloration rouge. Cette préparation réussit toujours et elle est par conséquent bien indiquée pour une expérience de cours.

Nous avons vu que dans certaines conditions la méthode de ZSIGMONDY aboutit à la préparation d'or bleu ; la méthode de GUTBIER pour obtenir le sol bleu d'or réussit bien :

On ajoute à froid à une solution de chlorure d'or à 0,01 °/°° quelques gouttes d'une solution diluée d'hydrazine à 1 °/°° (1 ccm. d'hydrate d'hydrazine de commerce à 50 °/°) pour un litre d'eau ou bien de chlorhydrate de phénylhydrazine.

Un sol d'or vert peut être obtenu par la même solution de chlorure d'or avec de l'alcool, ajouté à raison de 5 à 10 pour 100 ccm. de la solution ; mais ce sol est peu stable.

Par la méthode de Wo. OSTWALD on peut obtenir un sol suspensoïde d'argent :

A une solution $\frac{0,001}{N}$ de nitrate d'argent on ajoute quelques gouttes d'une solution aqueuse fraîchement préparée de tannin à 1 °/° et une goutte de carbonate de potassium à 1 °/° ; on obtient par l'ébullition, un sol rouge brun très stable ; dans les mêmes conditions l'hydrazine donne un sol jaune avec un dichroïsme vert ; la réduction avec l'hydroquinone donne toute une gamme de couleurs allant du jaune clair au vert par le rouge, le violet et le bleu, (P. WOLSKI).

Pour préparer un sol très stable de cuivre, on peut se servir de notre méthode, donnée en 1911.

Mélangeons 20 grammes d'ovalbumine du commerce et 20 ccm. d'une solution de soude caustique à 15 °/° ; ajoutons une quantité d'eau suffisante pour obtenir 1.000 ccm. de solution, faisons bouillir, filtrons pour nous débarrasser de l'albumine coagulée ; chauffons le filtratum jusqu'à l'ébullition et laissons tomber goutte à goutte une solution de sulfate de cuivre à 1 °/°°. Pendant l'ébullition la liqueur prend une coloration rouge qui passe au violet et enfin au vert-olive ; dès que l'on voit apparaître un précipité dans la liqueur, il faut arrêter l'opération.

La liqueur vert-olive est placée dans un sac de collodion ; on renouvelle l'eau dans laquelle plonge le sac de collodion toutes les deux heures environ et la dialyse est terminée quand cette eau ne contient plus de sulfates ; nous filtrons alors la liqueur contenue dans le sac de collodion et nous constatons que cette liqueur n'a point changé de couleur, c'est-à-dire qu'elle est restée vert-olive ; cette liqueur est amphotère au papier de Tournesol, renferme un complexe d'albumine et de cuivre colloïdal et rien de plus, car on ne rencontre point du tout de cuivre dans l'eau qui entourait le sac de collodion ; cette eau additionnée d'acide azotique et d'ammoniaque ne se colore pas en bleu même quand elle reste exposée à l'air pendant plusieurs heures ; par contre, traitée par l'acide azotique puis par l'ammoniaque, la liqueur extraite du sac de collodion donne, par la destruction du complexe d'albumine et de cuivre, une belle coloration bleue produite par la formation d'un azotate cupro-ammoniacal.

Une goutte de la liqueur vert-olive extraite du sac de collodion et portée sur le champ de l'ultra-microscope, montre de nombreuses et fines micelles, agitées du mouvement brownien.

On peut dessécher la liqueur vert-olive à un feu doux ; le résidu amorphe conserve la couleur de la liqueur, reste vert-olive, mais devient insoluble dans l'eau.

Parmi les *méthodes d'oxydation* dont les premières indications se trouvent déjà dans les travaux de LE VIEILLARD et BERTHOLLET (1789) et d'autre part de BERZELIUS, et dont la description détaillée a été donnée par SOBRERO et SELMI (1850), il faut mentionner surtout la préparation du soufre colloïdal.

Le travail de SELMI à ce sujet est en même temps le premier travail sur les colloïdes.

Voici comment les auteurs italiens, précurseurs de la chimie des colloïdes décrivent cet état particulier du soufre obtenu par l'action d'hydrogène sulfuré et de bioxyde de soufre, traversant simultanément un ballon d'eau distillée :

« Si l'on ajoute de l'eau, il s'y divise, en formant une émulsion dont il ne se sépare plus, même par un repos très prolongé (plusieurs mois). Si on le délaye dans beaucoup d'eau, il donne un liquide presque transparent. Si à l'émulsion de ce soufre on ajoute un peu de solution aqueuse d'un sol neutre de potasse ou de soude, on obtient immédiatement un précipité de soufre, mais (chose singulière) si l'on a employé un sel de soude pour la précipitation, le soufre n'a pas perdu la propriété de se diviser dans l'eau...

Ce soufre retient avec opiniâtreté une certaine quantité des acides au milieu desquels il s'est précipité ; il perd immédiatement son élasticité par l'action des carbonates alcalins ou des alcalis caustiques... Nous nous sommes assurés en outre, que, malgré les lavages répétés, il retient toujours un peu de sulfate de potasse employé pour sa précipitation... Il résulte, en outre, que le soufre émulsionnable présente des phénomènes analogues à ceux qui s'observent dans beaucoup d'autres corps qui jouissent de la propriété de se disperser et se diviser dans un liquide, sans toutefois s'y dissoudre absolument, tels que les savons, l'amidon et le bleu de Prusse, sur lesquels un de nous, M. SELMI, a déjà fait des observations analogues à celles que nous venons d'exposer. Ces faits se rattachent à un ordre de phénomènes que M. Selmi a bien caractérisés, et qu'il a réunis sous le nom de pseudo-solutions. Il paraît que le nombre de corps pseudo-solubles est assez grand ».

RAFFO a donné une méthode très intéressante de la préparation du soufre par l'oxydation :

On prépare une solution aqueuse de 50 grammes d'hyposulfite de soude pur dans 30 grammes d'eau distillée ; on pèse 70 grammes d'acide sulfurique (D = 1,84) dans un verre cylindrique d'une capacité d'environ 300 ccm. On plonge le cylindre dans l'eau froide et, tout en agitant, on verse goutte à goutte de l'hyposulfite ; après l'addition de la totalité de l'hyposulfite on ajoute 300 ccm. d'eau distillée et on chauffe le mélange pendant 10 minutes au bain-marie à 80° C ; il se développe du bioxyde de soufre et peu à peu la masse opaque se clarifie et devient finalement jaune-clair. On filtre à travers le coton de verre, à chaud ; après le refroidissement et au bout d'un repos de 12 heures dans un endroit frais, on chauffe de nouveau pour solubiliser le soufre précipité et on filtre.

Cette opération est répétée jusqu'à ce qu'il ne se dépose plus de soufre insoluble par le chauffage du dépôt formé après le refroidissement et le repos. Alors on sépare le liquide du soufre déposé au fond des tubes, on lave le dépôt avec un peu d'eau distillée froide ; on solubilise le soufre dans une petite quantité d'eau distillée, on neutralise avec du carbonate de soude ; on centrifuge et on obtient ainsi un soufre insoluble dans l'eau à raison de 3 à 4,5 °/°, mélangé toutefois à environ 2 °/° de sulfate de soude. On ne peut pas purifier la solution par une dialyse de courte durée, car avec la disparition complète du sulfate de soude, le soufre colloïdal se flocule.

Le sol du soufre ainsi obtenu est parfaitement transparent, mais d'autant plus stable que la concentration en soufre est moindre.

Les méthodes d'hydrolyse trouvent leur origine dans les recherches de GAY-LUSSAC, en 1810, sur l'hydrolyse des acétates d'aluminium. CRUM a préparé le sol d'hydroxyde d'aluminium par le chauffage durant dix jours d'une solution d'acétate ; PEAN DE St-GILLES a fait de même pour l'acétate de fer et DEBRAY pour le chlorure de fer.

La saponification de certaines substances organiques pour obtenir des sols colloïdaux a été mise en pratique par GRIMAUX, pour préparer le fer et la silice ; par LEY, pour le cuivre.

Toutes ces méthodes sont aujourd'hui trop longues et ne présentent qu'un intérêt théorique ; seule la méhode de GRIMAUX, pour la préparation de la silice et du fer, doit être retenue. La voici :

a. *Fer colloïdal.*

On dissout 2 gr. 2 (1 mol.) de $Fe^2 Cl^3$ dans 25 ccm. d'alcool absolu et 5 gr. (6mol) d'éthylate de sodium dans 50 cc. d'alcool absolu. On bouche et on agite ; après la solubilisation de l'éthylate on mélange les deux solutions ; il se forme un précipité qu'on peut filtrer aussitôt, en couvrant l'entonnoir : il résulte un liquide brun-rouge foncé qu'on purifie par une dialyse de 2 à 3 heures dans l'eau courante.

b. *Silice colloïdale.*

On dissout 8 grammes d'éther méthylique de la silice dans 200 cm³ d'eau distillée ; on chauffe avec un réfrigérant ascendant pendant trois heures, puis dans un ballon ; quand on a obtenu une concentration à 150 cm³ environ, on interrompt et on obtient un liquide à peine opalescent qu'on peut dialyser 2 à 3 heures sans le coaguler.

Les méthodes de dispersion sont, aujourd'hui de beaucoup les plus employées, parmi elles nous allons examiner les méthodes de *dispersion mécanique, optique, électrique* et *chimique.*

La dispersion mécanique préconisée par WEGELIN, en 1914, consiste dans la pulvérisation dans des mortiers d'agate de certaines substances, tels les acides vanadique, tungstique, titanique et de certains éléments tels que l'or, l'argent, etc... Toutefois les sols ainsi obtenus sont plutôt des suspensions fines, c'est-à-dire des intermédiaires entre les colloïdes et les corps non-colloïdes. C'est pourquoi leur stabilité est fort réduite et déjà au bout de quelques heures elles sédimentent. Dans le commerce elles sont livrées en présence de colloïdes stabilisants.

La dispersion optique introduite par The SVEDBERG est peu connue et peu appliquée : elle emploie les radiations ultra-violettes ou les rayons X pour disperser certaines substances. Ainsi l'action pendant 10 à 15 minutes des rayons ultra-violets courts sur une plaque d'argent, de plomb, d'étain ou de cuivre, laisse obtenir des sols de ces éléments ; plus difficiles à effectuer est le passage à l'état colloïdal de l'or, de l'argent et de l'aluminium.

La dispersion électrique est une méthode de choix pour la préparation des colloïdes, elle est pour ainsi dire générale pour tous les éléments solides. Nous la devons à BREDIG et à SVEDBERG. La méthode de SVEDBERG tire partie du courant à oscillation, tandis que celle de BREDIG, plus simple dans son appareillage, emploie le courant continu. Voici comment on prépare l'argent colloïdal par la dispersion électrique :

Deux fils d'argent de 0,5 à 1,0 m/m de diamètre, isolés sur presque toute leur longueur par des tubes de verre ou de caoutchouc, sont réunis à un courant continu de 110 volts dont l'intensité est réduite à 4-10 ampères par une résistance à curseur. Dans un récipient en verre vert, placé dans un mélangé réfrigérant, on introduit de l'eau redistillée et on y plonge des électrodes en argent, de façon que la distance entre elles ne dépasse pas 2 à 3 m/m.

Lorsque le courant traverse cet arc il se forme des nuages brun-rouges ou vert-olives des sols argentiques. Le courant s'interrompt à chaque instant et il faut souvent rapprocher les électrodes ; pour obvier à cet inconvénient, il est commode de les fixer chacune à un statif, permettant au moyen d'une vis de régler la distance qui les sépare.

Par cette méthode on peut préparer facilement les sols d'argent, de platine, de cuivre ; plus difficilement celui de l'or.

Il nous reste à examiner un peu plus en détails les *méthodes de dispersion chimique*, permettant très facilement et très rapidement d'obtenir des sols de différentes substances. Parmi ces méthodes, signalons-en deux : la méthode de lavage et la méthode de peptonisation.

Les méthodes de dispersion par le lavage des précipités ont leur point de départ dans les observations de DAVY et de BERZELIUS. Ces savants ont obtenu des sols de sous-borate de potasse par le lavage à l'eau tiède.

On peut préparer par cette méthode les sols d'hydroxyde d'aluminium :

On dilue à moitié une solution à 10 °/° d'acétate d'aluminium avec de l'acide acétique pur et on chauffe au bain-marie ; il se forme, peu de temps après, un précipité qu'on lave à plusieurs reprises avec de l'eau par la centrifugation ; après quelques lavages ce précipité commence à se dissoudre et on achève le chauffage au bain-marie : il en résulte un sol transparent.

La méthode de peptonisation consiste à redissoudre un précipité formé.

Déjà BERZELIUS avait fait des observations à ce sujet, en préparant la silice colloïdale par la peptonisation de SiO^2 avec des alcalis, mais ce sont les travaux de GRAHAM qui y ont apporté toute la précision voulue.

Préparation du sol d'hydroxyde d'aluminium ou de fer. — Elle consiste dans la formation d'hydroxyde à partir d'une solution à 2 °/° du chlorure correspondant (Fe^2Clc ou $AlCl^3$) au moyen d'un lavage répété à l'eau distillée du précipité obtenu, de la suspension de ce précipité dans l'eau distillée et de sa redissolution avec quelques gouttes d'acide chlorhydrique M/10.

Les sols ainsi obtenus se laissent purifier par la dialyse, mais l'opalescence qu'ils témoignent (surtout le sol d'aluminium) démontre que le degré de dispersion n'est pas aussi prononcé que dans le sol absolument transparent, préparé par le lavage et par la centrifugation.

La méthode de ZSIGMONDY pour préparer un sol d'acide stannique est intéressante par les propriétés de ce sol :

Dans de l'eau bouillante on ajoute goutte à goutte une solution filtrée à 5 °/° de chlorure d'étain hydraté ($SnCl^4$-$5H^2O$) : il se forme un précipité, qu'on filtre et qu'on lave à plusieurs reprises avec de l'eau distillée chaude jusqu'à la disparition de la réaction du chlore. Alors on le suspend dans l'eau distillée et on ajoute quelques gouttes d'une solution à 1 °/° AzH^3. Le précipité se dissout, en le chauffant légèrement ; après le chauffage, l'excès d'ammoniaque est évaporé et il en résulte un sol parfaitement transparent d'hydroxyde d'étain. Cet hydrosol mousse très facilement.

4. Sols organiques. — Sans insister sur la préparation des émulsoïdes de sérum, de plasma, etc., nous donnerons la façon de préparer quatre sols excessivement intéressants dont l'étude pourra tenter les expérimentateurs. Il s'agit du sol émulsoïde de la caséine, de celui de la pectine ainsi que de deux colloïdes organiques de GRIMAUX.

On prépare d'abord la caséine par la méthode très commode de HAMMARSTEN :

On centrifuge le lait pour séparer les graisses ; on ajoute, goutte à goutte, de l'acide acétique, et en agitant, jusqu'à la concentration totale de 1 °/°°, on filtre sur toile ; on broye le précipité dans un mortier et on le lave à l'eau distillée par des décantations répétées pour débarrasser la caséine des sucres et de sels de calcium (autrement il se formerait le « caseinate de calcium » et les solutions seraient troubles). Finalement, on redissout la caséine avec quelques gouttes de Na OH M/10 dans l'eau ; on filtre. Cette solution doit être incolore ou, au plus, légèrement opalescente ; on reprécipite la caséine par l'acide acétique ; on lave de nouveau pour éliminer l'excès d'acide et on dessèche dans le vide.

La caséine ainsi obtenue est soluble dans la soude caustique, dans l'ammoniaque, dans l'eau de chaux, et dans le phosphate trisodique ; toutes ces solutions sont légèrement alcalines, on les neutralise avec de l'acide chlorhydrique à M/100 jusqu'à l'apparition d'un précipité qu'on filtre. On peut dialyser pour la purification. Ce sol peut être chauffé ; il se transforme alors en gel ; par le refroidissement il retourne à l'état de sol.

Voici comment on peut préparer un sol de la pectine.

2.5 kg. de carottes nouvelles, finement broyées, sont délayées dans l'alcool à 96° (environ 2 litres) pour éviter la transformation de la pectine par la pectase, qui se trouve également dans les racines de carottes. Puis on chauffe au bain-marie, pendant environ 1 heure, afin d'enlever les matières colorantes, graisses, etc. On décante l'alcool ; on presse dans une presse à main, pour obtenir un gâteau de carottes bien sec. Le gâteau obtenu est mis à macérer dans l'acide chlorhydrique à 2 º/º (environ 1 litre) pendant 24 heures, en ayant soin de souvent mélanger le contenu. On exprime sous presse aussi bien que possible, et on précipite la pectine par 2 volumes d'alcool à 96º — elle se sépare à l'état de flocons gélatineux. On la filtre à travers une toile de laine, puis on exprime le liquide à la main — il reste sur la toile une masse amorphe blanche, presque incolore, encore humide ; on l'enlève avec une spatule en corne, on la dissout dans une très petite quantité d'eau chaude (50º). Cette solution brute de la pectine est purifiée par dialyse dans les sacs en collodion. On change l'eau extérieure du dialyseur trois fois par jour, et après trois jours de dialyse — la pectine est suffisamment pure. Pour concentrer la solution de pectine, qui s'est diluée pendant la dialyse, il suffit de laisser pendant 24 heures la solution dans le sac, presque sans eau extérieure dans le dialyseur. Grâce aux propriétés filtrantes du collodion (à la condition que ce dernier ne soit pas ni desséché, ni dénitré avant l'emploi), la solution se concentre. Au besoin, après l'avoir exactement neutralisée, on peut la concentrer dans le vide à basse température, afin d'obtenir une solution à 2 º/º. Cette solution possède une très belle opalescence, elle est visqueuse.

Suivant la saison, on obtient avec cette quantité de carottes 0.9 à 1.7 gr. de pectine pure.

Nous avons constaté qu'une solution de pectine, traitée par la soude caustique à 33 º/º, donne un précipité insoluble dans l'eau et fortement gélatineux (on peut retourner le tube sans rien renverser).

Grimaux a préparé deux sols émulsoïdes qui, sous certains rapports, peuvent être considérés comme des protéines synthétiques :

Par la dissolution dans l'ammoniaque de la poudre blanche obtenue par l'action du perchlorure de phosphore sur l'acide amido-benzoïque et la filtration consécutive, on prépare le sol colloïdal amido benzoïque ; ce sol coagule par la chaleur, par les sels et par la présure.

Le produit suivant est obtenu par le chauffage à 200º-C dans un courant de CO^2, d'acide aspartique ; il en résulte tout d'abord une poudre blanche, insoluble dans l'eau bouillante ; on la chauffe deux heures à 125-130º C avec la moitié de son poids d'urée ; elle se transforme en une masse épaisse, entièrement soluble dans l'eau : c'est le sol colloïdal. Ce sol est visqueux, opalescent, il coagule par les acides et les sels, par le tannin. Son coagulum est très compact et il se peptonise dans l'excès d'acide, mais alors il flocule par l'addition d'eau. Le sol obtenu se laisse très bien purifier par dialyse.

5. **Gels.** — La préparation de gels offre un intérêt considérable pour l'étude des membranes ; c'est pourquoi nous donnerons ici plusieurs méthodes pour obtenir des gels parfaits.

Tout d'abord, les sols de silice, d'aluminium et de fer que nous avons préparés ci-dessus se laissent parfaitement transformer en gels, soit par le chauffage, soit par la dialyse ; il y a possibilité d'obtenir des gels de ces trois corps beaucoup plus rapidement, mais, alors, les produits obtenus ne sont pas si purs.

Un très beau gel de phosphate tricalcique se laisse préparer de façon suivante, conformément aux réactions de Berthelot et de Moissan :

Nous avons ajouté 10 cm³ de phosphate bisodique saturé à 17º C, additionné de 2,5 cm³ de bicarbonate de soude, en solution aqueuse saturée, à 10 ccm. de chlorure de calcium à 20 °/° : il en résulte immédiatement une prise en masse gélatineuse ; puis, au fur et à mesure du dégagement de CO_2 la consistance du gel augmente et finalement, on obtient un gel compact, transparent, légèrement blanchâtre ; la réaction est neutre.

Un gel de bioxyde de baryum s'obtient par le passage d'un courant de CO_2 à travers une solution saturée de bioxyde de baryum dans l'alcool méthylique ; le gel est lavé par la centrifugation ; il est neutre.

GRIMAUX a préparé un très joli *gel d'arséniate ferrique* :

A une solution de 4 gr. d'arséniate de soude dans 20 ccm. d'eau tiède, on ajoute, goutte à goutte et en remuant, 5 ccm. de perchlorure de fer à 30 °/° ; il se forme tout d'abord une gelée compacte qui se redissout ensuite et donne un liquide transparent et clair ; par la dialyse on le purifie et on obtient après 48 heures un gel compact, jaune, parfaitement transparent.

Il est superflu d'insister sur la préparation des gels de la gélatine, de la gélose et de l'amidon. Toutefois, il n'est pas inutile de signaler que suivant le degré de purification de toutes ces substances, les gels obtenus diffèrent, aussi bien comme aspect que comme composition et comme pureté. Signalons un détail pratique, à retenir dans la préparation des gels pour obtenir des masses adhérentes au verre : il ne faut jamais soumettre ce processus à des variations brusques de température, car la gélatine, l'amidon, etc... pourraient se détacher et se fissurer.

CHAPITRE II

ADSORPTION

Dans le premier chapitre nous avons nettement distingué les phénomènes d'absorption — réversibles, des phénomènes d'absorption qui sont irréversibles. En réalité, cette distinction est difficile à faire en état actuel de nos connaissances où une vive discussion se poursuit à ce sujet. Ainsi, pour certains auteurs les phénomènes d'absorption sont des phénomènes de chimie pure (ROBERTSON, WOELERS, REYCHLER, J. DUCLAUX, et autres) ; pour d'autres des phénomènes de surface (FREUNDLICH, OSTWALD, MICHAELIS, RONA et autres). C'est pourquoi même cette terminologie n'est pas définitivement admise. Il nous semble qu'il sera plus logique d'appliquer un terme général à tous les phénomènes où une substance produit une captation de l'autre, ainsi que Mc. BAIN l'a fait, en proposant le terme général de *Sorption* ; les recherches futures vont déterminer les cas où il s'agirait de l'un ou de l'autre de ces phénomènes. Pour le moment, il semble logique de donner le nom d'absorption dans les cas où il y a absence des dissolutions proprement dites et des réactions chimiques. MICHAELIS distingue en plus une absorption mécanique reversible et une absorption irreversible-électrique. C'est pourquoi nous avons établi cette différence dans le chapitre, concernant les propriétés générales des colloïdes. Etant donné la confusion qui règne dans le domaine nous nous bornerons à la fixation des principaux caractères de ces phénomènes : nous débuterons par la détermination des caractères distincts de l'absorption et de l'adsorption ; puis nous décrirons les faits essentiels et bien établis des phénomènes d'adsorption et notamment : la dépendance de son degré de l'état de dispersion des corps adsorbants, de l'état du corps adsorbé et du degré de la dilution de ce dernier ; l'amplitude et la spécificité de l'adsorption. Enfin, nous étudierons quelques applications des phénomènes d'adsorption et surtout ceux de flotation, de teinture et de séparation de deux substances.

1. **Adsorption et absorption.** — Les exemples d'adsorption par les corps solides nous sont fournis par les substances hygroscopiques, par le chlorure d'argent qui absorbe le gaz ammoniac, etc. Dans le pre-

mier cas c'est la dissolution, dans le second exemple c'est une réaction chimique. Mais, les phénomènes de la coloration par les substances qui se laissent facilement séparer par un simple lavage à l'eau (l'acide picrique et la soie, l'éosine ou le bichlorate de potasse et la gélatine, etc..), ou bien les phénomènes de la captation par le noir animal des sels et des sucres, par les silicilates d'aluminium, des glycosides et des alcaloïdes doivent, semble-t-il, faire également partie des phénomènes d'absorption par emprisonnement mécanique ou bien par diffusion. Dans tous ces cas ces phénomènes sont en effet reversibles : le lavage avec l'eau ou avec un autre dissolvant, pour lequel la substance emprisonnée présente une affinité plus grande que pour l'eau, permet de récupérer, en grande partie tout au moins, le corps absorbé ! Il n'en est pas de même lorsque les substances dissoutes sont des colloïdes. Le phénomène devient alors plus net, pratiquement irreversible et il est impossible par le lavage ou par la substitution des solvants d'enlever la substance captée ; il faut recourir alors pour la libérer, à des substitutions complexes sur lesquelles nous reviendrons : c'est l'adsorption.

Exemples : *a* Agitons vigoureusement deux tubes, contenant 5 gr. de noir animal avec 100 ccm. d'acide acétique à M/100 chacun ; au bout d'un quart d'heure, ajoutons au premier tube la même quantité d'eau distillée et agitons de nouveau vigoureusement ; au bout d'un quart d'heure prélevons 50 cm³ du liquide filtré du premier tube et 25 cm³ du second ; la titration avec la soude caustique à M/100 nous démontrera que dans le premier tube la quantité d'acide acétique absorbé est plus faible que dans le second. Cela prouve que la seconde agitation avec de l'eau a permis de libérer une partie de l'acide absorbé.

b. Agitons avec 1 gr. de noir animal 25 cm³ de vert brillant à 1 °/°°, la solution colorante se décolore complètement. Divisons après la centrifugation et le séchage, le noir animal en deux parties (il présente, soit dit en passant, un très beau reflet bronzé, signifiant la condensation du colorant sur la surface des particules), suspendons l'une dans 15 cm³ d'eau et l'autre dans 15 cm³ d'alcool éthylique à 90° ; agitons ; le liquide aqueux surnageant reste presque incolore. le liquide alcoolique est d'un vert très intense.

c. Lorsqu'on colore une préparation bactérienne avec du bleu de méthylène, on sait que le lavage à l'eau ne peut pas enlever la matière colorante du corps microbien ; mais si on essaye de colorer cette préparation encore une fois avec du Brun de Bismarck, on constate, comme MICHAELIS, que le bleu de méthylène est remplacé par ce dernier colorant. Pour expliquer ce phénomène, disons que le bleu de méthylène, colorant basique-électropositif, comme le brun de Bismarck, est une substance dialysable, tandis que le brun de Bismarck ne l'est pas. Or, il est bien fixé que seules les substances possédant des propriétés colloïdales très accentuées peuvent être adsorbées.

2. L'adsorption et le degré de dispersion. — L'intensité de l'adsorption dépend du développement et des dimensions de la surface. BANCELIN a démontré qu'une surface de verre absorbe des matières colorantes ; mais cette adsorption augmente avec la surface.

a) ZSIGMONDY a fait une expérience très instructive à ce sujet : on dessèche une gelée de silicate, on la place dans une solution de vert malachite. Elle se teinte très fortement ; tandis que le cristal de roche n'est pas teinté ; il se teint également si on le pulvérise auparavant.

b) Desséchons une feuille de gélatine, préparée en versant une solution chaude à 3 °/° sur une plaque de verre et en l'enlevant avant la dessication complète ; plaçons cette plaque, complètement sèche, dans une solution du bleu de méthylène à 1 °/°° ; elle ne se colore pas au bout de 5 minutes, tandis qu'une plaque fraîchement préparée se teint fortement en bleu ; retirons la plaque de gélatine primitivement sèche de la solution colorante, laissons-là pendant deux heures dans l'eau distillée et plaçons de nouveau cette plaque gonflée dans la solution du bleu de méthylène : elle se colore cette fois avec une grande intensité.

Ces deux exemples démontrent que la surface joue un rôle capital dans les phénomènes d'adsorption.

3. Limites d'adsorption. — Les phénomènes d'adsorption sont limités : il s'établit un équilibre entre la concentration de la substance adsorbée et non adsorbée ; à la longue, cet équilibre est rompu par l'addition d'une nouvelle quantité de la substance adsorbante ou adsorbable et des quantités nouvelles seront adsorbées jusqu'à l'établissement d'un nouvel équilibre.

Plusieurs hypothèses ont été formulées au sujet de la marche d'adsorption, des nombreuses formules ont été proposées ; la question est en pleine étude (H. SIÉGRIST).

4. L'adsorption et la dilution. — L'adsorption se manifeste surtout avec de grandes dilutions ; c'est un phénomène tellement énergique que des quantités infinitésimales de matières colorantes, imperceptibles à l'œil, peuvent être rendues visibles par l'adsorption.

a) Dans un litre d'eau distillée versons une goutte de vert malachite à 1 °/°° = l'eau reste incolore ; plongeons pour 15 minutes dans cette eau quelques petits brins de soie blanche (fil de soie), au bout de ce temps le fil de soie est nettement coloré en vert.

b) Préparons une série de trois petits ballons contenant respectivement de l'acide acétique à M/100, M/1 et 5 M ; agitons pendant 5 minutes chaque ballon avec 5 gr. de noir animal purifié ; au bout de ce temps filtrons et titrons avec la soude M/10 en présence de phénolphtaléine; la quantité d'acide absorbée ; nous allons constater que la proportion des quantités d'acide absorbées est seulement six fois plus forte avec l'acide en concentration 5 M, et cependant, la concentration a augmenté 500 fois.

Exactement le même phénomène a lieu dans les cas d'adsorption, mais nous avons pris l'exemple d'absorption d'acide pour la simplicité du dosage.

c) APPLEYARD et WALKER ont établi que pour une concentration de 1/100.000 d'acide picrique il y a adsorption de 99,5 °/° de la matière colorante, tandis qu'il n'y a que 10 °/° environ pour une concentration de 1 °/°.

5. Spécificité d'adsorption.

Des nombreuses expériences et surtout celles de MICHAELIS, PELET-JOLIVET ont démontré l'existence d'une spécificité-électrique.

Quelques expériences peuvent facilement démontrer cette existence :

a) Les deux gels de silice et d'aluminium, préparés suivant les indications données précédemment et ayant des charges électriques opposées sont traitées, en concentration de 1 °/°° de la matière colorante dialysée, d'une part par des sols de brun de Bismarck et d'hémoglobine (colorants électropositifs), et d'autre part par des sols de vésuvine et de rouge du Congo (colorants électronégatifs).

Nous allons constater que la coloration du gel de silice sera infiniment plus forte par les colorants électropositifs que par les électronégatifs ; le contraire aura lieu avec le gel d'aluminium.

b) De même une suspension de kaolin à 5 °/° dans l'eau distillée absorbera le rouge du Congo et relativement peu le brun de Bismarck.

6. Déplacement dans l'adsorption. — Ce déplacement se trouve soit sous la dépendance d'une plus faible dispersion, soit sous celle d'une plus grande intensité de la charge électrique.

Aussi les non-colloïdes seront remplacés par les colloïdes ; les colloïdes à charge faible par les colloïdes à charge électrique forte.

Quelques exemples vont nous le prouver :

a) Nous avons observé un cas très intéressant au cours de nos recherches sur la dialyse des matières colorantes : un sac de collodion préparé de façon habituelle est rempli d'une solution à 1 °/°° de violet-cristal, dont la charge électrique est positive et la dialysibilité très grande ; au bout de 24 heures on nettoie le sac avec de l'eau distillée, la matière colorante reste fixée ; on le remplit cette fois avec une solution à 1 °/°° d'induline qui ne dialyse pas et au point de vue électrique n'accuse aucun transport, les conditions d'expérimentation étant les mêmes. Cette fois nous assistons à un déplacement très net de la matière colorante violette précédente qui quitte les parois du sac et lorsque celui-ci a perdu complètement la nuance rougeâtre, le passage vers l'eau extérieure est arrêté. Le phénomène s'observe aussi lorsque nous déplaçons l'orangé II (électronégatif dialysable) par la nigrosine (électronégative, non dialysable).

b) DEVAUX a bien décrit les déplacements dûs à l'intensité de la charge électrique : des coupes de tige de *Sambacus Edulus* placées dix minutes dans une solution de LiCl à 15 °/° et soigneusement lavées fixent le métal qui peut être déterminé en brûlant les coupes et en observant la flamme au spectroscope. Lorsqu'on place les coupes ayant fixé ainsi du lithium dans des solutions des différents sels, on constate par la méthode spectrophotométrique que les métaux alcalins seront remplacés par les métaux alcalino-terreux ; ceux-ci à leur tour peuvent être remplacés par les métaux lourds. Le rôle de l'intensité de la charge électrique est donc manifeste.

c) Un déplacement dont le mécanisme est encore peu clair est celui observé par ERIKSSON et MEYERHOFF. Il s'agit du dédoublement de la saccharose par la sucrase ; lorsqu'on additionne la sucrase à 1 °/°° d'un gel d'hydroxyde de fer, obtenu comme cela était indiqué, toute la sucrase est adsorbée ; le filtrat est sans action fermentative. Ajoutons au gel, ayant adsorbé la sucrase, une solution à 2,5 °/° de saccharose, agitons et filtrons ; nous pourrions alors constater que l'hydrolyse a eu lieu.

7. Adsorption entre les deux phases différentes. — Dans tout ce qui précède nous n'avons envisagé que l'adsorption entre la phase solide et liquide ; or, des phénomènes d'adsorption peuvent s'observer entre les deux phases liquides. Voici un exemple frappant de ce phénomène :

Une suspension à 1º/º de noir animal pur sédimente très lentement ; ajoutons soit du benzène, soit du chloroforme, soit du xylol; agitons vivement; en quelques minutes tout le noir animal se rassemblera entre les deux phases liquides.

Sur cette adsorption entre les deux couches est basé un procédé technique de récupération de certaines substances.

Entre la phase liquide et la phase gazeuse les phénomènes d'adsorption ont également lieu : voici l'exemple, cité d'après Wo. OSTWALD :

Versons dans une capsule en porcelaine une solution fraîchement préparée de peptone à 1 º/ºº; plaçons doucement sur la surface une aiguille magnétisée : nous pouvons constater que malgré toutes les positions dans lesquelles nous mettrons la capsule, l'aiguille prendra toujours la position magnétique ; après 24 heures cette aiguille ne se déplacera plus ; la peptone se trouve à la limite des phases liquide et gazeuse, tellement concentrée qu'une véritable membrane s'est formée, en immobilisant ainsi l'aiguille.

Décrivons quelques applications des phénomènes d'adsorption.

8. Applications.

a) *Teinture.* — Cette branche importante de l'industrie est entièrement basée sur les phénomènes d'adsorption ; la connaissance approfondie des lois qui règlent ce phénomène conduirait sans doute à des progrès encore insoupçonnés. Les fibres textiles ayant la structure micellaire et par conséquent un grand développement de surface, réalisent parfaitement les conditions essentielles d'adsorption.

b) *Flotation.* — Ce procédé est fortement répandu dans la technique moderne ; il est basé sur l'adsorption sélective des poudres fines entre les deux phases liquides. C'est ainsi qu'on peut libérer la poudre de graphite et d'autres minéraux en les agitant avec des hydrocarbures et de l'eau : les poudres se trouvent condensées entre les deux phases liquides ; les impuretés restent dans l'eau.

c) *Purification des ferments.* C'est ainsi que L. MICHAELIS a pu libérer les solutions de la sucrase des matières protéiques qui l'accompagnent, en l'agitant, en solution acide, avec du kaolin. ABDERHALDEN et STRAUCH faisaient adsorber la pepsine par l'élastine dans l'estomac des animaux d'expériences et par des lavages à l'eau distillée récupéraient de nouveau le ferment.

d) *Séparation de deux susbstances.* Elle est possible par l'utilisation de l'adsorption, si les deux substances du mélange possèdent des propriétés différentes, telles que la différence dans le degré de dispersion, dans l'intensité de la charge électrique, etc...

e) *Catalyse*. Elle n'est qu'une réaction de surface ; une foule de réactions chimiques peut s'accomplir grâce à l'intervention de la surface énorme des catalyseurs employés qui condensent les substances de réaction.

Les travaux de Sabatier, de Grignard, de Brédic et de bien d'autres, sont trop connus pour que nous y insistions. Il semble que tout un groupe d'actions fermentatives doit leurs propriétés aux phénomènes de surface ; d'après O. Warburg c'est également le cas du processus respiratoire.

STABILISATION ET SÉDIMENTATION DES SUSPENSIONS. — DISPERSION ET FLOCULATION DES SOLS SUSPENSOIDES

1. Caractères généraux de ces réactions. — Sous l'influence de certains facteurs déterminés les suspensions sédimentent et les sols suspensoïdes floculent — c'est-à-dire que la phase dispersée se sépare de la phase liquide. La floculation est totale pour une quantité déterminée de la matière floculante ; mais cette floculation totale est précédée d'une multitude de changements, qu'il est assez aisé d'observer avec un sol d'or préparé d'après ZSIGMONDY. Cette observation est facile à faire à l'aide d'un ultramicroscope à immersion ou d'un néphélémètre.

En ajoutant lentement de faibles quantités de chlorure de sodium à un sol rouge-pourpre, nous constaterons tout d'abord que les micelles semblent grossir ; leur mouvement devient moins accentué ; leur coloration change ; à la place des points lumineux, des anneaux concentriques apparaissent ; puis, le mouvement brownien se ralentissant davantage, quelques micelles se réunissent et perdent leur mouvement ; peu à peu elles forment de véritables grappes de raisins. En continuant l'addition du sel, nous verrons le champ de l'ultramicroscope devenir flou, gris. A ce moment un louche apparaîtra par transparence à l'œil nu ; puis le liquide bleu-noir se décolorera tout-à-fait et l'or dispersé se précipitera, se floculera et tombera sous peu au fond du vase.

Ainsi nous pouvons distinguer dans le phénomène de la floculation 3 stades bien distincts : ceux du grossissement micellaire, de l'agglomération micellaire et de la sédimentation.

On peut également suivre ce processus à l'œil nu avec le même or colloïdal de ZSIGMONDY : les changements de la coloration témoignent des modifications du degré de dispersion s'accomplissant au sein du liquide ; de rouge-pourpre la couleur devient rouge puis rouge-violet, violet, bleu-violet, bleu, bleu-noir, et peu de temps après la phase solide se sédimente. Des mesures effectuées par ZSIGMONDY ont déterminé qu'à chaque coloration correspond un degré de dispersion ; aux extrémités de cette échelle se trouve le rouge, pour la dispersion maxima et le bleu-noir, pour la dispersion minima.

Les mêmes changements de couleurs peuvent s'observer avec d'autres sols suspensoïdes, quoique moins nettement, par exemple avec le congorubine, l'argent ou le cuivre colloïdal, etc...

La floculation des suspensoïdes dépend de plusieurs facteurs ; et tout d'abord de leur passé si l'on peut s'exprimer ainsi.

Ainsi PIKERING a signalé tout récemment que le kaolin, l'argile, etc., sédimentent plus rapidement lorsqu'ils ont été préalablement congelés.

La sédimentation et la floculation dépendent également de la rapidité d'addition du facteur floculant.

FREUNDLICH a démontré que 2 ccm. d'une solution de $BaCl^2$ à 9,5 millimol par litre déposent totalement et en sept heures, 20 ccm. d'hydrosol de sulfate d'arsenic à 5,75 millimol par litre ; mais la même quantité d'électrolyte, ajoutée, non à la fois, mais goutte à goutte en 10 ou 20 jours, ne produit aucun effet floculant visible ; bien plus, après l'addition de cette dose, il faut exactement la même concentration finale du sel de baryum pour provoquer une floculation totale en deux heures.

Le même auteur a apporté également la démonstration que le sens d'addition peut avoir dans certains cas une influence capitale ; la floculation qui se produit, lorsqu'on ajoute l'électrolyte au colloïde, ne se fait pas en procédant d'une façon inverse. Toutefois, les dernières expériences de BACH semblent contredire les résultats de FREUNDLICH. BACH, en ajoutant à intervalles réguliers du Na Cl à un sel d'hydroxyde de fer, a observé que la quantité du floculant est d'autant plus faible que le temps est plus long, c'est à dire que la concentration est plus faible. Ainsi il faut pour la même quantité du sol d'hydroxyde de fer 0 gr. 85 de Na Cl pour précipiter en 3 minutes, et 0 gr. 71 suffisent, lorsque la concentration de la solution saline étant plus faible, pour provoquer la floculation en 12 minutes.

Un caractère essentiel du phénomène de la floculation est le suivant : la floculation est totale pour des proportions déterminées, cela a une grande importance, mais cette quantité n'a aucun rapport avec les relations équimoléculaires qui régissent les réactions de chimie générale. Examinons maintenant les facteurs déterminant la floculation des sols suspensoïdes.

2. Floculation par élimination des électrolytes. — On observe souvent la floculation lorsqu'on dialyse les hydrosols suspensoïdes : il semble, en effet, qu'une concentration minima doit être nécessaire pour que certains colloïdes restent en état de sol. Les exemples de floculation par élimination des électrolytes sont fort nombreux : les sols de la silice et l'hydroxyde de fer, floculant par dialyse, en sont des exemples bien caractéristiques.

3. **Floculation par addition des électrolytes**. — Les sols suspensoïdes sont excessivement sensibles à des petites doses d'électrolytes. Dans la floculation de ces sols les électrolytes se rangent suivant leur charge électrique et suivant leur valence : les sols positifs sont floculés par les anions et les sols négatifs par les cathions ; de plus, à charge égale les ions polyvalents floculent plus que les monovalents. Les deux exemples suivants vérifient bien ces deux principes.

Les doses d'électrolytes nécessaires pour la floculation d'un sol de sulfure d'arsenic, obtenu par le passage de H^2S durant 5 minutes à travers 500 ccm. d'une solution à 0,5 °/° d'As^2O^3 sont représentées par le tableau suivant, d'après LINDER et PICTON.

Floculation par :	Millimols par litre.
H Cl	49,4
K Cl	97,9
Ca Cl²	1,31
Al Cl³	0,062
K² SO⁴	123,1
K³ citrate (FREUNDLICH).	240,0

A l'examen de ce tableau, on voit que dans les concentrations floculantes de trois chlorures sont dans l'ordre de 1,20 et 1500 ; d'autre part une faible différence seulement apparaît entre les pouvoirs floculants des trois sels potassiques : chlorures, sulfate et citrate. Donc dans la floculation d'un sol négatif, ce sont surtout les ions positifs qui jouent le rôle le plus actif.

Voici les doses d'électrolytes nécessaires à la floculation d'un sol d'hydroxyde de fer, faiblement dialysé, d'après Wo. Ostwald.

Na OH	1,0
K CL	100,0
Ca Cl²	100,0
Al Cl³	100,0
K² SO⁴	1,0
K³ citrate	0,25

Dans ces cas on constate l'action prépondérante des cathions ; la valence et le pouvoir floculant sont dans l'ordre de 400, 4 et 1, inverse de l'ordre précédent.

Toutefois, il faut remarquer que l'on observe souvent de fortes irrégularités dans la floculation et la sédimentation par les sels.

Ainsi un sol de mastic sédimente lorsqu'on l'additionne d'AlCl³ en concentration de 500 millimols par litre ; une addition d'un millimol ne produit aucun changement visible ; mais par contre une concentration de 0,25 millimol par litre provoque la floculation totale ; enfin, au-dessous de la dose de 0.005 M/1000 aucun changement ne se laisse percevoir.

En plus, les recherches de MÜLLER et autres ont établi que dans les phénomènes de floculation l'importance des ions acides, celle de la partie non dissociée et celle des variations de la concentration floculante ; cette importance varie avec chaque colloïde.

4. Floculation mutuelle des sols suspensoïdes. — Deux cas sont surtout à envisager : 1° les deux sols ont le même signe électrique ; ou bien 2° ont un signe différent. Si les deux sols de même signe électrique sont stables, il est infiniment probable qu'aucune action ne se passe entre eux ; si l'un de deux sols est plus stable que l'autre, il s'ensuit une plus grande résistance du moins stable à l'action floculante des électrolytes. Et si, dans ce dernier cas, on peut floculer par des concentrations fortes les deux sols à la fois, la formation d'un complexe colloïdal semble probable.

Le cas beaucoup plus intéressant est celui de la floculation des sols ayant des charges électriques opposées.

Le mélange de deux sols à charge opposée donne lieu d'une façon générale à une floculation qui, pour une proportion convenable, est totale. Mais lorsqu'un des sols en question est très pur et dilué, il se peut qu'aucune floculation n'ait lieu. GALECKI a démontré l'importance du degré de dispersion dans l'action mutuelle des deux colloïdes à charge contraire.

Ainsi les mêmes quantités d'hydrosol d'or floculent des quantités d'autant plus grandes d'hydroxyde de fer qu'il est plus dispersé.

1 mgr. d'hydrosol d'or (ZSIGMONDY, méthode au formol), flocule 4 mg. 98 de Fe^2 (OH).

1 mgr. d'hydrosol d'or (méthode au phosphore) flocule 20,65 de Fe^2 (OH)^3.

La présence de sels peut troubler la floculation de deux sols suspensoïdes. LARGUIER DE BANCELS a démontré que la floculation mutuelle d'hydrate de fer et de bleu d'aniline en présence de sulfate d'ammonium n'est point totale.

2 cm^3 de bleu d'aniline à 1 °/° + 5 gouttes d'hydrosol de fer dialysé donnent une floculation totale, le liquide étant décoloré ; mais en présence de 0,5 cm^3 d'(NH^4) ^{2}SO^4 la floculation est partielle, le liquide reste bleu.

5. Dispersion des floculés. — Dans la plupart des cas de floculations des sols, le floculé formé reste indispersible, mais le fait n'est pas général. SVEN ODEN a démontré qu'il est possible de disperser le floculé du sol d'argent, formé par addition de nitrate d'ammonium, dans l'excès de cet électrolyte. Le floculé du soufre se redisperse dans les sels alcalins. LINDER et PICTON ont constaté la redispersion d'hydroxyde de fer, floculé par Na Cl, par des lavages à l'eau distillée.

Les intéressantes recherches de Wo. Ostwald sur la congorubine ont démontré qu'il est possible de redisperser les agglomérations des micelles de cette matière colorante, agglomérations qui se traduisent par le changement de couleur (passage au bleu). Pour cela, il suffit de diluer le floculé dans un grand volume d'eau distillée.

Un exemple analogue est la dispersion du précipité de chlorure d'argent, fraîchement préparé, dans une grande quantité d'eau distillée.

Larguier de Bancels a signalé la possibilité de disperser le complexe colloïdal, formé par l'action de deux sols de signes électriques opposés, par l'addition d'un électrolyte capable de floculer un des éléments du couple ; ainsi le floculé, obtenu par l'addition de l'hydrosol de l'hydrate de fer au bleu d'aniline, peut être redispersé par action d'une solution de sulfate d'ammonium, avec mise en liberté du bleu d'aniline.

6. Stabilisation des suspensoïdes. — De ce qui précède ainsi que de nos connaissances générales sur les colloïdes, il résulte que les facteurs dominants de la stabilité des colloïdes sont avant tout : la viscosité, la tension superficielle, la charge électrique et le degré de dispersion.

Une grande charge électrique et un fort degré de dispersion, une tension superficielle basse et une viscosité notable, voilà les conditions de la stabilité des hydrosols. Or, précisément, la tension superficielle et la viscosité des suspensoïdes ne diffèrent point de celles du milieu disperseur : c'est pourquoi ces colloïdes sont peu stables et floculent sous l'influence de faibles changements, apportés aux facteurs de leur équilibre. Pour les stabiliser il faut augmenter la viscosité ou diminuer la tension superficielle ; cette dernière opération n'a pas été bien étudiée ; actuellement on rend les colloïdes plus stables par l'addition de substances visqueuses, telles que glycérine, gomme, albumine, amidon, gélose, gélatine, etc... L'expérience montre, qu'en effet, les hydrosols suspensoïdes ainsi stabilisés sont plus résistants aux actions floculantes, notamment à celles des électrolytes.

Toutefois, des traces d'un stabilisant sont parfois capables de faciliter la floculation par les électrolytes (gélatine) d'après Bary.

Un phénomène ayant un intérêt pratique considérable a été signalé par nous à propos de la stabilisation des hydrosols suspensoïdes. L'hydroxyde de fer stabilisé avec de la gomme arabique change son signe électrique.

Les mesures de transport électrique effectuées dans un tube en U, gradué en millimètre cube, avec une chute de potentiel de 4 volts par 30 cm., ont démontré que le fer colloïdal dialysé, stabilisé avec de la gomme arabique à 10 °/°, est électronégatif ; l'intensité de ce transport est de 2,4 cm. par 24 heures. Or, l'hydroxyde de fer non stabilisé est électropositif et l'intensité de sa charge se traduit par un déplacement d'environ 3,1 cm. par 24 heures dans les mêmes conditions d'expérimentation. Pour nous mettre à l'abri des erreurs, nous avons stabilisé 10 ccm. d'hydroxyde de fer avec 1 cm³ de gélose à 0,5 °/°, et nous avons constaté que sa charge électrique était intervertie ; un déplacement de 1,8 ccm. en 24 heures a été observé vers le pôle positif.

Cette expérience rend obligatoire l'emploi des stabilisants de même signe électrique que les hydrosols à stabiliser ; dans le cas contraire leur signe électrique change, ce qui démontre la formation d'un complexe colloïdal. Ce point a son importance au point de vue des propriétés physiologiques des hydrosols stabilisés.

7. **Dispersion et sédimentation des suspensions.** — Les suspensions montrent une très grande analogie avec les sols suspensoïdes au point de vue de l'action des électrolytes. Les recherches de STINGL et MORAWSKI et de BODLENDER, SPRING, MICHAELIS, RONA, BECHHOLD, etc., ont fixé la possibilité de sédimenter les suspensions par les électrolytes. Nous retrouvons ici l'influence de la valence et du signe électrique.

Les émulsions présentent les mêmes caractères, selon WITHEY et STRAW. Il est possible de stabiliser les émulsions ou les suspensions, par augmentation de leur viscosité. Les expériences correspondantes sont très faciles à imaginer, et à faire.

8. **Applications.** — Les applications des lois sur la stabilisation et sur la labilisation des suspensions et des suspensoïdes sont nombreuses : nous les avons déjà signalées au cours de cet ouvrage. Rappelons pour mémoire la stabilisation des colloïdes thérapeutiques et le rôle de la floculation dans l'étiologie des nombreux états pathologiques.

CHAPITRE IV

PEPTONISATION ET COAGULATION DES SOLS ÉMULSOIDES

La coagulation des émulsoïdes offre à plusieurs points de vue des différences très nettes avec la floculation des suspensoïdes ; et avant tout, la possibilité de coaguler les émulsoïdes par des modifications de la température se dresse au premier plan de ces discordances.

1 Coagulation par la température. — C'est un phénomène très connu ; voici quelques expériences.

a) Battons énergiquement du blanc d'œuf frais ; enlevons la mousse et laissons-là se liquéfier de nouveau ; nous obtenons un blanc d'œuf très pur qui, porté progressivement à une température d'environ 80°C, nous donnera une masse compacte, presque solide, d'un beau blanc, opalescent aux bords ; les sérums sanguins donnent également cette coagulation. De même le complexe caséïne et chlorure de calcium, liquide à la température ordinaire, se coagule à chaud. Toutefois, dans le premier cas, le retour à la température primitive n'amène pas la liquéfaction du blanc obtenu, tandis que la caséïne redevient liquide par refroidissement.

b) Un hydrosol de la gélatine, de la gélose, de la colle, etc., à 5 °/° donne, au contraire, des gels par abaissement de la température. Tous ces gels redeviennent liquides lorsqu'on les chauffe de nouveau ; pourtant l'amidon rétrogradé, spontanément ou par congélation, ne se fludifie plus.

c) Le sol de molybdate de thorium est, d'après SZILARD, fluide à chaud et gélatineux à froid. Cet exemple montre que la gelification n'est pas l'apanage exclusif des émulsoïdes organiques. Il est possible de préparer un gel de sacharate de chaux par refroidissement ; voici comment on opère :

On prépare 15 ccm. d'une solution saturée à l'ébullition ; on filtre et on évapore le filtratum, jusqu'à environ 2 ccm ; par refroidissement on obtient un gel épais.

Dans la coagulation par la chaleur ou le froid, il faut parfois envisager des modifications chimiques collatérales. Dans certains cas on peut nettement séparer les deux processus comme le démontre l'expérience suivante de Wo. OSTWALD.

On dialyse contre l'eau courante pendant plusieurs jours une solution à 2 °/° de blanc d'œuf pure préparée comme cela a été indiqué plus haut ; on sépare le floculé et on ajoute du sulfocyanure de potassium, ou de l'iodure de potassium en concentration de 20 °/°. On constate que l'ébullition ne produit pas de la coagulation de l'albumine. On refroidit et on dialyse contre l'eau courante la moitié du liquide ; au bout de quelques heures on aperçoit une coagulation, tandis que le tube témoin reste transparent.

Cet exemple démontre que la coagulation de l'albumine d'œuf se compose de deux phases : phase de modifications chimiques et phase des modifications dans la structure micellaire ; il est probable que d'autres coagulations s'opèrent également en plusieurs phases comme nous verrons dans l'exemple de la coagulation du lait et de la pectine. Ainsi la coagulation apparaît comme un phénomène des plus complexes.

2. Coagulation par les non-électrolytes. — Elle a été étudiée surtout avec l'alcool ; ce phénomène est trop connu pour que nous y insistions ; néanmoins un point doit être souligné, à savoir que cette coagulation est fonction de la charge électrique du colloïde émulsoïde.

3. Coagulation par les électrolytes. — Elle pose une nouvelle distinction entre la floculation et la coagulation ; la première s'observe souvent avec des quantités minimes d'électrolytes, la seconde nécessite des doses parfois énormes. On observe la coagulation lorsqu'on libère un émulsoïde des électrolytes qui l'accompagnent, tout comme dans la floculation. Le fait de la coagulation par dialyse de cette partie des colloïdes du sérum qu'on désigne sous le nom de « globulines » est bien connu : pour rester à l'état de sol, ces émulsoïdes nécessitent la présence d'ions acides ou basiques ou des sels neutres. La coagulation des colloïdes émulsoïdes par les électrolytes vérifie d'un façon générale les mêmes principes que la floculation.

Dans les deux cas, le pouvoir coagulant des électrolytes se range d'après leur signe électrique et leur valence. Mais cette netteté est loin d'être parfaite : ainsi l'ion d'argent possède des propriétés coagulantes excessivement fortes, et néanmoins c'est un ion monovalent. D'autre part, les recherches toutes récentes de MICHAELIS, J. LOEB, PAULI, tendent à démontrer que la coagulation des émulsoïdes ainsi que les autres propriétés des colloïdes dépendent en grande partie de la concentration en ions $H+$. Il est probable que d'autres facteurs y interviennent ; tels le degré d'hydratation des colloïdes, la position des éléments coagulants dans le système périodique, etc.

L'exemple suivant, d'après Wo. OSTWALD, montre la compléxité du problème.

On prépare une solution d'hémoglobine pure, cristallisée, à 2°/° ; ensuite on la partage en trois volumes égaux, on ajoute dans une partie de l'acide (HCl), dans l'autre de l'alcali (Na OH) en concentration finale de $M/2$, on prépare trois séries de dix tubes d'essai qu'on remplit avec des quantités croissantes des différents sels, en complétant le tout à un volume constant ; puis on ajoute partout la même dose d'hémoglobine et on observe les tubes où la coagulation se produit instantanément. Voici ce qu'on obtient pour l'hémoglobine neutre :

Citrate de potasse	— coagulation à la dose de	0,27	M.
Na² SO⁴	—	—	0,08	"
(NH⁴)² SO⁴	—	—	0,09	"
Li² SO⁴	—	—	2,0	"
K Cl	—	—	2,4	"
KC NS	—	—	> 14,0	"
Ca CL²	—	—	0,004	"
Mg Cl²	—	—	0,001	"
Al Cl³	—	—	> 2,4	"

Avec l'hémoglobine alcaline et acide les résultats sont différents : pour l'hémoglobine alcaline (électronégative), les sulfates coagulent à la concentration de 0,8 M, les sulfocyanures à celle de 6 M ; tandis que pour l'hémoglobine acide (électropositive) le sulfate coagule à la concentration de 0,2 M et le sulfocyanure à celle de 0,94 M. Cependant la suite des cathions ne diffère que quantitativement.

Hémoglobine alcaline Li — I,oM, > (NH⁴) 0,8M, > K 0,5M.

Hémoglobine acide » — 0,13M, > » 0,04M, > » 0,025M.

Au sujet de toute cette expérimentation, il faut dire qu'elle a été effectuée avec des produits non-dialysés, sans tenir compte de la concentration ionique ; il est donc probable que les suites d'Hofmeister dressées par cet auteur et vérifiées par d'autres, concernant la coagulation des émulsoïdes par les anions, n'ont qu'une valeur très relative. On a observé dans la coagulation des colloïdes des irrégularités provoquées par des variations de concentrations ; ainsi, d'après Wo. Ostwald l'albumine d'œuf, bien dialysée et séparée des globulines, coagule par le nitrate de plomb en concentration de 0,8M, tandis que l'addition des doses plus grandes ne produit aucune manifestation extérieure.

4. **Coagulation par les colloïdes.** — La réciprocité des charges électriques n'est point la condition dominante de la coagulation de deux émulsoïdes : si l'on mélange de l'hydroxyde de fer — électropositif, avec du glycogène — électronégatif — la coagulation ne s'observe pas ; il en est de même pour l'amidon et l'hydroxyde de fer. Toutefois, un mélange de deux colloïdes électroopposés coagule beaucoup plus facilement par les électrolytes que chacun d'eux séparément.

5. **Coagulation et concentration en ions H⁺** — Nous avons déjà mentionné, à propos de la coagulation des émulsoïdes par l'alcool, que cette coagulation dépend de la concentration ionique. Sous ce rapport les émulsoïdes présentent deux groupes distincts : le premier est formé des émulsoïdes facilement coagulables au point neutre (isoélectrique), l'autre s'écarte dans les deux sens de ce point.

Le premier groupe, formé des émulsoïdes isolabiles compte parmi ses représentants la caséïne et la globuline ; le groupe isostabil comprend l'albumine, la gélatine, l'hémoglobine, etc... Nous devons à Wo. Pauli des expériences bien conduites à ce sujet.

6. Peptonisation. — On trouve souvent dans les travaux sur les colloïdes des affirmations sur l'irréversibilité des coagulations. Cela n'est pas rigoureusement vrai. Ainsi certaines coagulations de l'albumine d'œuf sont parfaitement reversibles ; par exemple la coagulation par le sulfate d'ammonium disparaît après le lavage à l'eau distillée, mais cette coagulation est reversible uniquement avec l'albumine isoélectrique. D'autres gels peuvent être peptonisés par l'addition d'un excès du corps coagulant ; nous l'avons déjà vu pour l'hydroxyde de fer à l'état de gel, et l'ammoniaque. La réversibilité des coagulations par la température a été déjà signalée.

7. Formes particulières de la coagulation. — Dans l'exposé précédent nous avons parlé indifféremment de la coagulation par la température, par l'alcool et par les sels ; pourtant les formes de coagulation varient souvent. La coagulation de la gélose par l'abaissement de la température n'a rien de commun, extérieurement, avec la coagulation de la même substance par l'alcool ou par le tannin ; en effet, dans le premier cas c'est une prise en masse, une *gélatinisation*, une *gélification*, dans l'autre c'est une séparation des flocons plus ou moins volumineux. Néanmoins, il semble bien que la prise en masse, la coagulation proprement dite, dont celle du sang et du lait sont des prototypes, et la formation des flocons, ne diffère que par la forme ; leur mécanisme semble être identique.

C'est également l'avis de Spring. Il est probable que pour qu'une prise en masse ait lieu, la vitesse de l'action doit être ralentie ; justement, on observe que des coagulations se produisent lorsque le coagulant se répand lentement dans l'émulsoïde, par exemple par diffusion ou bien lorsqu'on ajoute une quantité insuffisante du coagulant et qu'on le laisse au repos. Enfin la concentration y joue certainement un rôle et les liquides qui coagulent en bloc sont toujours concentrés.

Il nous paraît donc plausible de généraliser le terme coagulation, en conservant le terme de gélification pour des cas particuliers.

8. Applications. — Une application intéressante des données précédentes a été faite par Michaelis et Rona, pour la séparation des matières albuminoïdes du sérum ou du sang :

a) On dilue 5 cc. du sérum humain dans 50 ccm. de H^2O, puis on ajoute goutte à goutte, en agitant constamment, 25 ccm. d'hydroxyde de fer bien dialysé ; on dilue 5 fois dans de l'eau distillée ; en filtrant au bout de quelques minutes, on obtient un sérum, libre de matières albuminoïdes.

b) On dilue 5 ccm. de sang défibriné avec 45 ccm. de H^2O distillée et on ajoute 100 ccm. d'hydroxyde de fer dialysé et dilué 4 fois ; au bout de 10 minutes on ajoute 0,1 gr. de $K^2 SO^4$ en poudre fine et on triture. La coagulation se poursuit ; on filtre et on obtient le sang libéré d'albumine et aussi d'hémoglobine.

En combinant cette méthode avec l'action de la chaleur, la séparation des matières protéiques est, d'après MICHAELIS, absolue.

L'expérience décrite au commencement de ce chapitre concernant la complexité de la coagulation de l'albumine par la chaleur peut nous servir comme modèle de l'action de certains ferments coagulants.

a) On dit que par l'action de la présure sur la caséine, cette dernière est transformée en caseogène ; la réaction se passe, même en absence de sels solubles de calcium ; et lorsque cette action est terminée l'addition d'une quantité donnée d'un sel soluble de calcium provoque le passage de l'état de sol à l'état de gel compact ; on dit alors que les sels calciques forment un précipité en se combinant avec le caséogène.

b) Dans l'action de la pectase sur la pectine, G. BERTRAND a supposé un processus différent : d'après lui, aucune transformation de la pectine n'a lieu en l'absence de sels solubles de calcium. Une expérience nous a prouvé le contraire ; en opérant en présence d'un indicateur, on constate que la pectase agit sur la pectine et lorsque cette action est terminée, l'addition de traces des sels de calcium produit une gélification instantanée.

Il y a donc une analogie absolue entre l'action de la présure et celle de la pectase, en ce qui concerne les sels calciques. Et au point de vue qui nous intéresse, l'analogie est complète avec la coagulation d'un sol d'albumine par la chaleur.

Un exemple typique de peptonisation est le passage de l'état de gel de l'albumine coagulé à l'état de sol, sous l'influence de ferments appropriés, par exemple de la pepsine ou plus rapidement encore, de la papaïne. C'est à ce phénomène qu'on a d'ailleurs emprunté le terme de peptonisation. Il semble que cette façon d'envisager les processus de coagulation par les ferments ne tardera pas à apporter des résultats, autrement importants que la multiplication du nombre déjà embarrassant des termes de ferments, coferments, antiferments, proferments, etc.

CHAPITRE V

GONFLEMENT ET SYNERÈSE DES GELS

Ainsi que nous l'avons souligné, la coagulation prend parfois une forme particulière, celle de la gélification ou de pectisation. Cette forme apparaît dans des conditions spéciales où la vitesse de la réaction, les concentrations, la température, les traitements antérieurs des matières, le mode de préparation, etc., jouent un rôle. Elle s'observe aussi sous l'influence de changements de température, de concentration (saccharate de chaux), d'hydratation (alcool, acide acétique) aux cours des précipitations chimiques (silice), etc...

Les gels sont caractérisés par des propriétés mécaniques et physiques.

1. Propriétés mécaniques des gels. — Les gels sont très *élastiques* et cette propriété a trouvé de nombreuses applications dans l'industrie ; ainsi on peut obtenir avec le caoutchouc des allongements allant jusqu'à quatre fois la valeur primitive (CLÉMENT et RIVIÈRE) ; avec la gélose jusqu'à deux fois ; il est intéressant de savoir que le volume ne varie pas ou presque pas pendant ces allongements (BJERKEN). Mais, après avoir été ainsi étirés, les gels gardent un allongement résiduel qui diminue avec l'élévation de la température (SCHEDD et INGERSOL).

Les gels possèdent une *rigidité*, ils résistent aux déformations. D'après les travaux de SCHWEDOFF, il semble même que cette propriété est générale pour l'état colloïdal.

La *plasticité* des gels a fait naître toute une industrie nouvelle. Pour prendre et garder une forme qu'on leur donne par pression, les gels doivent être dans l'état pateux qui précède le stade de leur fluidification. Pour cela on leur fait subir des températures appropriées ou bien on les fait gonfler dans des liquides choisis. Certaines matières colloïdales, comme la corne ou la gutta-percha, deviennent plastiques par simple chauffage avec de l'eau ; d'autres, comme le caoutchouc, la gélatine, etc..., doivent être préalablement gonflées dans des dissolvants. Finalement, on introduit dans les gels pateux ou gonflés, des substances solides ou en solution dans les dissolvants employés, et, après évaporation, on recueille des masses dures, facilement ramollissables par un chauffage doux. Les propriétés mécaniques des gels sont importantes à connaître non seulement au point de vue pratique, mais aussi au point de vue théorique : cet état des gels, tout en étant un état solide, garde des propriétés nettes des liquides ; depuis la découverte des cristaux liquides de LEHMANN, il semble que l'état solide bien défini n'existe pas (KOURBATOW).

2. Gonflement. — La propriété physique dominante des gels est leur gonflement. Cette propriété fort bien étudiée dans l'industrie n'a pas été suffisamment comprise dans la biologie ; et pourtant nous avons vu que le gonflement est capable à lui seul d'expliquer le mouvement des liquides dans les tissus. Etudions le gonflement sur le caoutchouc et sur la gélatine.

Découpons une bande d'une feuille mince de caoutchouc, faisons une entaille au milieu et plongeons-en la moitié dans un tube à essais rempli de chloroforme ; d'autre part, répétons la même opération avec une bandelette de gélatine, pas trop mince, en la plongeant dans l'eau. Avec le caoutchouc on verra après quelques minutes un gonflement, dépassant le double du volume primitif. Le même phénomène s'observe avec la gélatine après un temps beaucoup plus long ; pour la rendre plus rapide, on place un filament de gélatine dans un tube capillaire et on observe son gonflement dans un tube à essais rempli de dissolvant. Le volume final de caoutchouc gonflé peut dépasser six fois le volume initial (BARY) ; pour la gélatine, il peut même le dépasser treize fois.

Pour la rapidité du gonflement, on peut se servir de la méthode du fil capillaire sus-indiqué. On peut faire une belle expérience de cours en soufflant dans la direction, parallèle à la longueur d'une feuille mince de la gélatine : on observe immédiatement la torsion de cette feuille du côté opposé du souffle.

Le phénomène du gonflement s'accompagne d'un dégagement de chaleur. Voici, d'après ROSENBOHM les nombres de calories grammes, dégagées pendant le gonflement des gels dans l'eau :

Gélatine	36.0
Agar	35.5
Coton hydrophile	20.8
Celluose pure	19.9
Papier-filtre	9.6

D'après KATZ, toute l'énergie du gonflement peut être transformée en travail extérieur. Des haricots en germant peuvent soulever le couvercle d'un pot, chargé de 85 kg. ; RODEWALD estime la pression produite par le gonflement de l'amidon à 2.500 atmosphères ; REINKE a déterminé la pression engendrée par des rondelles de laminaires, (algues de mer) : elle peut s'élever, pour les rondelles de 5 cm. de diamètre et de 0.1 m/m d'épaisseur, à plusieurs atmosphères. Pour mesurer cette pression, Reinke a construit un appareil spécial, mais cet appareil ne peut prétendre à une grande exactitude ; un peu plus exact est celui de Posnjak.

Examinons l'influence des ions sur le gonflement ; d'une façon générale, les acides et les alcalis augmentent considérablement le gonflement. Des expériences de Martin Fischer il résulte que cette augmentation n'est point en relation avec le degré de dissociation électrique et que les anions aussi bien que les cathions ont leur part d'action. Les sels neutres possèdent la propriété d'affaiblir le gonflement en présence des acides ou des bases. Le gonflement par les acides ou les bases et la rétraction par les sels sont des processus réversibles.

Cette importante question a été soumise tout dernièrement par J. Loeb à une revision complète et il est prudent de ne pas en tirer actuellement de conclusions générales. Soulignons de plus que, suivant le degré de pureté des gels, le gonflement présente des différences notables, ainsi que cela résulte des expériences de Dhéré sur la gélatine très pure. Il semble aujourd'hui prouvé par les travaux systématiques de Michaelis, Rona et leurs collaborateurs, que la concentration en ions $H+$ est un facteur capital dans les phénomènes de gonflement. Pour démontrer l'augmentation du gonflement en présence des acides, faisons cette expérience de M. Fischer ; elle imite à s'y méprendre la piqûre des insectes :

Une solution à 6 °/° de gélose est solidifiée dans une boîte de Petri ; on plonge une aiguille à injection dans une solution concentrée d'acide acétique ou formique, on la retire et après chaque plongement nouveau, on fait des piqures sur la surface de la gélose ; on verse de l'eau et deux heures après, au plus tard, les endroits piqués présentent des boursoufflures caractéristiques.

Il est difficile d'expliquer le mécanisme du gonflement. On a pensé qu'il s'agit d'une adsorption pure et simple. Mais alors comment expliquer le fait que certains gels ne gonflent que dans des dissolvants appropriés : la gélatine ne gonfle pas dans l'alcool et la glycérine ; l'albumine ne gonfle pas dans la benzine, l'éther, l'alcool et la térébenthine ; l'amidon ne gonfle pas dans l'éther de pétrole, etc.... Comment expliquer que la solution à 50 °/° de chloral hydraté laisse gonfler l'amidon, tandis que le phénomène ne s'observe pas avec des solutions à 80 °/° ? Bien plus, comment expliquer par l'adsorption le phénomène de tannage ? On l'observe sous une forme très simple, dans la suppression du gonflement de la gélatine, préalablement traitée par l'alcool ou l'acide chromique.

Il semble qu'il faut également abandonner la conception simpliste d'imbibition pour expliquer le gonflement : dans l'imbibition, les rôles principaux sont joués par la grandeur des interstices poreux, la tension de vapeur, la tension superficielle, la viscosité et le fait que le liquide gonflant mouille ou ne mouille pas les parois. Dans les phénomènes de gonflement, il apparaît que le tout forme une masse homogène, une véritable dissolution du dissolvant dans les gels. C'est pourquoi nous n'observons pas le phénomène de Tyndall avec les gels ; d'autre part, une structure spéciale des gels ne peut pas être niée.

BUETSCHLI a étudié la structure des gels dans une série importante de travaux et il est arrivé à la conclusion que les gels possèdent une structure déterminée dite en « tissus de mailles ». Les expériences de ZACHARIAS et de V. HENRI ont confirmé cette manière de voir ; ce dernier auteur a cinématographié la coagulation du latex de caoutchouc et il a établi nettement la production de formes spéciales dans la coagulation. Le caoutchouc forme d'après DITMAR des réseaux analogues à des éponges ou à de la mousse de savon dont les parois sont formées par un gel de concentration différente.

En somme, le mécanisme du gonflement nécessite encore une étude approfondie.

3. **Synerèse.** — C'est le phénomène consécutif au gonflement ; il consiste en la sécrétion au bout d'un certain temps d'un liquide par les gels gonflés. La synerèse a été observée par GRAHAM qui lui a donné ce nom. La formation du sérum sanguin, du petit lait, etc., sont des exemples typiques de synerèses. Le phénomène de synerèse se produit souvent avec une violence extrême ; ainsi la colle de poisson desséchée dans un dessicateur dans l'acide sulfurique fait éclater le vase de verre où elle se trouve.

Le liquide secrété n'est jamais de l'eau pure ou tout autre milieu disperseur : il contient toujours du sol émulsoïde correspondant. C'est un point très important à connaître. Les expériences suivantes sont convaincantes :

Préparons des gels d'amidon, de silice, de gélose, d'albumine, ajoutons-y quelques gouttes de thymol pour éviter la contamination. Après plusieurs jours nous observons une synerèse bien nette ; prélevons alors quelques centimètres cubes du liquide secrété et analysons le : l'addition d'une solution iodo-iodurée, d'une solution de tannin, d'oxyde de cuivre ammoniacal ou d'autres réactifs nous permettra de constater que le liquide synérétique est le colloïde correspondant.

La synerèse dépend de plusieurs facteurs ; elle est d'autant plus grande qu'on expérimente sur des volumes restreints ; elle augmente dans un milieu légèrement acide ou légèrement alcalin et diminue dans un milieu neutre ; elle continue pendant très longtemps, mais c'est habituellement dans les premiers jours que son taux est le plus accentué.

L'étude du phénomène de la synerèse n'est pas plus avancée que celle du phénomène de gonflement. Et, sans aucun doute possible, elle conduira tout droit à l'application des phénomènes de la secrétion en physiologie.

4. Diffusion et cristallisation dans les gels. — Ces phénomènes permettent l'observation de formes curieuses. Nous allons décrire la formation des productions osmotiques de LEDUC, des anneaux de LEDUC-LIESEGANG et des membranes de TRAUBE. Voici comment on peut les reproduire.

Préparons des liquides composés : soit de 5 à 10 parties d'une solution saturée de ferro-cyanure de potassium et 5 à 10 parties d'une solution saturée de Na Cl dans 100 parties d'eau ; ou bien une solution concentrée de carbonate de soude, ou enfin, un liquide composé d'une solution à 33 °/° de silicate de potassium, d'une solution saturée de carbonate de soude et d'une solution saturée de phosphate monosodique, (60 gr. de chacune de ces solutions pour 1.000 ccm. d'eau).

Lorsqu'on sème sur ces solutions composées, des grains, préparés en mélangeant une partie de sucre avec une à deux parties de sulfate de cuivre pour la première, avec du chlorure de calcium ou du baryum solides pour la seconde, avec du chlorure de calcium pour la troisième, on obtient des figures représentant des plantes magnifiques. En ajoutant à ces liquides de la gélatine à 10 °/° et en opérant à chaud, on peut par refroidissement fixer ces formes artificielles. Le premier exemple peut nous représenter la structure cellulaire des tissus organiques.

Quel est le mécanisme de cette production *in vitro* des formes vivantes ? Il est probable que par le contact, dans les conditions précitées, de la solution de sulfate de cuivre et du ferrocyanure de potassium, il se forme des membranes de TRAUBE hémiperméables. Cette propriété permet à l'eau de pénétrer dans l'intérieur de la cellule artificielle ainsi formée et finalement, la membrane se rompt ; une quantité nouvelle de sulfate de cuivre se déverse au contact du ferrocyanure et une nouvelle membrane se forme ; et ainsi de suite.

b). On prépare un gel avec 5 gr. de gélose et 100 ccm. d'eau distillée additionnée de 0 gr. 20 de bichromate de potasse ; on verse à chaud dans une boîte de PETRI ou sur du verre et après le refroidissement, on place sur ce milieu une goutte d'une solution à 10 °/° de nitrate d'argent. Après 2 ou 3 jours on observe des anneaux concentriques d'une remarquable beauté. L'expérience peut être faite dans un tube à essais ou bien dans un vase cylindrique : si on verse la solution d'Ag NO^3 sur la surface, on voit des cylindres de même axe ; si on a eu le soin de plonger un bloc gélatineux dans le liquide, qui le baigne, alors de tous les côtés, on peut en faisant des coupes minces, faire l'observation plus facilement et la photographier au microscope.

Pour obtenir les membranes de TRAUBE, on verse goutte à goutte dans une solution saturée de ferrocyanure de potassium une solution saturée de sulfate de cuivre ; les gouttes doivent reposer sur la surface du liquide : elles s'entourent alors d'une membrane mince et incolore qui peu à peu grossit et devient rouge-brune, de telle sorte que les gouttes de sulfate apparaissent comme placées dans un sac.

Des formes particulières s'observent dans la cristallisation de différentes substances dans les gels ; ou bien dans la congélation des gels, leur dessication, etc.

Les travaux de LEDUC, LIÉSEGANG, HATSCHEK, M. FISCHER, AMBRONN, fournissent des exemples de ces productions variées.

Elles sont considérées à tort, par beaucoup de savants comme des amusements scientifiques. Bien entendu, il ne faut pas voir en elles la production synthétique des êtres vivants ; néanmoins, c'est une imitation parfaite, indiscutable, des formes vivantes qui fournit un argument solide en faveur de l'identité plus ou moins complète des mécanismes de leurs productions respectives. En dehors des formes se trouve encore la fonction.

5°. **Applications**. — Il n'est pas douteux que les applications inté ressantes des phénomènes du gonflement et de la synérése aux phéno-mènes vitaux ne se feront pas attendre. Pour le moment, l'étude de ces phénomènes a été un peu négligée. Les analogies entre le gonflement et l'origine des œdèmes, tirées par M. Fischer pour l'explication de ces derniers et celles entre la synerèse et la production du sérum et d'autres liquides organiques doivent pourtant attirer l'attention sur l'intérêt capital que présentent ces deux phénomènes dans la vie.

TABLES

I. — DENSITÉ ET VOLUME DE L'EAU A DIVERSES TEMPÉRATURES
(Rosetti).

TEMPÉRATURE	DENSITÉ	VOLUME
4	1.000.000	1.000.000
5	0.999.990	1o
6	70	3o
7	33	67
8	886	114
9	24	176
10	747	253
11	655	345
12	549	451
13	430	57o
14	299	7o1
15	160	841
16	002	999
17	8.841	116o
18	654	348
19	460	542
20	259	744
21	047	957
22	7.826	2.177
23	601	4o5
24	367	641
25	120	881
26	6.866	3.144
27	603	4o8
28	331	682
29	051	965
30	5.765	4,253

II. — DENSITÉ DE QUELQUES LIQUIDES

Acétone à o°	0,814
Acide azotique concentré	1,52
» chlorhydrique à o° C.	1,21
» sulfurique 66° Be.	1,843
Alcool éthylique	0,794
» méthylique	0,798
Aldéhyde formique	0,806
Ammoniaque à 0° C.	0,636
Amyle (Acétate d')	0,896
Aniline	1,036
Benzène	0,899
Chloroforme	1,48
Chlorure de carbone (tétra)	1,629
Eau de mer	1,026
Eau oxygénée concentrée	1,452
Ether sulfurique	0,736
Etyle (Chlorure d')	0,925
Glycérine	1,264
Huile d'olive	0,917
Lait (vache)	1,03
Sulfure de carbone à 0° C.	1,263
Toluéne	0,882

III. — FORMULES ET PROPRIÉTÉS
DE CERTAINS COMPOSÉS INORGANIQUES
ET ORGANIQUES

CORPS	FORMULE	SOLUTION MOLÉCULAIRE gr /litre.	SOLUTION NORMALE gr./litre	SOLUTION SATURÉE à 15°c. gr. p. o/o
Aluminium chlorure. . . .	$Al^2Cl + 12$ aq	133,5	44,5	41,1
» sulfate	$Al^2(SO^4) + 18$ aq	666,7	111,1	5o,4
Argent nitrate.	$Ag\ NO^3$	169,9	169,9	64,9
Baryum chlorure	$Ba\ Cl^2 + 2$ aq	244,3	122,2	31,o
Calcium »	$Ca\ Cl^2 + 6$ aq	219,1	1o9,6	8o,9
» sulfate	$Ca\ SO^4 + 2$ aq	172,8	86,5	o,25
Cadmium »	$Cd\ SO^4 + 8$ aq	256,5	128,3	92,6
Cuivre »	$Cu\ SO^4 + 5$ aq	249,7	124,9	25,3
Fer sulfate ferreux . . .	$Fe\ SO^4 + 7$ aq	278,0	139,0	35,4
» chlorure » . . .	$Fe\ Cl^2 + 4$ aq	198,8	99,4	63,1
» » ferrique . . .	$Fe^2\ Cl + 6$ aq	27o,3	9o,1	77,3
Lithium sulfate	$Li^2\ SO^4$	1o9,9	55,o	25,7
Magnésium sulfate . . .	$Mg\ SO^4 + 7$ aq	246,5	123,2	51,o
Mercure chlorure. . . .	$Hg\ Cl^2$	271,6	135,8	6,54
Potassium bromure . . .	$K\ Br$	119,o	119,o	38,9
» chlorure . . .	$K\ Cl$	74,6	74,6	24,4
» carbonate. . .	$K^2\ CO^3$	138,2	69,1	52,5
» sulfocyanure. .	$K\ CNS$	97,2	97,2	67,5
» sulfate. . . .	$K^2\ SO^4$	174,3	87,1	9,25
Sodium sulfate	$Na^2\ SO^4 + 1o$ aq	322,2	161,1	26,5
» chlorure. . . .	$Na\ Cl$	58,5	58,5	26,4
» hyposulfite . . .	$Na^2\ S^2\ O^3 + 5$ aq	248,o	144,o	56,5
Zinc sulfate.	$Zn\ SO^4 + 7$ aq	287,5	143,8	6o,o
Acide citrique	$H^3\ C^6\ H^5\ O^7 + H^2O$	21o,1	7o,o	64,8
Citrate de potassium. . .	$K^3\ C^6\ H^5\ O^7 + H^2O$	324,3	1o8,1	64,7 (à 3o°c.)
Salicylate de soude . . .	$Na\ C^7\ H^5\ O^3$	160,o	16o,o	52 (à 2o°c.)
Urée	$CO\ (NH^2)\ 2$	6o,1		42,o

IV. — POIDS ANATOMIQUE DES ÉLÉMENTS DONT L'EXISTENCE A ÉTÉ SIGNALÉE CHEZ LES ÊTRES VIVANTS

Ag	Argent	1o7,88	Mo	Molybdène	96,o
Al	Aluminium	27,1	N	Azote	14,o1
Ar	Argon	39,88	Na	Sodium	23,oo
As	Arsenic	74,96	Ni	Nickel	58,68
B	Bore	11,o	O	Oxygène	16,oo
Ba	Baryum	137,37	Os	Osmium	19o,9
Bi	Bismuth	2o8,o	P	Phosphore	31,o4
Br	Brome	79,92	Pb	Plomb	2o7,1o
C	Carbone	12,o	Pd	Palladium	1o6,7
Ca	Calcium	4o,o7	Pt	Platine	195,2
Cd	Cadmium	112,4o	Ra	Radium	226,4
Ce	Cerium	14o,25	Rb	Rubidium	85,45
Cl	Chlore	35,46	Rh	Rhodium	1o2,9
C o	Cobalt	58,97	Ru	Ruthenium	1o1,7
Cr	Chrome	52,o	S	Soufre	32,7
Cs	Cesium	138,81	Sb	Antimoine	12o,2
Cu	Cuivre	63,57	Se	Selenium	79,2
F	Fluor	19,o	Si	Silicium	28,3
Fe	Fer	55,84	Sn	Etain	119,o
Ga	Gallium	69,9	Sr	Strontium	87,63
H	Hydrogène	1,oo8	Te	Tellure	127.5
He	Helium	3,99	Th	Thorium	232,4
Hg	Mercure	2oo,6	Ti	Titane	48,1
Ir	Iridium	193,1	Tl	Thallium	2o4,o
J	Iode	126,92	U	Uranium	238,5
K	Potassium	39,1o	V	Vanadium	51,o
La	Lanthane	139,o	W	Tungstène	184,o
Li	Lithium	6,94	Zn	Zinc	65,37
Mg	Magnésium	24,32	Zr	Zirconium	9o,6
Mn	Manganèse	54,93			

V. — TABLES D'OBACH, DONNANT LE RAPPORT

$$\frac{a}{b} = \frac{a}{1000 - a}\ {}^{1)}.$$

a	0	100	200	300	400	500	600	700	800	900
0	0,0000	0,1111	0,2500	0,4286	0,6667	1,0000	1,500	2,333	4,000	9,00
1	0010	1123	2516	4306	6694	1,0040	1,506	2,344	4,025	9,10
2	0020	1136	2531	4327	6722	1,0080	1,513	2,356	4,051	9,20
3	0030	1148	2547	4347	6750	1,0121	1,519	2,367	4,076	9,31
4	0040	1161	2563	4368	6779	1,0161	1,525	2,378	4,102	9,42
5	0050	1173	2579	4388	6807	1,0202	1,532	2,390	4,128	9,53
6	0060	1186	2594	4409	6835	1,0243	1,538	2,401	4,155	9,64
7	0070	1198	2610	4430	6863	1,0284	1,545	2,413	4,181	9,75
8	0081	1211	2626	4451	6892	1,0325	1,551	2,425	4,208	9,87
9	0091	1223	2642	4472	6921	1,0367	1,558	2,436	4,236	9,99
10	0,0101	0,1236	0,2658	0,4493	0,6949	1,0408	1,564	2,448	4,263	10,11
11	0111	1249	2674	4514	6978	1,0450	1,571	2,460	4,291	10,24
12	0121	1261	2690	4535	7007	1,0492	1,577	2,472	4,319	10,36
13	0132	1274	2706	4556	7036	1,0534	1,584	2,484	4,348	10,49
14	0142	1287	2723	4577	7065	1,0576	1,591	2,497	4,376	10,63
15	0152	1299	2739	4599	7094	1,0619	1,597	2,509	4,405	10,76
16	0163	1312	2755	4620	7123	1,0661	1,604	2,521	4,435	10,90
17	0173	1325	2771	4641	7153	1,0704	1,611	2,534	4,464	11,05
18	0183	1337	2788	4663	7182	1,0747	1,618	2,546	4,495	11,20
19	0194	1351	2804	4684	7212	1,0790	1,625	2,559	4,525	11,35
20	0204	1364	2820	4706	7241	1,0833	1,632	2,571	4,556	11,50
21	0215	1377	2837	4728	7271	1,0877	1,639	2,584	4,587	11,66
22	0225	1390	2853	4749	7301	1,0921	1,646	2,597	4,618	11,82
23	0235	1403	2870	4771	7331	1,0964	1,653	2,610	4,650	11,99
24	0246	1416	2887	4793	7361	1,1008	1,660	2,623	4,682	12,16
25	0256	1429	2903	4815	7391	1,1053	1,667	2,636	4,714	12,33
26	0267	1442	2920	4837	7422	1,1097	1,674	2,650	4,747	12,51
27	0277	1455	2937	4859	7452	1,1142	1,681	2,663	4,780	12,70
28	0288	1468	2953	4871	7483	1,1186	1,688	2,676	4,814	12,89
29	0299	1481	2970	4903	7513	1,1231	1,695	2,690	4,848	13,08
30	0309	1494	2907	4925	7544	1,1277	1,703	2,704	4,882	13,29

[1]) Les unités et les dizaines de a se trouvent dans la première colonne verticale tandis que les centaines sont marquées dans la première ligne horizontale. Ainsi, en supposant $a = 529$ on obtient le rapport cherché au croisement de deux lignes, d'une, horizontale, correspondant à 29 et d'autre, verticale, passant par 500, soit 1,1277.

a	0	100	200	300	400	500	600	700	800	900
30	0309	1494	2907	4925	7544	1,1277	1.703	2,704	4,882	13,29
31	0320	1507	3004	4948	7575	1,1322	1,710	2,717	4,917	13,49
32	0331	1521	3021	4270	7606	1,1368	1,717	2,731	4,952	13,71
33	0341	1534	3038	4993	7637	1,1413	1,725	2,745	4,988	13,93
34	0352	1547	3055	5015	7668	1,1459	1,732	2,759	5,024	14,15
35	0363	1561	3072	5038	7699	1,1505	1,740	2,774	5,061	14,38
36	0378	1574	3089	5060	7731	1,1552	1,747	2,788	5,098	14,63
37	0384	1587	3106	5083	7762	1,1598	1,755	2,802	5,135	14,87
38	0395	1601	3123	5106	7794	1,1645	1,762	2,817	5,173	15,13
39	0406	1614	3141	5129	7825	1,1692	1,770	2,831	5,211	15,39
40	0417	1628	3158	5152	7857	1,1739	1,778	2,846	5,250	15,67
41	0428	1641	3175	5175	7889	1,1786	1,786	2,861	5,289	15,95
42	0438	1655	3193	5198	7921	1,1834	1,703	2,876	5,329	16,24
43	0449	1669	3210	5221	7953	1,1882	1,801	2,891	5,369	16,54
44	0460	1682	3228	5244	7986	1,1930	1,809	2,906	5,410	16,86
45	0471	1696	3245	5267	8018	1,1978	1,817	2,922	5,452	17,18
46	0482	1710	3263	5291	8051	1,2026	1,825	2,937	5,494	17,52
47	0493	1723	3280	5314	8083	1,2075	1,833	2,953	5,536	17,87
48	0504	1737	3298	5337	8116	1,2124	1,841	2,968	5,579	18,23
49	0515	1751	3316	5361	8149	1,2173	1,849	2,984	5,623	18,61
50	0,0526	0,1765	0,3333	0,5385	0,8182	1,2222	1,857	3,000	5,667	19,00
51	0537	1779	3351	5408	8215	1,2272	1,865	3,016	5,711	19,41
52	0549	1792	3369	5432	8248	1,2321	1,874	3,022	5,757	19,83
53	0560	1806	3387	5456	8282	1,2371	1,882	3,049	5,803	20,28
54	0571	1820	3405	5480	8315	1,2422	1,890	3,065	5,849	20,74
55	0582	1834	3323	5504	8349	1,2472	1,899	3,082	5,897	21,22
56	0593	1848	3441	5528	8382	1,2523	1,907	3,098	5,944	21,73
57	0604	1862	3459	5552	8416	1.2573	1,915	3,115	5,993	22,26
58	0616	1876	3477	5576	8450	1,2624	1,924	3,132	6,042	22,81
59	0627	1891	3495	5601	8484	1,2676	1,933	3,149	6,092	23,39
60	0638	1905	3514	5625	8519	1,2727	1,941	3,167	6,143	24,00
61	0650	1919	3532	5649	8553	1,2779	1,950	3,184	6,194	24,64
62	0661	1933	3550	5674	8587	1,2831	1,959	3,202	6,246	25,32
63	0672	1947	3569	5699	8622	1,2883	1,967	3,219	6,299	26,03
64	0684	1962	3587	5723	8657	1,2936	1,976	3,237	6,353	26,78
65	0695	1976	3605	5748	8692	1,2989	1,985	3,255	6,407	27,57
66	0707	1990	3624	5773	8727	1,3041	1,994	3,274	6,463	28,41
67	0718	2005	3643	5798	8762	1,3095	2,003	3,292	6,519	29,30
68	0730	2019	3661	5823	8797	1,3148	2,012	3,310	6,576	30,25
69	0741	2034	3680	5848	8832	1,3202	2,021	3,329	6,634	31,26
70	0753	2048	3699	5873	8866	1,3256	2,530	3,348	6,692	32,33

a	0	100	200	300	400	500	600	700	800	900
70	0753	2048	3699	5873	8868	1,3256	2,530	3,348	6,692	32,33
71	0764	2063	3717	5898	8904	1,3310	2,040	3,367	6,752	33,48
72	0776	2077	3736	5924	8939	1,3364	2,049	3,386	5,813	34,71
73	0787	2092	3755	5949	8975	1,3419	2,058	3,405	6,874	36,04
74	0799	2107	3774	5974	9011	1,3474	2,067	3,425	6,937	37,46
75	0811	2121	3793	6000	9048	1,3529	2,077	3,444	7,000	39,00
76	0823	2136	3812	6026	9084	1,3585	2,086	3,464	7,065	40,67
77	0834	2151	3831	6051	9120	1,3641	2,096	3,484	7,130	42,48
78	0846	2165	3850	6077	9157	1,3697	2,106	3,505	7,197	44,45
79	0858	2180	3870	6103	9194	1,3753	2,115	3,525	7,264	46,62
80	0870	2195	3889	6129	9231	1,3810	2,125	3,545	7,333	49,00
81	0881	2210	3908	6155	9268	1,3866	2,135	3,566	7,403	51,63
82	0893	2225	3928	6181	9305	1,3923	2,145	3,587	7,475	54,56
83	0905	2240	3947	6207	9342	1,3981	2,155	3,608	7,547	57,82
84	0917	2255	3966	6234	9380	1,4038	2,165	3,630	7,621	61,50
85	0929	2270	3986	6260	9417	1,4096	2,175	3,651	7,696	65,67
86	0941	2285	4006	6287	9455	1,4155	2,185	3,673	7,772	70,43
87	0953	2300	4025	6313	9493	1,4213	2,195	3,695	7,850	75,92
88	0965	2315	4045	6340	9531	1,4272	2,205	3,717	7,929	82,33
89	0977	2330	4065	6367	9569	1,4331	2,215	3,739	8,009	89,91
90	0,0989	0,2346	0,4085	0,6393	0,9608	1,4390	2,226	3,762	8,091	99,00
91	1001	2361	4104	6420	9646	1,4450	2,236	3,785	8,174	110,1
92	1013	2376	4124	6447	9685	1,4510	2,247	3,808	8,259	124,0
93	1025	2392	4144	6474	9724	1,4570	2,257	3,831	8,346	141,9
94	1038	2407	4164	6502	9763	1,4631	2,268	3,854	8,434	165,7
95	1050	2422	4184	6529	9802	1,4691	2,279	3,878	8,524	199,0
96	1062	2438	4205	6556	9841	1,4752	2,289	3,902	8,615	249,0
97	1074	2453	4225	6584	9881	1,4814	2,300	3,926	8,709	332,3
98	1086	2469	4245	6611	9920	1,4876	2,311	3,950	8,804	499,0
99	1099	2484	4265	6639	0,9966	1,4938	2,322	3,975	8,901	999,0
100	0,1111	0,2500	0,4286	0,6667	1,0000	1,5000	2,333	4,000	9,000	∞

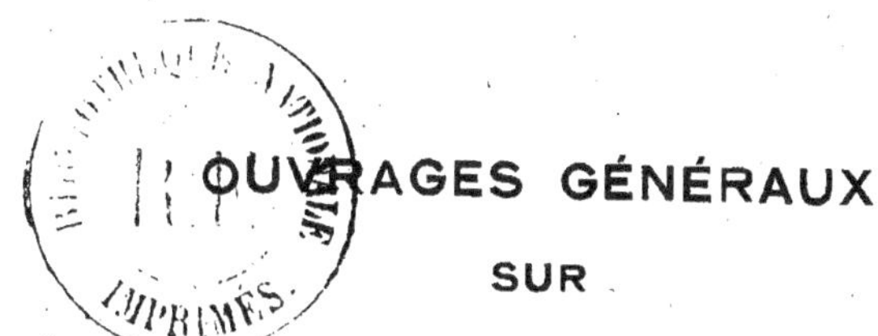

OUVRAGES GÉNÉRAUX
SUR
L'ÉTAT COLLOIDAL DE LA MATIÈRE

En français :

BARY P. Les colloïdes métalliques. Paris. Dunod, 1920.
  » Les colloïdes. Paris. Dunod, 1921.
COTTON et MOUTON. Les ultramicroscopes et les objets ultramicroscopiques. Masson, 1906.
DUCLAUX J. Les colloïdes. Paris. Gauthier-Villars, 1920.
HENRI V. et MEYER. Les colloïdes in *Chwolson*. Traité de Physique. Paris. Hermann, 1907.
PERRIN J. Les atomes. Paris, Alcan, 1921. (2e édition.)
VIGNERON. Les Colloïdes (brochure.) Paris, Chiron, éditeur, 1922.

En anglais :

BAYLISS W. M. An introduction to general Physiology with practical exercises. London. Longmann Grenn, 1919.
HATSCHEK. Manual of colloïdal Chemistry. London. 1920.
Mc. CLENDON J. T. The physical Chemistry of Vital Phenomena. Princeton. 1917.

En italien :

BOTTAZZI. Fil. Principii di fisiologia. Milano. Sociéta Editrice, 1905.
CASSUTO. Lo stato colloidale della materia. Pisa, 1911.

En espagnol :

CARRACIDO. Discursos leidos en la R. Academia de Medicina. Madrid. 1906.
GANDARA F. Dissertacion. Buenos-Aires, 1908.
ROCASOLANO. Estudios quimico- fisicos sobre la materia viva. Zaragoza, 1917.

En polonais :

KOPACZEWSKI. W. Koloidy w biologji i medycynie. Varsovie. Gebethner et Wolff, 1922.

En allemand :

BECHHOLD H. Die Kolloïde in der Biologie und Medizin. Dresden. Steihkozsf, 1920. (3e édition.)
FREUNDLICH. Die Kapillarchemie. Leipzig. Skad.-Verlaggeselschaf, 1909.

HOEBER R. Die physikalische Chemie der Zelle und der Gewebe. Leipzig. Engelmann, 1917. (3e édition.)

MICHAELIS L. Praktikum der physikalischen Chemie. Berlin. Springer, 1921.

MULLER. Bibliographie der Kolloïde biz zum Jahre, 1904.

OSTWALD. Wo. Grundriss der Kolloïd-Chemie, Dresden. Steinkopf, 1917. (3e édition.)

Idem. Die Welt der vernachlassigten Dimensionen. Dresden. Steinkopf, 1921. (6e édition.)

Idem. Kleines Praktikum der Kolloïd-Chemie. Dresden. Steinkopf, 1920.

PESCHL. W. Einfrihring in die Kolloïdchemie. Dresden. Steinkopf, 1919. (5e édition.)

v. WEIMARN P. Zur Lehre von der Zustanden der Materie. Dresden. Steinkopf, 1914.

ZSIGMONDY. Zur Erkenntniss der Kolloïde. Iena. Fischer, 1905.

INDEX BIBLIOGRAPHIQUE

ARDERHALDEN et STRAUCH. Zeit. f. physiol. Chem., 1911, v. 71, p. 315.

ABEGG. Wied. Ann. 1898, v. 64, p. 486.

Idem. Zeit. f. physikal. Chem. 1896, v. 20, p. 207.

ABRAMI et SENEVET. Soc. méd. Hôp., 1919. N° 23.

AGULHON. Ann. Inst. Past., 1912, v. 26, p. 38.

ALBARRAN. Ann. mal. génito-urin., 1899, p. 47.

ALLARD. Berlin klin. Wochenschr., 1911, N° 3.

AMBRONN. H. Koll. Zeit., 1910. v. 6, p. 222.

AMMANN. in COMTE. L'auto intoxication. Paris, 1909, 2e Ed.

Idem. Bull. Sc. Pharm. 1902, v. 5, p. 131, v. 42, p. 100.

ARLOING et COURMONT, Bull. Ac. Méd. 1896.

ARLOING et VAUTEY. Soc. Biol., 1921, v. 84, p. 519.

ARRHENIUS S. Zeit. f. physikal Chem., 1888, v. 2, p. 115 ; 1892, vol. 10, p. 51.

ARRHENIUS S. et BABANOWIC. Cit. ap. Bechold Die Kolloïde in der Medizin, etc...

ARRHENIUS et MADSEN. Immun-chemie Leipzig, 1907, p. 16.

D'ARSONVAL. Traité de Physique Biol. Masson, Paris, 1901 (Article de DASTRE. Osmose).

Idem. Soc. Biol. 31 Avril 1886.

Idem. Gaz. des Hôp., 21 Mars 1878.

Idem. La lumière électrique 1881-1884.

Idem. Soc. Biol. 1884-5.

ASCHER-SPIRO. Anat. Hefte 1902, v., 1, p. 42. 1905, v. 27, p. 831.

ASCHOFF. Richerchi di Biol. dedic. al. Prof. Lustig Firenze. 1914, p. 135.

ASCOLI. Zeit. f. Immunitfor. 1910, v. 57, p. 1122.

Idem. Bioch. et Therap. 1910, p. 841-844. v. 1 et v. 2, p. 1.

AUDOIN et MASSEMONTEUIL. Presse méd. 1917.

AUGÉ. Bull. Soc. Chim., 1921. vol. 29, p. 329, (*bibliographie* de la concentration ionique).

BABES et PROCA. Zeit. f. Hygiène, 1896, vol. 123.

BACH. N. Journ. Chimie physique. 1920. v. 18, p. 46.

BACKMANN. Koll.-Zeit. v. 23, p. 85.

BACKMANN L. et RUMSTROM. Bioch-Zeit. 1909. v. 22, p. 290.

BAIL. Wien. klin. Wochenschr. 1904.

BALDONI. Clinica veterinaria Milano. 1899. Octobre.

BALDWIN. Journ. of. med. Res. 1910. n° 119.

BANCELIN. Soc. Ch. Physique. 1914, 22 Avril.

BORDIER et CLUZET. Soc. Biol. 1902, p. 119.

BARONI et MICHAESTI. Soc. Biol. 1911, v. 68, p. 104, 393. v. 69, p. 227.

BARY. Journ. Chim. phys. 1912, vol. 10, p. 445.

BATTELLI et STEFANINI. Rendiconti Ac. Lincei. 1907, vol. 16, p. 11 ; vol. 14, p. 182.

BATTELLI et STERN. Soc. Biol. 1910. v. 68, p. 1040.

BAYLISS. Journ. of. Pharmac. and. Exp. Ther. 1920, vol. p.

Id. Kolloïd. Zeit. 1910, v. 6, p. 23.

BECHHOLD. Die Kolloïde in der Biologie und Medizin Steinkopf 1920. (*Bibliographie importante*).

BECHHOLD et ZIÉGLER. Zeit. f. physik Ch. 1906, v. 56, p. 105.

Idem. Ann. der Physik. 1906, v. 20 (4), p. 900.

BECK. Zeit. f. physik. Ch. 1907, v. 58, p. 409.

BECKMANN. Zeit. f. physik. Ch. 1888, v. 2, p. 638.

BEDDART et PEMBREY. Brit. Med. Jour. 22 mars 1902.

BENCE. Zentrbl. f. Physiol. 1905, v. 19, p. 198.

BERGONIÉ et TRIBONDEAU. Soc. Biol. 1900. v. 8, p. 147.

BERNSTEIN. Arch. f. gesamt. Physiol. 1900. v. 80, p. 628.

Idem. Anat. Hefte 1905, v. 27, p. 823.

BERTHELOT. C. R. 1888, v. 103, p. 911.

BERTHOLD G. Stud. über Protoplasma-Technik, Leipzig, 1886.

BERTHOLLET. Ann. Chimie. 1798, v. 25, p. 233.

BERZELIUS. Journ. f. Chim. und Physik. 1820, v. 39, p. 38.

BETHE. Pflüg. Arch. 1916, v. 163, p. 147.

BEURMANN et GOUGEROT. Soc. med. Hôp. 1907, n° 35.

Idem. Progrès med. n° 47. 1907.

BEUTNER. Eutstehung elektr. Strome in lebenden Geweben. Stuttgart, 1920.

BIELD et KRAUSS. Wien. klin Wochen. 1900, p. 363.

BILLARD. Gazette des Hôpit., 1910.

Idem. Journ. med. franç. 1920, n° 12.

Idem. Soc. Biol. 1902, 1904, 1905, 1906.

Idem. Thèse de BROTHIER, Clermont-Ferrand, 1908.

BILLARD et DIEULAFÉ. Soc. Biol. 1902, p. 275 et 405.

BILTZ. Zeit. f. physik. Ch. 1913, v. 83, p. 683.

Idem. van Bemmelen Gedenkbook. 1910, p. 108.

Idem. Zeit. f. physik. Ch. 1910, v. 73. p. 500.

BILTZ. und VEGESACK. Zeit f. physik. Ch. 1909, v. 68, p. 357 et 1910, v. 73, p. 481.

BERCHER. Ergebn. Chir. u. Orthop. v. 5, p. 133.

Idem. Zeit. f. exp. Path. v. 9, p.

BJERKEN. Wied. Ann. 1891, v. 43, p. 817.

BJERRUM. Zeit. f. Elektroch. 1918, v. 24, p. 321.

BLOCH et MARTINI. Zeit. f. Hygiène, 1909, v. 63, p. 1.

BLOCHMANN. Biol. Zentrbl. 1894, v. 14, p. 82.

BLOOR. W. R. Journ. of. Biolog. Chem. 1915, v. 31, p. 145 ; Amer. Chem. Soc. 1914.

BLUMENTHAL A. Ac. Royale de med. de Belgique, 1905, v. 58, p. 1.

BODLAENDER. Göttinger Nachr. 1893, p. 267.

BOLTZMANN. Wiedem. Ann. 1894, v. 53. p. 959.

BOUTARIC. Thèse es Sciences. Paris 1918.

BORDET. J. Traité d'immunité. Masson, Paris 1920 (Bibliographie).

BORIÉ. Journ. of. biol. Ch. 1915, v. 20 p. 315.

BOROWIKOW G. A. Bioch. Zeit. 1913. v. 48, p. 230.

Idem. Bioch. Zeit. 1913, v. 50, p. 119.

Idem. Koll. Zeit. 1914, v. 15, p. 27.

BORY. Soc. Biol. 1918, Février et Mars.

BOTTAZZI. Pflüg. Arch. 1906, v. 115, p. 359.

Idem. Princ. di Fiziol. Milano., 1906, p. 353, 172, etc. ; 243-284.

Idem. Die Zytoplasma und Koerper-saefte in Winterstein Handb. d. vergl. Physiol. Iéna 1911, p. 114-152.

Idem. Nombr. notes dans Rendiconti Ac. dei Lincei, 1908-10.

BOTTAZZI et ONORATO. Arch. di Fisiol. 1904, v. 1, p. 273.

BOURGEOIS. Dictionnaire de Wurtz, 2. Suppl. Art. Capillarité.

BOUSQUET. Recherches cryoscopiques. Besnard, Paris, 1899.

BOUSQUET et ROGER. Revue de Médecine, 1910 Juin.

BRAIN MAC. Journ. of. the Chem. Soc. 1907, v. 91, p. 1683.

BREDIG. Zeit. f. angew. Chemie 1898, p. 951.

Idem. Ber deut. chem. Gesel 1888, v. 21, p. 2777.

Idem. Anorganische Fermente. Iena, 1902.

BRIOUKHANOW. Soc. Phys. Mat. de l'Univ. de Kazan (en russe) 1898, v. 7, p. 203.

BROOKS. Journ. of. gen. Physiol. 1920, v. 3, p. 169, 185.

Idem. Journ. of. Med. Res. 1918, v. 33, p. 345 et 1920, v. 41, p. 411.

BRUCK. Arch. d. Dermat., 1911, v. 48, p. 41.

BUFFA. Arch. Ital. di Biol. v. 40, p. 110.

BUGARZKY. Vortr. in. deut. physik. Gesel. Berlin, 9 Juillet, 1897.

Idem. Pflüg. Arch. 1898, vol. 72, p. 180.

BUGARSZKY et TANGL. Pflüg. Arch. 1898, p. 531.

BUGLIA. Biochem. Zeit. 1907, v. 6, p. 158 et 1908, v. 11, p. 311.

BURIAN u. DRUCKER. Zentrbl. f. Physiol. 1910, v. 23, p. 772.

BURTON-OPITZ. Amer. Journ. of Phys. 1907, v. 7, p. 243.

Idem. Proc. of the exper Biol. and Med. 1907, v. 5, p. 47.

BUTSCHLI. Zeit. f. wissensch. Zool. 1878, v. 30, p. 205.

Idem. Untersuchungen uber Strukturen. Leipzig. 1898.

CALCAR R. P. Dialyse, Leiden. 1908.

CARPENTIER. Traité du microscope. Paris.

CARPENTER. Electricien. 1901, v. 21, p. 1.

CASTRACANE. Rendiconti Ac. Lincei, 1871, v. 24.

CAWELL. Brit. med. Journ. 1919, n° 7.

CHANEL. Thèse Lyon, 1899, p. 143.

CHANEL. Thèse de Méd. Lyon, 1880.

CHAUFFARD. Soc. Biol. 1910, v. 61, p. 481.

CHAUFFARD et GOURAUD. Journ. Physiol. 1901, p. 461.

CHENEVEAU C. et AUDUBERT R. C. R.

1919, v. 168, p. 553 et 684 ; 1920, v. 170, p. 728.

Idem. Ann. Physique 1920, v. 13, p. 134.

CHWOLSON. Traité de Physique, Paris 1907, *Bibliographie*.

CLARK. The déterminat. of hydrogen ions. Baltimore, 1920.

CLAUDE et BALTHAZARD. Cryoscopie des urines. Baillière, Paris, 1902.

CLAUSUIS. Pogg. Ann. 1847, v. 72, p. 294.

Idem. Pogg. Ann. 1849, v. 76, p. 161.

CLEMENT et RIVIÈRE. Caoutchouc et Gutta-Percha, 1911, v. 8, p. 5316.

CLOWES. Proc. of the Soc. of exp. Biol. and Med. 1913, v. 11, p. 1.

Idem. Koll. Zeit. 1914, V. 15, p. 123.

COEHN. Ann. d. Physik., 1909, v. 30, p. 777.

COLLARD. Bull. de Pharmac. Sud-Est, 1911, v, 5, p. 241.

COMANDON. Arch. d'Electr. med. 1913, v. 21, p. 49.

COMPAN. C. R. 1899, v. 128, p. 1226.

COTTON et MOUTON. Les ultramicroscopes et les objets ultramicroscopiques. Paris, 1906, (Masson).

COTTON et MOUTON. C. R. 1903, v. 136, p. 1657 et 1904, v. 138, p. 1584 et 1692.

Idem. Revue gen. Sc. 1903, v. 4, p. 1181.

COUETTE. Thèse de Paris, 1890.

COWIE. Journ. of. Amer. med. Assoc. 1919.

Idem. Arch. of. Internat. Med. 1919, v. 23, p. 41.

CRAW. A Zeit. f. physik. Chem. 1898, v. 52, p. 569.

Idem. Proc. Royal Soc. 1899, v. 77, p. 772.

CRUM. Journ. Chem. soc. 1853, v. 6, p. 217.

CULVER. Journ. of. Amer. Med. Ass. 1917, p. 362.

CURSHMANN. Munchn. Med. Wochenschr. 1921, n° 7.

CZAPEK. Pflanzenkolloïde. Fischer. Iena. 1911.

CZAPSKI. Wiedem Ann. 1884, v. 21, p. 235.

DABROWSKI. Bull. Ac. Sc. de Cracovie. Ser. A 1912, p. 485.

DAMIANOWICH H. et WILLIAMS A. Anales Soc. Cint. Argentina, 1917, v. 84, p. 79.

DANYSZ J. Maladies infectieuses. Paris, 1918.

Idem. Maladies chroniques. Paris, 1920.

DAUSSET H. Paris-Médical. 1915-16.

DAVENPORT. Boston, Soc. Nat. Hist. 1897, v. 28, p. 73.

DAVY. Phil. Trans. 1809, v. 1, p. 39.

DEBRAY. Ib. 1869, v. 68, p. 913.

DELBET P. Soc. d. Chirurgie, 1918.

Idem. Soc. Biol. 1918.

Idem. C. R. 1918.

Idem. Bull. Ac. Med. 1914, p. 342.

DETERMANN. Viskositaet d. menschl. Blutes Wiesbaden, 1910 (*bibliographie*).

DEVAUX. Soc. Linneenne de Bordeaux, 1901.

Idem. Soc. de Sc. phys. et nat. de Bordeaux 1903.

DHÉRÉ. C. R. 1910, 11 avril, p. 934. 18 avril.

Idem. Journ. de Physiol. 1910, v. 13, p. 645.

Idem. Journ. de Physiol. 1911, v. 13, p. 167 et 177.

DIENERT. C. R. 1914, v. 158, p. 1117.

DITMAR. Le caoutchouc et la Gutta-Percha, 1905, v. 3, p. 273.

DOERR et MOLDOVAN. Zeitsch. f. Immunitf. 1910, v. 7, p. 231.

DOERR et PICK. Zentr. Bl. f. Bakter, 1912, v. 63, p. 246.

DONNANN W. et F. Brit. Med. Journ. 1905, p. 1636.

Idem. Pathol. Soc. London, 1963, p. 4.

DONNANN F. G. Z. f. Electrochimie. 1911, v. 17, p. 1572.

Idem. Journ. Am. Chem. Soc. 1911, v. 99, p. 1554.

Idem. Journ. Am. Chem. Soc. 1911, v. 115, p. 1313.

DONGIER et LESAGE. C. R. 1902 Mai.

DOUMER. Soc. Biol. 1921, v. 84, p. 595.

DOYEN. Soc. Biol. 1920 Décembre.

DOYEN. Soc. Biol. 1921 Février.

Id. C. R. 1920, p. 966.

DUCLAUX J. Thèse de Sciences, Paris 1905.

Idem. Kolloïd. Zeit. 1908, v. 3, p. 126.

DUFF. Phil. Mag. 1905, v. 9, p. 685.

DUHEM. Traité de mécanique chimique. Paris, Hermann, 1898.

DUHOT et Ch. GERNEZ. Soc. Biol. 1921, v. 34, p. 685.

DUHOT et L. BOËZ. Soc. Med. Nord 1914, 8 avril et 24 juillet.

DUNCAN. Sitz-Ber, Wien. Ak. d. Wiss. 1867 Avril.

DUTROCHET. Ann. Chim. et Phys. 1827-1835.

Idem. Sur la force épibolique. Paris 1863.

DUVAL et GRIGAULT. Soc. Biol. 1919 Octobre.

EDER. Handb. d. Photogr. Halle 1906.

EDER R. Schweiz. Apothek-Zeit 1918 n° 29-33 (*Bibliographie*).

EINSTEIN. Zeit. f. Electrochem, 1907, v. 13, p. 41. Ann 1892, 1895 et 1897, 1905, exposé dans W. MEKLEMBURG. Die expérimen. Grundlegung der Atomistik. Jena 1910.

ERIKSSON. Zeit f. physiol. Ch. 1911, v. 72. p. 313.

EHRENHAFT. Drude's Ann. 1903, v. 1, p. 489.

ENGELMANN. Mitteilung aus. d. Grenzgebiete d. Med. u Chirurg. 1903, v. 12, p. 396.

EULER in ABDERHALDEN. Handb. d. biochem. Arbeitsmeth. 1913. v. 7, p. 586

FABRY et BUISSON. Journ. de Physique, 3 février 1919.

FANO G. Arch. di Fiziol, 1904, v. 1, p. 492-609.

FANO et MAYER. Arch. di. Tiziol. 1907, v. 4, p. 165.

FANTL. Die klinische Ultramikroskopie. Berlin, 1921 Karger.

FAUCON A. Thèse. Paris, 1904.

FELS. Zeit. f. Elehtroch. 1904, v. 10, p. 208.

FERY, Ch. C. R. 1892 Décembre.

FERNBACH Ann. d. l'Inst. Past 1889, v. 3, p. 473.

FERRAR. Arch. di Fisiol. 1918, v. 1, p. 385.

FINGER et LANDSTEINER. Sitz-Ber. d. k. k. Ak. Wiss. Wien, 1906, n° 4.

FISCHER H. et OSTWALD. W. Arch. f. gesamt Phisiol. 1905, v. 106, p. 225.

FISCHER MARTIN. Oedèm. Dresden 1910.

Idem Journ. of. Amer. méd. Ass. 1912, v. 59, p. 1429.

Idem. Nephritis Dresden 1911.

Idem. Koll. chem. Beihefte 1911, v. 2, p. 304 et 1913, v. 4, p. 343.

Idem. Kolloïd. Zeit. 1911. v. 8, p. 201 ; 1912, v. 10, p. 65.

Idem. Kolloïd. Zeit. 1914, v. 14, p. 215 ; 1915, v. 16, p. 106.

Idem. Science, 1915, v. 41, p. 584.

FLANDIN. Soc. Biol. 1921, v. 84, p. 117.

FLEMING et FEUSSNER. Electrotech. Zeit 1911, vol. 32, p. 187.

FLUSIN. Thèse de Sc. Paris, 1907.

FOA et AGGAZZOTTI. Bioch. Zeit 1909, Vol. 19, p. 50.

FOA C. Arch. di Fiziol. 1905, v. 3, p. 842.

FRANKENHAIN. Journ. f. prakt. Chem. 1851, v. 54, p. 433

FREDERICQ. Arch. internat. de Physiol. 1905, v. 2, p. 127.

FRENKEL et CLUZET. Journ. Physiol. 1900, 1903.

Idem. Soc. Biol. 1900-2.

FRIEDBERGER. Immunít. Zeitschr 1911, v. 11, p. 593 et années suivantes.

FRIEDENTHAL. H. Bioch. Zeit 1919, vol. 94, p. 47.

FRIEDENTHAL. Zeit. f. Elektrochem, 1904, v. 10, p. 113.

FRIEDLANGER. Zeit. f. physik. Ch. 1901, v. 38, p. 430.

FUNK. C. Die Vitamine. J. Springer, Berlin, 1919.

GAIDUKOV. Dunkelfeldbeleuchtung in Biologie, Iéna 1911.

GALECKI A. et KASTORSKI M. S. Koll. Zeit. 1913, v. 13, p. 143.

GALEOTTI. Lo Sperimental. 1901, v. 15, p. 759.

Idem. Zeit. f. Biol. 1900, v. 45, p. 65.

GARES Thèse. Toulouse 1902.

GARETTE. Phil. Magaz. 1903, vol. 6. p. 374 et Thèse Heidelberg, 1903.

GOVAERTS. Presse Med. 1918.

GAY-LUSSAC. Ann. Chim. et Phys. 1810, v. 74, p. 193.

GERHARTZ H. Pflüg. Arch. 1910, v. 33. 397.

Idem. PFLUEG. Arch. 1910, v. 35, p. 104.

GIRARD P. Journ. Physiol. 1910-11 et 1920.

Idem. Soc. Biol. 1920.

GOTTSTFIN. Thérap. Monatsh. 1896.

GOSKE. D'après C. Poulenc. Nouv. chimiques, 1912, p. 1.

GRAHAM OTTO. Lehrb. d. Chemie, 3 ed. 1898, v. 1, p. 467.

GRAHAM Th. Phil. Trans. 1861, v. 151, p. 183.

Idem. Ann. Ch. et Physique, 1864, v. 3, p. 121-127.

Idem. Lieb. Ann. 1851, vol. 80, p. 197 et 1862, vol. 121, p. 1.

Idem. Phil. Trans. 1850, vol. 1, p. 1 et 2, p. 783-805.

GREEN. Phil. Trans. of the R. Soc. 1897, p. 167.

GRÉGOR MAC. Phil. Mag. 1897, v. 43, p. 46 et 98.

GRIFFITH. Phil. Mag. 1898, v. 46, p. 453 et v. 47, p. 530.

GRIMAUX. C. R. 1883, p. 1540, 1884, v. 98, p. 105, 1424, 1485, 1578.

GROBER. Zentralbl. f. inn. Med. 1900, n° 8.

GROEBER A. Biol. Zentralb. 1886, v. 6, p. 5.

GRUENBAUM. Journ. of Physiol. 1904.

GRUZEWSKA Z. Journ. Physiol. 1909.

GURWITCH. Morphologie u. Biologie der Zelle. Iena, 1904.

GRAETZ. Zentralbl. f. Bakteriol. 1910, vol 55, p. 192.

GUY et BOGDAN. Journ. de Chim. physique 1903, vol. 1, p. 385.

HAMBURGER. Inter. Zeit f. physik chem. Biol. 1914, v. 1, p. 1.

Idem, Osmoticher Druck und Ionenlehre, Bergmann, Wiesbaden, 1902-1904.

Idem. Zeit. f. physik. Ch .1904, v. 47. p. 495.

HAMBURGER H. J. et HEKMA. Studien über. Phagocytose, Wiesbaden, 1913.

HAMMERSCHLAG in. LENHARTZ. Mikroskopie am Krankembett, 9 Edit. Berlin 1919.

HANDOVSKY. Kolloïd. Zeitschr. 1910, v. 7, p. 183, 267.

HARDY. Journ. of. Physiol. 1905, v. 33, p. 252.

Idem. Proc. Royal Soc. 1907, v. 79, p. 413.

HARKINS et BROWN, Journ. of. Amer. Chem. Soc. 1919, v. 41, p. 499.

HASSELBACH. Biochem.-Zeit. 1913, v. 49, p. 451.

HATSCHEK. Kol.-Zeit 1913, v. 12, p. 238.

HAYEM. Du sang. Paris, 1889.

HEDIN S. G. Pflüg Arch. 1895, v. 60, p. 360.

HELMHOLTZ et PIOTROWSKI. Wien. Ber. 1805, v. 50, p. 107.

HELMHOLTZ. Wied. Ann. 1879, v. 7, p. 351.

HENRI V. Les colloïdes. Revue génér. Sciences, 1908.

Idem. Koll. Zeit. 1913, v. 12, p. 246.

Idem. Etudes de photochimie, Gauthier-Villars, 1919.

Idem. Le caoutchouc et la Gutta-Percha 1906-1907, vol. 5, p. 423.

HENRI V. et CEM. C. R. 1909, v. 149, p. 365.

Idem. H B et A. RANC. Soc. Biol. 1911, p. 523.

Idem et A. MEYER. Soc. Biol. 1904, p. 229.

Idem. et BIELECKI. Ber. d. Chem. Ges. 1913.

Idem. et HEILBRONNER et REKLINGHAUSEN. C. R. 1910 11 Avril.

HERZOG. Koll Zeit 1907, v. 2, p. 1 ; v. 3, p. 88.

Idem. Bioch Zeit 1908. v. 11, p. 172.

Idem. Zeit f. physik. chem., v. 87, p. 449.

HERBST C. Mitteilg d. Zoolog. Station Neapel 1893, v. 11, p. 185-191.

HERTEL. Zeit. f. allg. Physiol. 1891, v. 4, p. 1 et v. 5, p. 535.

HENDERSON, Biochem Zeit. 1910, v. 24, p. 40.

HESS. München, med. Woch. 1907, v. 45, p. 1590.

Idem. Arch. f. Anat. u Physiol. 1912, p. 197.

Idem, Pflüg Arch. 1915, v. 162, p. 187.

HOEBER. Physik. Chem. der Zelle und der Gewebe, 1917, Lepzug.

HOENE. Bull. Thérap. 1874.

HOFFMANN, Schmidt's Jahrb. 1892, v. 233, p. 268.

Idem. Zeit. f. Biolog. v. 63, p. 386.

HOFF VAN'T. Leçons de chim. physique. Trad. de Cowisy. Paris, Hermann, 1900.

HOLKER. Journ. of. Path. and Bact. 1920, v. 23, p. 17.

HOPPE-SEYLER. Virch. Arch. 1861, v. 9, p. 245.

HUEFNER. Zeit. f. physik. Chem. 1898, v. 27, p. 227.

HUMPHRY et HATSCHEK. Proc. Physic Soc. London. 1916., vol. 28, p. 274.

HUTINEL. La clinique, 1908, n° 4.

ISCOVESCO. Presse médicale, 1906.

Idem. Etudes Stalagmométriques Soc. B. 1910-1913.

JABLCZYSKI. Journ. Chimie physique 1909, v. 7, p. 117.

JAEGER. Wien. Berichte 1891, v. 109, p. 258 et 593.

Idem. Normal-élément. Halle 1902.

JAMIN. Leçons sur les lois d'équilibre et du mouvement des liquides dans les corps poreux.

JANKOWSKI. Hofm. Beitr. 1903, v. 3. p. 525.

JENNET. Thèse, Paris 1902.

JENNIGS H. S. Contrib. to the Study of. the behawior of lower organism Washigton 1904.

Idem. Américan Naturalist. 1904, v. 38, p. 125.

JENSEN P. Arch. f. ges. Physiol. 1901, v. 87, p. 361.

JOST L. Tharandter Samtiche Jahrb. 1909, v. 60, p .331

JOUSSET et BINET. Soc. Med. Hôp. 1921, n° 10.

KAMMERLINGH ONNES et W. H. KEESOM. Acad. d. Sc. d'Amsterdam 1908, p. 667.

KASSEL. Thèse. Leipzig 1910 (Bibliographie).

KATZ Koll chem. Beihefte 1917, v. 9, p. 1.

KERNBAUM M. C. R. 1909, v. 140, p. 273.

KLING A. Thèse. Paris 1905 (données numériques sur les indices refractométriques).

KLEINMANN H. Koll-Zeit. 1920, v. 27. p. 236 ; Bioch. Zeit. 1919, vol. 99, fasc. 16.

KOBER P. A. Journ. biolog. Ch. 1912, 1913, v. 13, p. 485.

Idem et EGERER Journ. of. Amer. chem. Soc. 1915, v. 37, p. 2373.

KOBLER. Pflüg. Arch. 1908, v. 75, p. 1.

KOCH R. Deutsch. med. Wochenschr. 1891, N. 3.

KOELICHEN. Zeit f. phys. Ch. 1900, v. 33, p. 129.

KOEPPE. Arch. f. Physiol. 1895, p. 154.

Idem. Physikal. Chemie in Mediz'n. Wien. 1900.

KOHLRAUSCH. Wiedem. Ann. 1879. v. 6, p. 1 et 145, 167.

KOLRAUSCH et HOLBORN. Das Leitvermögen d. Electrolyte. Leipzig. Teubner, 1898.

Idem, Zeit. f. élektro-chem. 1907-8.

Idem. Lehrb. d. prakt. Physik. 10 Ed. Teubner 1905.

Idem. et MALTHY. Abhanl. physikaltechn. Reichsanstalt. 1900. v. 3, p. 155.

KOEHLER A. Zeit. f. wissensch. Mikroskopie 1904, v. 21, p. 129 et 273.

KOHLER F. Koll. Zeit. 1916, v. 19, p. 65.

KOPACZEWSKI W. C. R. du Congrès-Hydologie de Monaco 1920.

Idem. Annales de Médecine 1920. v. 7, p. 361 (Bibliographie).

Idem. Annales de Médecine 1920. v. 8, p. 291 (Bibliographie).

Idem. C. R. d'. Congrès Internat. d. Physiol. Paris 1920.

Idem. Gaz. des Hôp. 1921.

Idem. Gaz. d. l'Inst. Pasteur 1918.

Idem. Les colloïdes. Presse Méd. 1921. (Bibliographie).

Idem. Revue de Médec. 1922. Mars-avril (Bibiographie).

Idem. Ann. Inst. Past. 1915.

Idem. Soc. Biol. 1919.

Idem. Zeit f. Immunitatsf 1914.

Idem. Internat. Zeit. f. physik.-chem. Biol. 1915. (Bibliographie sur les ions. H + et les ferments.)

Idem. Arc. p. les Scien. biologiche 1922, vol. III (Bibliographie).

Idem. Arch. d. physique biol. 1921 et 1922 (bibliographie).

KOPP et JOSEPH. D. R. P. 283334.

v. KORANYI. Zeit. f. klin Mediz. 1807. v. 33, p. 271.

v. KOROSY K. Arch. f. gesanit Physiol. 1910. v. 137, p. 123. (Radioaktivität und Fermente).

KOSTKIEWICZ. Therap. Monatsch. 1899. v. 13, p. 577.

KOTTMANN. Zeit. f. klin. Med. 1910. v. 71, fasc. 4, 5 et 6.

Idem. Z. f. exper. Path. 1906, v. 54, p. 356.

KOURBATOW V. Journ. d. Chimie physique 1908 v. 6, p. 337.

KUNKEL. Arb. der bot. Institut Würzb. 1872 p. 1.

KUNOFF. Dissertation. Berlin 1907.

KUESTER E. Zonenbildung in kolloïd Medien Iena 1913.

LAMY et MEYER. Soc. Biol. 1904, p. 222.

LANDOLT-BORNSTEIN. Physik.-chem. Tabellen 2 Ed. 1894.

LANDOUZY. In Jubilé de Charles Richet.

LARGUIER DE BANCELS. Soc. Biol. 1905, vol. 74, p. 987.

LAUMONNIER. Gaz. Hôp. 1920, n° 2 et 6.

Idem. La colloïdothérapie, Paris Alcan 1920.

LANGMUIR. Journ. of. Am. Chem. Soc. 1918, v. 40, p. 1361.

LAPICQUE et LEGENDRE. Communication verbale.

LATIMER CLARK. Proced. Royal Soc. 1872, v. 20, p. 144.

LEBEDEW A. Zentralbl. f. Physiol. 1910, v. 23, p. 767 et v. 24, p. 511.

LEBER TH. Die Entstehung d. Entzündung.

LECLERC DU SABLON. Le rôle de l'osmose en biologie. Paris. Flammarion, 1920.

LECOMTE DU NOUY. Journ. of. gen. Physiol. 1919 et « La nature », 1920.

LEDUC et SACERDOTE. Journ. de Physiologie 1902, v. 1, p. 364.

LEDUC STEPHAN. Les croissances osmotiques et l'orig. des êtres vivants. Bar-le-Duc. 1909.

Idem. Théorie phys. chim. de la vie. Paris, 1910.

Idem. La dynamique de la vie. 1913.

LE FEVRE DE ARRIC. Bull. Soc. Royale Brux. 1914, Mai.

LEHMANN. Wied Ann. 1890, v. 40, p. 401.

LENARD. Ann. d. Physik. 1900, p. 305.

LESNÉ et DREYFUSS. Journ. med. 1913, n° 1.

LENHARTZ et E. MEYER. Mikroskopie und Chemie am Krankenbett. 1921. p. 140 et 289.

LE VEILLARD. C. D. 1789, v. 10, p. 551.

LEVITES. Kolloïd. Zeit. 1907, v. 2, p. 210.

LEVY. The Journ. of Infect. Deseases 1905, v. 2, p. 1.

LEY. Ber deut. chem. Ges. 1905, v. 38, p. 2199.

LEWIS. S. JUDD. Proc. Roy. Soc. 1916, v. 89, p. 327.

LHERMITTE, CORNIL et PEYRE. Soc. med. Hôp. 1920, nos 43 et 50.

LIBERT. Soc. med. des Hôp. 1919.

LIEBIG. Ursachen der Saftbewegung. Braunschweig, 1848 et Lieb. Ann. 1862, v. 121, p. 78 et v. 121, p. 1497.

LIESEGANG R. E. Nachrahmungen v. Lebensvorgangen.

Idem. Chemische Reakt. in Gallersen. 1898. Leipzig.

Idem. Ann. d. Physik. 1906, v. 19, p. 406 ; 1910, v. 32, p. 1095.

Idem. Beitr. zur einner Kolloïdchemie d. Lebens. Dresden 1909.

LINDER et PICTON. Trans. Chem. Soc. London, 1905, p. 344 et 1909.

LINOSSIER. Arch. Mal. app. digest. 1911, p. 5.

LIPPMANN. Thèse de Doct. Paris, 1875.

Idem. C. R. 1873, v. 76, p. 1407.

LIPPENS. Bull. Sc. Med. et Nat. Bruxelles, 1901, p. 156 ; 1906, p. 126 ; 1909, p. 18.

LISBONNE. Soc. Biol. 1921.

LISBONNE et VULQUIN. Soc. Biol. 1912.

LOEB J. Journ. de Chim. phys. 1920, v. 18, p. 283.

Idem. Journ. of. Gen. Phys. 1918-1921.

Idem. La Conception mécanique de la vie. Alcan. Paris, 1909.

LOEB et BEUTNER. Biochem. Zeit. 1912, vol. 41, p. 1.

LOTTERMOSER Zeit. f. Physik. Cham. 1917, v. 60, p. 458.

LUBARSCH. Jahreskurse f. ärztliche Fortbild. 1913. Janvier.

LUEDKE Münch. med. Wochensch. 1915, n° 9.

LUDWIG. Zeit. f. ration. Medizin. 1849, vol. 8, p. 19.

LUMIÈRE. A. C. R. 1920-1921.

Idem. C. R. 1921. Février.

LUMMER et KURLBAUM. Verh. der physik. Gesel. 1895.

LUNDEN. Journ. de Chimie physique. 1907. vol. 5, p. 574.

MAC KEEN. Presse médic. Hôp. 1911, n° 72.

MALASSEZ. Soc. Biol. 1872-1895.

MALFITANO G. C. R. 1904, v. 139, p. 1221.

Idem. C. R. 1906, v. 142, p. 1277.

MANSFELD G. et ROSANYI. Arch. f. ges. Physiol. 1913, v. 152, p. 75.

MARAGHINI. Arch. di Farmac. 1912, v. 13, p. 1.

Idem. Arch. di Fisiol. 1912, vol. 13, p. 4.

MARTIN C. J. Journ. of. Physiol. 1896, v. 20, p. 364.

MARTIN L. Soc. med. Hôp. 1915. 1076.

MARGOLÈS. Wien. Ber. 1881, v. 831, p. 588.

MARTIN. Thèse. Bordeaux 1901.

MARTINET. Pression artérielle et viscosité sanguine. Paris, 1912.

MASTROBUONO. Arch. ital. Biol. 1909, v. 5, p. 49.

MARTIN DU PAN. 20e Congrès de chirurgie. Paris, 1919.

MATHIEU. Drud. Annal. 1902, v. 9, p. 340.

MAUTÉ. Presse med. 1917, p. 36.

MAY. Resist. globulaire Thèse de med. Paris, 1908.

MECKLENBURG. W. Exper. Grundl. der Atomistik. Iena 1910.

MECKLENBURG. W. et S. VALENTINIER. Zeit. Instrumentenkunde 1914, v. 34, p. 209.

Idem. Kolloïd-Zeit, 1914, v. 14, p. 172.

Idem. Kolloïd-Zeit. 1915, v. 16, p. 97.

Idem. Natuwissenschaften 1915, n° 25.

MEILLÈRE. Soc. Biol. 1901-1906.

MELIK MEGRABOW. Physiol. Abstracts. 1920 n° 4.

MELTZNER S. J. Congr. internat. de médecine 1909. Budapest. Sec. 5, v. 2.

MENSURUGGHE V. Bull. de l'Ac. de Belgique 1866-1899 et Congr. de physique Paris. 1900, p. 487.

METCALF. Zeit. f. physik. Chem. 1905, v. 52, p. 1.

MEYER KURT. Hofmeist. Beitr. v. 7, p. 393.

MEYER. Wied. Ann. 1887, v. 32, p. 655.

Idem. Soc. Biol. 1902, v. 54, p. 367.

MEYERHOF. Pflüg. Arch. 1914, v. 157, p. 251.

MICHAELIS. Bioch. Zeit. 1909, v. 16, p. 81.

Idem. Die Wasserstoff-Ionen Konzentration. Berlin, 1914.

Idem. Deutsche med. Woch. 1912, n° 21.

Idem. Bioch. Z it. 1905-1909.

Idem. Mech. d. Oberflächen. Dresden, 1919, p. 172.

Idem. Bioch. Zeit. 1914, v. 59, p. 166.

Idem. et GUYEMENT. Bioch. Zeit. 1920, v. 109, p. 165.

Idem. et KRUEGER. Bioch. Zeit. 1921, v. 119, p. 307.

Idem. et SKWIRSKI. Zeit. f. Imm. 1910, v. 4, p. 357.

Idem. et RONA. Bioch. Zeit. 1909, v. 23, p. 361.

Idem. Bioch. Zeit. 1908, v. 19, p. 476.

Idem. Kolloid. Zeit. 1919, v. 25, p. 225.

Idem. Bioch. Z. 1908, v. 15, p. 196.

Idem. Bioch. Zeit. 1910-1921.

MIE. Ann. d. Physik. 1908, v. 25, p. 377.

MOELLER W. Koll. Zeit. 1918, v. 2, p. 155.

MOELLENDORFF. Ib. 1918, v. 23, p. 158.

MOISSAN. Chimie inorg. v. 3, p. 566.

MOLISCH H. Bot. Zeitg. 1908, p. 131.

MORGAN. Journ. of. Amer. Chem. Soc. 1913, v. 35, p. 1249.

MORGAN et STEVENSON. Zeit. f. Physik. Ch. 1908, v. 63, p. 161 et v. 64, p. 68 et 170.

Idem. Journ. of. Amer. Chem. Soc. 1911, vol. 33, p. 39.

MOURIQUAND. Soc. Biol. 1921, et C. R. du congrès de médecine Franco-Polonais. Varsovie. 1921.

MOUTON. Bull. de l'Inst. Pasteur 1904. Février.

MILLER. Journ. of. Americ. med. Ass. 1917.

MUELLER. Deutsche med. Woch. 1904.

Idem. Ann. d. Physik, 1907, v. 23, p. 1.

Idem. Bibliogr. d. Kolloïde bis zum Jahre 1904.

Idem. Allg. Chemie der Kolloïde. Leipzig, 1907, p. 47.

MUNK. M. Biol. Zentrbl. 1914, v. 34, p. 621.

Idem. Zeit. f. Chemotherapie v. 1, Référate, p. 793 et 973.

NACHET. Notice spéciale -in *Poulenc.* Nouveautés chimiques, 1914.

NAEGELI. Blutkrancheiten und Blut-
diagnostik. 3ᵉ Edit.

NAVIER. Mem. de l'Ac. des Sc. 1922,
v. 6, p. 389.

NEISSER M. et FRIEDEMAN V. Münchn.
med. Woch. 1903, n° 11 ; 1904 n° 11
et 19.

NERNST. Chimie Théoretique. Hermann. Paris 1910.

Idem. Zeit. Physik. Chem. 1888. 1890,
v. 2-6, p. 8 et 611 ; v. 15, p. 681.

NETTER. Presse médicale 1903 Février.

NEUBERG. Biochem. Zeit. 1908-1910.

NICLOUX. Les narcotiques. Paris, 1910.

NOLF. Presse médicale. 1919 Février.

Idem. Arch. intern. de Physiol. 1905,
vol. 2, p. 197 et 1910, vol. 10, p. 37.

Idem. Arch. méd. belges. 1917, vol.
1, p. 1.

Idem. Soc. Biol. 1921.

NOLLET, Hist. de l'Ac. des Sciences,
1748, p. 101.

NORDENSON. Koll. Zeit. 1915, v. 16, p.
65.

OHOLM. Zeit. f. physik. Chem. 1904,
vol. 50, p. 309.

Idem. Zeit. f. physik. Chem. 1909, vol.
70, p. 278.

OKER-BLOOM. Pflüg. Arch. 1900, v. 79,
p. 510.

OSAKA. Zeit. f. Physik. Chem. 1900,
v. 35, p. 661.

OSTERHOUT. Science N. S. 1913, v. 37,
p. 111.

OSTWALD. W. Hülfsbuch f. physik.
Chem. Leipzig, 1893, p. 109.

OSTWALD-LUTHER. Physik.-chem. Mes-
sungen. Leipzig. 1912.

OSTWALD. W. Grundr. d. allg. Chem.
1899, p. 385.

OSTWALD. W. Koll. Zeit. 1907, v. 1,
p. 333.

Idem. Koll. Zeit. 1910, v. 7, p. 132.

Idem. Lehrb. d. allg. Chemie 1903, p.
632.

Idem. Zeit. f. Physik. Ch. 1888, v. 2,
p. 563.

OSTWALD. Wo. Kolloïd. Zeit. 1920,
v. 26, p. 69.

Idem. Koll. chem. Beihefte. 1919, v.
10, p. 179.

OSTWALD A. Zeit. f. exp. Path. et
Ther. 1910, v. 8, p. 226.

PAGNIEZ et VALERY-RADOT. Ann. de
Med. 1920, V. 8, p. 292.

PAGNIEZ et LIEUTAUD. Presse Med.
1919. N° 46.

PAGNIETZ et NAST. Presse Méd. 1920,
N° 16.

PAULI Wo. Kolloïdstudien am Eiweiss.
Dresden. 1908.

Idem. Kolloïdze itscher, 1910, v. 7,
p. 241.

Idem. Kolloïdchemie d. Eiweisskor-
per. I. Hälfte. Leipzig, 1920.

Idem. Kolloïdchemie d. Muskelkon-
traktion. Dresden, 1912. Steinkopf.

PAULI Wo. et SAMEC. Bioch. Zeit.
1909, v. 17, p. 235.

PERRIN. Congrès de Physique 1900, p.
531 (osmose).

Idem. Journ. de Chimie physique,
1904, v. 2. 1905 et v. 3, p. 76.

Idem. J. Die Brown'sche Bewegung
Dresden, 1910.

Idem. Thèse Lyon, 1906.

Idem. Zentralbl f. Physiol., 1906, v.
20, p. 206.

PÉAN DE ST-GILLES. C. R., 1885, v.
40, p. 568, 1243.

PELET-JOLIVET. Théorie d. Färbepro-
zesse, Dresden, 1910.

PERROT. Arch. des Sc. Phys. et Nat.
1901, 4 séries, v. 2, p. 1. 1903, v.
15, p. 132.

(*Bibliographie complète* jusqu'en
1917, en ce qui concerne la tension
superficielle mesurée par la méthode
des gouttes).

Idem. Journ. d. Ch. Phys. 1917, v.
15, p. 164.

PEYRE. Soc. Biol., 1921.

PFEFFER. Osmotische Untersuch. Leipzig, 1877.

PFAUNDLER Jahrb. f. Kinderheilk,
1904; v. 60, p. 123.

PIETTRE et VILA. C. R., 1913.

PICKERING. Kolloïdzeitschr., 1910, v. 7,
p. 16 (*bibliographie*).

Idem. Proc. Royal. Soc. 1918, vol. 94, p. 315.

PLOTNIKOW. Photochemische Versuchstechnik, Leipzig, 1912.

PONCELLE. Bull. Institut Pasteur, 1920, vol. 18, p. 601 (*bibliographie* de la concentration ionique).

POUILLET. C. R. Ac. Sc. 1822.

POUGEL et CHOUCHAT. Bull. soc. Chim. 1909, v. 5, p. 104 et 1911, v. 9, p. 649.

PORGES. Berlin. klin Wochenschr. 1907, N° 51.

PORGES et MEIER. Berlin klin. Wochenschr, 1908, n° 15.

PORODKO. Ber. d. deut. botan. Ges. 1912-1914.

POGGENDORF. Pogg. Ann. 1884, v. 54, p. 161.

POISEUILLE. C. R. 1842, v. 15, p. 1167; Ann. de Chim. et Physique, 1893, p. 36.

PIRQUET et SCHICK. Serum Krankheit Leipzig. 1905.

PRETI. Biochem Zeit., 1907, vol. 4, p. 1.

PRIBRAM E. Kolloïd. chem. Beihefte, 1910, v. 2, p. 1.

PROCTER. Zeit. f. Elekrochem; 1914, vol. 105, p. 313 ; 1916, vol. 119, p. 307.

PUCCIANTI et VIGEZZI. Arch. di. Fisiol. 1905, v. 2, p. 137.

PROSZYNSKI. Anafilaksja. Varsovie, 1916 (en polonais).

QUENU. Bul. Soc. Chirurgie, 1917-1918.

QUINKE. Poggendorf. Ann. 1877, v. 160, p. 118.

Idem. Wiedem. Ann. 1888, v. 35, p. 594.

RABL H. Cité d'après Liesegang (loc. cit.)

RAC et REUILLY. Sc. Progr. London, 1920-19-21, v. 15, p. 223.

RAGOCZY. Pflüg. Arch., 1884, v. 34, p. 431.

RADSMA. Arch. Neerland. Physiol., 1920, v. 5, p. 109.

RAFFO. Koll.-Zeit., 1908, v. 2, p. 358.

RAOULT. Zeit. f. physik. Chem., 1898, v. 27, p. 617.

RANC. Contribut. à l'étude action. physiol. de la lumière. Paris, 1914.

RAVAUT et WEISSENBACH. Gaz d. hôp., 1918, n° 8.

RAVAUT. Soc. med. Hôp., N° 1921, n° 11.

REBIERRE G. Thèse ès sciences, Paris, 1916.

RAYLEIGH LORD. Phil. Mag., v. 47, p. 375.

RECUEIL des constantes physiques, Paris. Gauthier-Villars, 1913.

REID. E. W. Journ. of. Physiol., 1903, v. 27, p. 161. 1904, v. 31, p. 439. 1905, v. 33, p. 12.

REINCKE. Hertensteins botan. Abh., 1879, v. 4, p. 1.

REYCHLER. Journ. Chimie Physique, 1909, v. 7, p. 362 et 497.

RIBEMONT-DESSAIGNES. Bull. Ac.. Med. Paris, 1914, v. 72, p. 35. (Narcose par la morphine.)

RICHARDS TH. W. et R. C. WELLS. Amer. chem. Journ., 1904, v. 31, p. 235 et 1906, v. 35, p. 510.

RICHAUD. Précis de pharmacologie. Paris, 1920.

RICHET. Anaphylaxie, Paris 1910.

RICHET. Ch. in Dictionnaire de physiologie (Ars nic).

RINGER. Zeit. f. physiol. Ch. 1910, v. 67, p. 332.

RINGER in GEDENKBOOK. 1910, p. 243 (*bibliographie*).

RHORER. Pflüg. Arch., 1901, v. 86, p. 586.

RHULAND. Ber. der. deuts. botan. Gesol, 1911-12.

RHUMBLER. L. Arch. f. Entwick. Mechanik, 1898, v. 7, p. 103 et 1910, v. 30. p. 194.

Idem. Zeit. f. wissensch. Zoologie, 1905, vol. 83, p. 1 (*bibliographie*).

Idem. Das. Protoplasma als physikalisch. System. Wiesbaden 1914.

ROBERTS et CARY. Arch. of. Internat. Med., 1919, v. 23, p. 17.

ROBERTSON. Koll.-Zeit., 1908, vol. 3, p. 49.

RODEWALD. Zeit. f. physik. Ch. 1897, v. 24, p. 193.

ROLOFF. Zeit. f. physik. Ch. 1894, v. 13, p. 338.

RONYER. Thèse de Nancy, 1876.

ROTHLIN. Bioch. Zeit., 1919, v. 98, p. 34.

Idem. Pflüg Arch. 1920, 179, p. 195.

Idem. Zeit. f. klin., Médiz. 1920, v. 89, p. 1.

ROTHMANN. Pflüg. Arch. 1914, v. 155, p. 318.

Idem. Berl. klin. Wochenschr. 1913, p. 7.

ROSENEAU et ANDERSON. Journ. of. infect. diseases. 1908, n° 5.

ROUSSEAU. Viscosité et le diabète. Thèse de Paris, 1920.

ROUX W. Umschau. Frankfurt a/m., 1906, n° 8.

ROUX. Ann. Inst. Past., 1888, v. 2, p. 629.

RONA P. in. ABDERHALDEN Handb. d. Bioch. Arbeistsmeth. v. 3.

ROSSI G. Arch. di Fisiol. 1906, v. 3, p. 171. (bibliographie).

RUNGE. F. E. Der. Bildungstrieb d. Stoffe. Oranienburg. 1855.

RUSSO. Arch. Internat. Physiol., 1910. v. 10, p. 90.

RYSSELBERGHE. Mem. de l'Ac. Royale belge, 1899.

ROSENBOHM. Kol.-chem. Beih. 1914, vol. 6, p. 177.

SABATTANI. Journ. de Physiol. 1901, v. 3, p. 939.

SAHLBOM. Koll.-chem. Beih. 1910, v. 2, p. 92.

SCHADE H. Koll. Zeit., 1909, v. 4, p. 175 et Zeit. f. exp. Path. u Ther. 1913, v. 14, p. 15.

SCARPA. Arch. di Fisiol. 1904, v. 2, p. 325.

Idem. Journ. de chimie phys. 1904, v. 2, p. 447.

SCHEDD et INGERSOL. Phys. Rev., 1904, v. 19, p. 107.

SCHEFFER. Chem. Ber., 1889, v. 15, et 1883, v. 16, p. 1903.

Idem. Z. f. phys. Chem., 1888, v. 2, p. 390.

SCHEITLIN. Thèse. Zurich, 1909.

SCHIELDS. Zeit. f. phys. Ch. 1893, v. 12, p. 167.

SCHLECHT. Deutsch. Arch. f. klin. Medizin, 1910.

SCHLOSSMANN. Therapeut. Monats. Hefte, 1899 Mai.

SCHMIDT R. Zeit. f. klin. Med. 1916, v. 83.

SCHMIDT W. Pogg. Ann. 1856, p. 337.

SCHOEP. A. Bull. Soc. chim. belge. 1910, v. 24, p. 354.

Idem. Kolloid. Zeit. 1911, v. 8.

SCHREBER. Zeit. f. physik. Ch. 1899, v. 28, p. 79.

SCHROEDER. Poggend. Ann. 1869, v. 137, p. 76.

SCHROEDER. Zeit. f. phys. Ch. 1903, v. 45, p. 75.

SCHUHMEISTER. Wiener. Ber. 1879, v. 79 II, p. 603.

SCHWEDOFF. Journ. Phys. 1889, v. 8, p. 348, et Congrès internat. de Physique. 1900, v. 1, p. 478.

SEGNER, d'après CHWOLSON. Traité de Physique, Paris 1907, v. 1, p. 594, fasc. 3.

SICARD et PARAF. Soc. med. Hôp. 1921, n° 3 et 5.

SIEDENTOPF. Berl. klin. Woch. 1901, n° 32, p. 7.

Idem. Zeit. f. wiss. Mikrosk. 1907, v. 24, p. 13, 104.

Idem. Ultramikroskop. Literatur. Koll. Zeit. 1906-1907.

Idem. Journ. of. Royal Microsc. Soc. 1903, p. 573.

Idem. Koll. Zeit. 1910, v. 6, p. 3.

Idem. Vertr. Deutsch. Physik. Gesel. 1910, v. 12, p. 6.

Idem. Ann. d. Physik. 1912, v. 12, p. 1175.

SIEDENTOPF et ZSIGMONDY. Drude's. Ann. 1903, v. 10, p. 1.

SILBERSTEIN LUDWIK. Refraktive Index in relation to molecular-Structure. London. 1920, Hilger.

SIMON DE METZ. C. R. 1831.

SJOEGVIST. Scand. Arch. f. P'ysiol. 1895, v. 6, p. 255.

SIEGRIST. Thèse. Lausanne. 1910.

SMOLUCHOWSKI. Boltzmann-Festchrift, Leipzig. 1904, p. 626.

Idem. Zeit. f. physik. Ch. 1917, vol. 92, p. 129.

Idem. Ann. d. Phys. 1906, v. 21. p. 756.

SOKOLOWSKI. Gazeta lekarska. Varsovie, 1908.

SOUQUES et MOREAU. Bull. Ac. de Méd. 1920, n° 28.

SÖRENSEN. S. P. L. Bioch. Zeit. 1909, v. 21, p. 131, et Ergebnisse der Physiologie. 1912, vol. 12, p. 527.

SOBRERO et SELMI. Ann. Chim. et de Physique. 1850, p. 28, p. 210.

SEGALE. M. Pathologica. 1911, n° 76 ; 1917-1919.

SPRINGER. L. Pogg. Ann. 1873, vol. 150, p. 459.

STAS. Œuvres. 1894, v. 1, p. 155.

STEYERER. Hofmeist. Beitr. 1902, v. 2, p. 312.

STEUBING. Thèse. Greifswald. 1908, Propriétés optiques des colloïdes.

STEWART. Journ. of. Physiol. 1899, v. 24, p. 356.

STRANSKY. Arch. f. exper. Path. ù. Pharmac. 1914, v. 79, p. 122.

STRATT W. Phil. Mag. 1871, v. 47, p. 107.

STEENSMA. 14e Congr. de Med. experim. Neerlandais. 1913.

STRAUSS et GAMALEIA. Arch d. Med. experim. 1899.

Idem. Die chronische Nierenentzündung. Berlin. 1902.

SPRING. Bull. de l'Ac. Royale Belg. 1900, v. 38, p. 483.

Idem. Bull. Aca. Royale Belg. 1900, v. 7, p. 483.

Idem. Ciel et Terre. 1898, v. 19, p. 587.

STRUEBEL. VIIIe Kongr. f. inn. Med. 1900, Wiesbaden.

STINGL et MORAWSKI. Journ. f. prak. Chem. 1879, v. 20, p. 76.

SVEDBERG T. Koll. Zeit. 1907, v. 1, p. 229, 257.

SVEN ODIN et E. OHLON. Zeit. f. physik. Ch. 1913, v. 82, p. 78.

SZILARD. Journ. Ch. phys. 1907, v. 5. p. 488 et 636.

SVEDBERG T. Zeit. f. physik. Chem. 1909, v. 67, p. 103.

Idem. Herstell. der Kolloïd. Lösungen, Dresden. 1909.

STOFFEL. Thèse. Zürich. 1908.

STINTZING. Koll. Beih. 1914, v. 6, p. 230.

SWYNGHEDAW. Thèse. 1919, Lille.

TAIT. Quarterly Journ. of. Physiol. 1918, v. 12, p. 1.

TANGL F. in *Oppenheimer* Handbuch d. Biochemie, v. 2, p. 20.

TAMMANN. Zeit. f. physik. Ch. 1891, v. 8, p. 685.

TATE. Phil. Mag. (4) 1864, v. 27, p. 176.

THIELLE et EMBLETON. Immunitäts-Zeitsch. 1913, vol. 20, p. 159.

THIBOT et CHRÉTIEN. C. R. 1905, v. 140, p. 144.

THOREST. Thèse. Paris. 1902.

V. TRAUBE. Ber. D. Ch. G. 1891, v. 21.

J. TRAUBE. Intern. Zeit. f. physik. chem. Biol. 1914-1916.

Idem. Kolloïde-chemische Beih. 1913.

TRAUBE J. et CZAPEK. Plüg. Arch. 1915.

Idem. Internat. Zeit. f. physik. — chem. Biol. 1915.

Idem. Bioch. Zeit. 1919, vol. 98, p. 177 et 197.

TSWETT. Zeit. f. physik. Ch. v. 36, p. 4 et 450.

UHLENHUTH D. Militärazztliche Zeitung. 1908, v. 23.

URANO. Zeit. f. Biol. 1908, v. 50, p. 222.

VAUCHER. Thèse. Paris. 1911.

VERNES. Soc. Biol., 1918, Février.

Idem. C. R., 1918, V. 167, p. 500.

VIALE. Arch. di Fisiol., 1913, v. 11, p. 535 (*Bibliographie complète* sur la tension superf. et la narcose).

VIGEZZI. Arch. de Fiziol., 1904, v. 2, p. 318.

VIOLA. Rendic. venet. delle scienze med. 1901, v. 18. Avril.

VLÈS. C. R., 1919, v. 168, pp. 575, 794, 797.

Idem. Soc. Biol. 1919, 12 Avril.

VOIGTLAENDER. Zeit. f. physik. Chem. 1889, v. 3, p. 329.

VOLKMANN. Wiedem. Ann., 1894, 1895.

VRIES H. DE. Z. f. physik. Ch. 1888, V. 21, p. 414.

Idem. Arch. Neerl., 1878, v. 31, p. 344.

Idem. Jahresh. f. wissensch. Botanik 1884, v. 14, p. 427.

WALPOLE. Bioch. Journ. 1910, V. 5. 1884, V. 14, p. 207, p. 427.

WARBURG. O. Pflüg. Arch. 1914, v. 155. p. 547.

WEBER. Wiedem Ann. 1879, V. 7, p. 469 et 536.

WEIMARN. P. v. Koll-Zeit., 1908-1910.

WEGELIN G. Koll-Zeit., 1914, v. 14.

WETZSTEIN. Wied. Ann., 1899, v. 68, p. 441.

WESTON. Electrician. 1892, v. 30, p. 741.

WHIPPLE et COOK. Journ. of. Exper. Med. 1917, v. 15, p. 461 et 479.

WHITNEY et STRAW. Journ. of. Amer. chem. Soc. 1907, v. 29, p. 325.

WIDAL. F. Presse méd. 1920, n° 13 et 1921, n° 9.

WIDAL et SICARD. R. Soc. Biol., 1900, v. 52, p. 859 et 901.

WIENER. Wiedem Ann. 1893, v. 49, p. 105.

WINTERSTEIN. Bioch. Zeit. 1919, v. 100, p. 81.

WISLICENUS. Papier-Zeit, 1910, v. 16.

WLADIMIROFF. D'apr. CHWOLSON. Traie de Physique, v. 1, fascic. 3, p. 657.

WOLFF-EISNER. Immunit. Lehere u. Serodiagnostik Jena 1910.

WOLSKI. P. in Wo. Ostwald Klein. Prakt. d. Kolloïdchemie, p. 60-62.

WOHLERS. Zeit f. anorg. Ch., 1908, v. 59, p. 203.

WOODWARD et ARLSBERG. Journ. of. Pharm. et exp. Med. Baltimore 1920, v. 16, p. 237.

WOUDSTRA. Thèse de Lyon, 1905.

WODSTRA V., BEMMELEN. Gedenkboox. 1910, p. 36.

YOUNG F. B. Philos. Trans., 1805, v. 1, p. 65. Philos. Mag. 1910, v. 20, p. 793.

ZANGGERS. Membrahen ù Membran. funktionen in Ergehn d. Physiol., 1908, v. 7.

ZANGGERS. Vierteljhr. Schr. d. Naturf. Ges. Zurich, 1908, v. 53, p. 408.

ZANGGERS et KÖHLER. Schweiz. Arch. f. Tierheil-Kunde, 1908, v. 5, p. 217.

ZAWIDZKI. Zeit. f. Physik. Ch. 1900, v. 35, p. 77.

ZELLER et JODBLAUER. Biochem. Zeit. 1908, v. 8, p. 84.

ZIEGLER KURT. Ber über 84 Versamml. d. Natürf. u. Aertze, Münster, 1912.

ZIMMERN. Radiothérapie, Paris, Baillière, 1913.

Idem. Journ. de l'Electrol. et de Radiol. medic.

ZOELLNER. Pogg. Ann., 1873, v. 148, p. 600.

ZSIGMONDY R. Kolloïdchemie und Ultramikroskopie. Leipzig, 1920, 3 Ed.

Idem. Physik Zeit, 1913, v. 14, p. 975

Idem. Zeit. f. Electrochem, 1898, v. 4, p. 546.

Idem. Liebig's Ann., 1898, v. 301, p. 29.

Idem. Zeit. f. Physik. Ch. 1917, vol. 97, p. 600.

Idem. et BACHMANN. Koll. Zeit, 1914, v. 14, p. 281.

ZUNZE. Immunit-Zeitschr, 1913, p. 47.

Idem. In ADERHALDEN. Handb. der biochem. Arbeitsmeth. p. 165 et suiv.

Idem. Bull. Sc. nat. et med. de Bruxelles, v. 106, p. 187.

Idem. Arch. di Fiziol 1909, v. 7, p. 137.

Idem. Bull. Soc. Chim. Bruxelles, 1909 v. 23, p. 375.

Idem. Bull. Acad. Royal. d. Med. de Belgique 1910 (4e série), 24, p. 691.

TABLE DES MATIÈRES

PREMIÈRE PARTIE

LES COLLOIDES ET LA VIE

CHAPITRE PREMIER
PROPRIÉTÉS GÉNÉRALES DES COLLOIDES

CHAPITRE II.
LES COLLOIDES EN BIOLOGIE

CHAPITRE III.

LES COLLOIDES EN PHYSIOLOGIE

CHAPITRE IV.

LES COLLOIDES EN PATHOLOGIE

CHAPITRE V.

LES COLLOIDES EN THÉRAPEUTIQUE

DEUXIÈME PARTIE

STATIQUE COLLOIDALE

CHAPITRE PREMIER

PRATIQUE PRÉPARATOIRE

CHAPITRE II.

DIFFUSION

CHAPITRE III.

DIALYSE

CHAPITRE IV.

ULTRAFILTRATION

CHAPITRE V.

VISCOSITÉ

CHAPITRE IX.

CONDUCTIVITÉ ÉLECTRIQUE

CHAPITRE X.

CONCENTRATION IONIQUE

CHAPITRE XI.

TRANSPORT ÉLECTRIQUE

TROISIÈME PARTIE

DYNAMIQUE COLLOIDALE

CHAPITRE PREMIER

PRÉPARATIONS COLLOIDALES

CHAPITRE II.

ADSORPTION

CHAPITRE III.

STABILISATION ET SEDIMENTATION DES SUSPENSIONS DISPERSIONS ET FLOCULATION DES SOLS SUSPENSOIDES.

CHAPITRE IV.

PEPTONISATION ET COAGULATION DES SOLS ÉMULSOIDES.

CHAPITRE V.

GONFLEMENT ET SYNERÈSE

Imprimerie Monce & Cie 71, rue Chanzy — Reims